消化内镜专科护士培训教材

消化内镜
护理配合流程

王青霞　程亚平　占妍琼　主编

U0391941

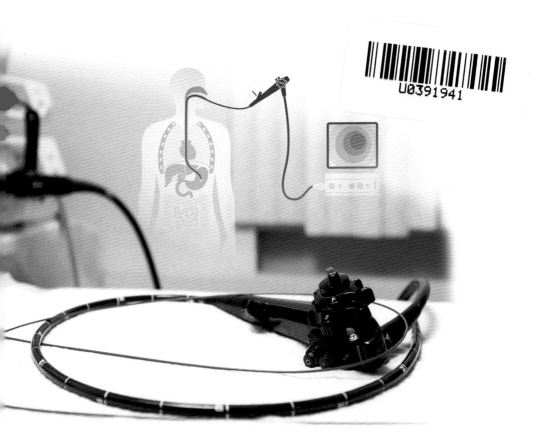

化学工业出版社
·北京·

内容简介

本书由中南大学湘雅医院消化内镜中心护理团队组织编写，主要介绍消化内镜检查相关解剖、急诊消化内镜检查及护理配合、急诊消化内镜检查风险防范及处理流程、诊断性消化内镜检查及护理配合、诊断性消化内镜检查风险防范及处理流程、治疗性消化内镜检查及护理配合、治疗性消化内镜检查风险防范及处理流程、内镜中心运行风险防范及处理流程、内镜中心护士各项护理操作流程及评分标准。图文并茂，贴近临床实践，可用于提高消化内镜专科护理配合的操作水平、加强内镜助手的风险防范意识与处置能力。

本书适合消化内镜中心护理人员阅读参考。

图书在版编目（CIP）数据

消化内镜护理配合流程 / 王青霞，程亚平，占妍琼主编． —北京：化学工业出版社，2024.2
ISBN 978-7-122-44583-4

Ⅰ.①消⋯　Ⅱ.①王⋯②程⋯③占⋯　Ⅲ.①消化系统疾病 - 内窥镜检 - 护理　Ⅳ.①R473.57

中国国家版本馆 CIP 数据核字（2023）第 241956 号

责任编辑：戴小玲　　　　　　　　　文字编辑：白华霞
责任校对：王　静　　　　　　　　　装帧设计：张　辉

出版发行：化学工业出版社（北京市东城区青年湖南街 13 号　邮政编码 100011）
印　　装：北京盛通印刷股份有限公司
710mm×1000mm　1/16　印张 18　字数 401 千字　2024 年 5 月北京第 1 版第 1 次印刷

购书咨询：010-64518888　　　　　　　售后服务：010-64518899
网　　址：http：//www.cip.com.cn

定　　价：99.80 元　　　　　　　　　　　　　　版权所有　违者必究

编写人员名单

主　编　王青霞　程亚平　占妍琼

副主编　夏　茜　邹颢宇　张　玲　彭晓庆

编　者（以姓氏笔画为序）

王　芳　　王　莉　　王二传　　王子璇　　王青霞

占妍琼　　边莉娜　　刘　芹　　孙少川　　李　谆

吴　昊　　吴秀颖　　何佳佳　　狄书杰　　邹颢宇

张　玲　　张红岩　　张来美　　陈　鹰　　陈丽辉

欧　墨　　易　晶　　周　婷　　胡　彬　　贺玉麒

贺雅娜　　夏　茜　　殷　晗　　黄　元　　梁　欣

彭　志　　彭　辉　　彭晓庆　　程亚平　　蒿　瑞

廖子贤　　黎秀兰

绘　图　段汝薇　谢　飞

前言

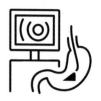

随着人们健康意识的提升以及消化内镜诊疗器械和诊疗技术的发展，消化内镜已经不仅仅是一种检查工具，利用它还可以开展多项外科微创治疗。近几年，在消化内镜诊疗技术飞速发展、不断创新的基础上，消化内镜治疗学（therapeutics of digestive endoscopy）逐渐成为一门独立的学科。近年来在内镜黏膜切除术（endoscopic mucosal resection，EMR）和内镜黏膜下剥离术（endoscopic submucosal dissection，ESD）基础上，逐渐衍生出多种内镜治疗技术，如消化道黏膜下肿瘤（submucosal tumors，SMTs）的内镜黏膜下挖除术（endoscopic submucosal excavation，ESE）、内镜全层切除术（endoscopic full thickness resection，EFTR）、内镜黏膜下隧道肿瘤切除术（submucosal tunnelling endoscopic resection，STER）和治疗贲门失弛缓症的经口内镜下食管肌层切开术（peroral endoscopic myotomy，POEM）等。随着新兴技术的发展和进步，消化内镜专科的专业性及技术性逐渐增强，内镜护理助手作为消化内镜技术操作中的主要参与者，不仅需要掌握基本理论，更应具备一定的内镜器械操作能力，并且应具有配合医师应对及处置各类紧急情况的综合能力。

为了进一步规范消化内镜辅助配合技术及内镜中心风险防范与处置管理措施，促进消化内镜护理专科技术发展，我们组织专家编写了《消化内镜护理配合流程》一书。本书秉承"实用、科学、系统"的基本原则，详细介绍了消化内镜检查相关解剖、急诊消化内镜检查及护理配合、急诊消化内镜检查风险防范及处理流程、诊断性消化内镜检查及护理配合、诊断性消化内镜检查风险防范及处理流程、治疗性消化内镜检查及护理配合、治疗性消化内镜检查风险防范及处理流程、内镜中心运行风险防范及处理流程，以及内镜中心护士各项护理操作流程及评分标准，有助于提高消化内镜专科护理配合的操作水平，加强内镜助手的风险防范意识与处置能力。

本书编写团队来自多家医院消化内镜中心的临床护理专家，他们具有丰富的临床实践经验，经共同讨论确定编写内容，结合临床需求和内镜领域最前沿知识与技能，强调实践操作的实用性。本书适用于医院消化内镜助手的培训，同时可作为各类各级相关技术培训的指导用书。

本书在编写内容及形式方面存在一定的局限性，如有疏漏之处，恳请广大读者及同仁不吝赐教，以求改进和完善！

编　者

2023 年 5 月

目录

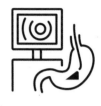

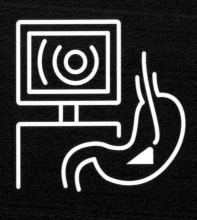

第一章

消化内镜检查相关解剖

第一节　口腔、咽喉部解剖

口腔是消化管道的起始部，整个口腔被上、下颌骨的牙弓（包括牙槽突和牙列）、牙龈分隔为前、后两部；前部叫口腔前庭，后部叫固有口腔。内镜进入口腔内（图1-1-1），沿硬腭（图1-1-2）的正中线进镜可见悬雍垂。

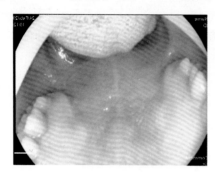

图1-1-1　口腔内

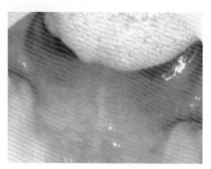

图1-1-2　硬腭

咽部分为上（鼻咽）、中（口咽）、下（喉咽）三部分，沿舌系带进镜可见悬雍垂（图1-1-3），内镜通过的部分为中咽部（图1-1-4）、下咽部（图1-1-5），图1-1-6所示为食管入口。

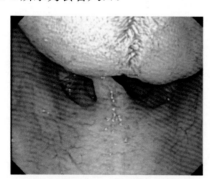

图1-1-3　悬雍垂

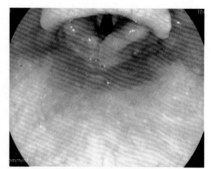

图1-1-4　中咽部

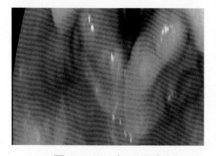

图1-1-5　左下咽后壁

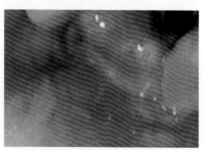

图1-1-6　食管入口

第二节　食管解剖

食管是消化管中最狭窄的部分，为前后扁平的肌性器官，长约25cm，是连接咽和胃的通道，它的功能是把食物和唾液等运送到胃内。上至第6颈椎体下缘平面，下至第11胸椎，高度与胃的贲门连接。按行程分为颈部、胸部和腹部，有三个生理性狭窄，第一狭窄为食管起始处，相当于第6颈椎体下缘，距中切牙约15cm；第二狭窄在食管与左主支气管后方的交叉处，相当于第4、5胸椎体之间，距中切牙约25cm；第三狭窄为膈食管裂孔处，相当于第10胸椎，距中切牙约40cm。食管壁由黏膜、黏膜下层和肌层组成，没有浆膜层。门静脉高压症时食管下段静脉曲张，破裂时可引起大出血。

从胃镜检查的角度上观察食管，可将食管分为三段（图1-2-1），分别为上段、中段、下段（图1-2-2～图1-2-4）。正常食管黏膜呈淡红色。食管黏膜有比较明显的毛细血管，上段及下段的血管走向呈纵行（图1-2-2、图1-2-4），中段呈树枝状（图1-2-3）。食管与胃贲门交界处，由淡红色的食管鳞状上皮与橙红色胃黏膜的柱状上皮相交界，形成一不规则的白色分界线，称齿状线（图1-2-5）。

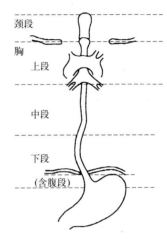

图1-2-1　食管的解剖分段

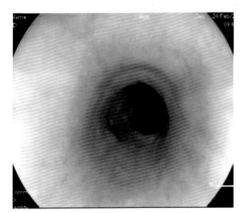

图1-2-2　上段食管

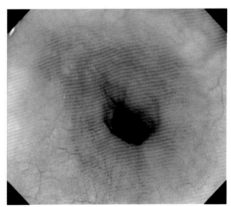

图1-2-3　中段食管

3

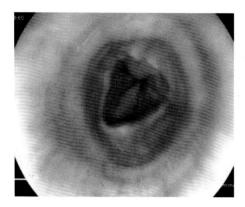

图1-2-4　下段食管

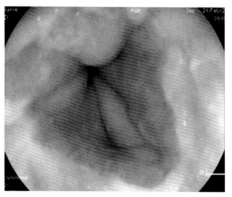

图1-2-5　齿状线

第三节　胃解剖

胃（图1-3-1）是消化管中最膨大的部分，上连食管，下续十二指肠。胃的主要功能为暂时贮存食物，通过胃蠕动将食物与胃液充分混合，以利于形成食糜，并促使胃内容物进入十二指肠。由上至下分为四部分，依次为贲门部（图1-3-2）、胃底部（图1-3-3）、胃体部（图1-3-4）和胃窦部（图1-3-5）。胃壁由黏膜层、黏膜下层、肌层和浆膜层组成，靠近腹壁侧为前壁，靠近背侧为后壁。上缘为胃小弯，下缘为胃大弯。

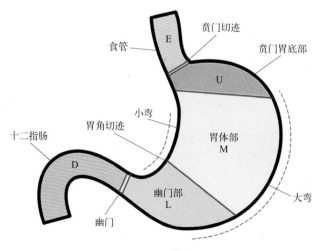

图1-3-1　胃的分部

1. 贲门部

上端与食管相接处称贲门部。解剖上的贲门位于管状食管向下延伸处，相当于食管下括约肌下缘，向上与食管相接续。通常位于第 11 胸椎体左侧、第 7 肋软骨后方，距腹前壁约 10cm，与中切牙相距约 40cm。食管腹部在下行时急转向左，与贲门相延续。食管右缘与胃小弯相延续，左缘与胃大弯连续。在解剖上无特定的与贲门有关的括约肌。贲门上方可见红白相交的环形齿状线，上方的白色部分为鳞状上皮的食管黏膜，下方的红色部分为柱状上皮的胃黏膜（图 1-3-2）。

2. 胃底

胃底在贲门切迹平面以上膨出的部分，内含有空气，在 X 线片上可见气泡，在放射学中称胃泡。胃底具有促进胃部蠕动和消化的功能。胃镜检查时将胃镜前端翻转，可见脑回形的胃底黏膜皱襞（图 1-3-3）。

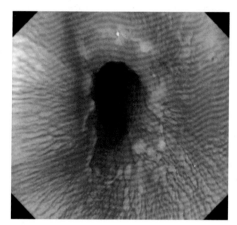

图 1-3-2　贲门部

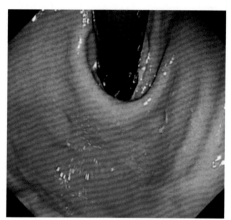

图 1-3-3　胃底部

3. 胃体

将胃体等分为三份，称为胃体上部、中部和下部。正常胃镜下的胃体呈橘红色，可见多条褶皱（图 1-3-4）。胃腔充分扩张时，有时可见明显的橘红色胃体与橘黄色胃窦的分界。正常注气时，胃黏膜及其皱襞光滑、柔软而有光泽。

4. 胃窦部与幽门

下端与十二指肠相接处为幽门部。由胃角切迹向大弯水平画一线，其下方为胃窦部。胃窦与十二指肠的连接处称幽门，幽门前 2~3cm 区域称幽门前区或幽门管，正常幽门呈圆形，胃镜从远处观察可见一圆孔即为幽门（图 1-3-5）。

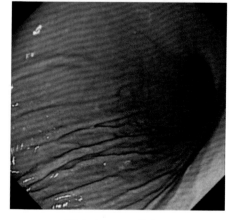

图 1-3-4　胃体部

5. 胃角

胃窦和胃体的交界处为胃角（图1-3-6），在胃镜下可见一弧形结构，称胃角切迹，为胃镜的定位标志，此处并非特殊的解剖结构。

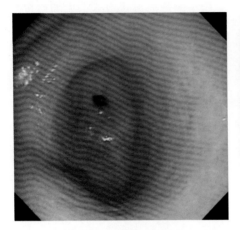

图1-3-5　胃窦部与幽门

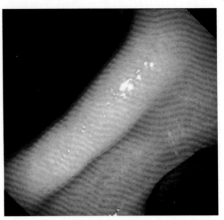

图1-3-6　胃角

第四节　小肠解剖

1. 十二指肠

十二指肠（duodenum）为小肠的第一段，介于胃与空肠之间，由于相当于十二个横指并列的长度而得名，全长约25cm。十二指肠是小肠中长度最短、管径最大、位置最深且最为固定的部分，是小肠的起始部，起于幽门环下，止于十二指肠悬韧带（又称屈氏韧带，Treitz韧带），分为球部、降部、水平部、升部。十二指肠降部中央可见隆起的十二指肠乳头，胆总管与胰管开口于此处。

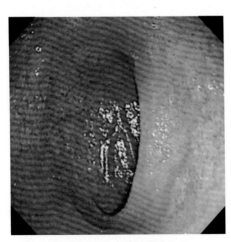

图1-4-1　十二指肠球部

（1）十二指肠球部　十二指肠的起始段就是球部。十二指肠球部黏膜红白相间，较为光滑（图1-4-1）。

（2）十二指肠降部　十二指肠降部是十二指肠的第2部，长约5～7cm，由十二指肠上曲沿右肾内侧缘下降，至第3腰椎水平，弯向左侧，转折处为十二指肠下曲（图1-4-2）。十二指肠乳头是十二指肠上方的一乳头状隆起，为胆总管和胰管的共同开口（图1-4-3）。

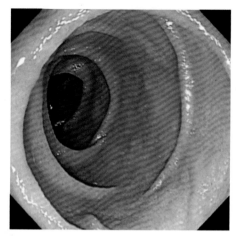 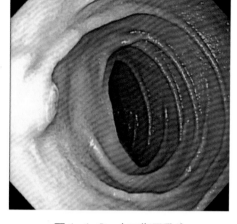

图1-4-2　十二指肠降部　　　　　　　　图1-4-3　十二指肠乳头

（3）十二指肠水平部　自十二指肠下曲起始，横越下腔静脉、第3腰椎和腹主动脉前方，达第3腰椎体左侧向后移行为升部。

（4）十二指肠升部　始于水平部末端，斜向左上方，升至第2腰椎体左侧急转向下，移行为空肠。

2. 空肠和回肠

起于十二指肠空肠曲，长约5～6m，空肠（图1-4-4）与回肠（图1-4-5）没有明显的界线，通常认为近端2/5为空肠，远端3/5为回肠。空肠大部分位于左上腹，回肠大部分位于右下腹。外观上看空肠管径较大，管壁较厚，血管较多，颜色较红，呈粉红色；而回肠管径较小，管壁较薄，血管较少，颜色较浅，呈粉灰色。

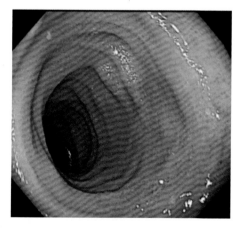 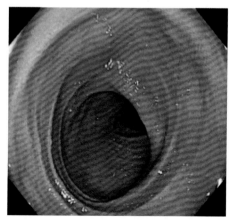

图1-4-4　空肠　　　　　　　　　　　图1-4-5　回肠

肠系膜的厚度从上向下逐渐变厚，脂肪含量越来越多。空肠和回肠都具有消化管典型的四层结构，即黏膜层、黏膜下层、肌层及浆膜层。黏膜具有环状襞，内镜下放大可见其黏膜内表面有密集的绒毛。

第五节　大肠解剖

大肠是消化管的下段，全长1.5m，全程围绕于空肠、回肠的周围，可分为盲肠、阑尾、结肠、直肠和肛管5部分。

盲肠是大肠的起始部，长约6～8cm，其下端为盲端，上续升结肠，左侧与回肠相连接。回肠末端向盲肠的开口，称为回盲口。在回盲口由回肠末端突入盲肠而形成的上、下两个半月形的瓣，称为回盲瓣（图1-5-1）。在回盲口下方约2cm处，有阑尾的开口（图1-5-2）。

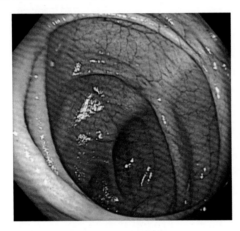
图1-5-1　回盲瓣

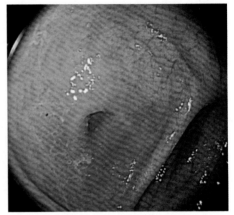
图1-5-2　阑尾开口

结肠是介于盲肠与直肠之间的一段大肠，整体呈M形，包绕于空肠、回肠周围。结肠分为升结肠（图1-5-3）、横结肠（图1-5-4）、降结肠（图1-5-5）和乙状结肠（图1-5-6）4部分。升结肠为盲肠的直接延续，在肝右叶下方弯曲向左移行为横结肠，折弯处称为肝曲（图1-5-7）。横结肠多呈弓背形下垂至脾下方弯曲向左移行为降结肠，折弯处称脾曲（图1-5-8）。降结肠连接乙状结肠，乙状结肠为S形。

直肠（图1-5-9）是消化管位于盆腔下部的一段，全长10～14cm。肛管的上界为直肠穿过盆膈的平面，下界为肛门，长约4cm。肛柱（直肠柱）下缘与肛瓣共同形成环形齿状线（图1-5-10）。

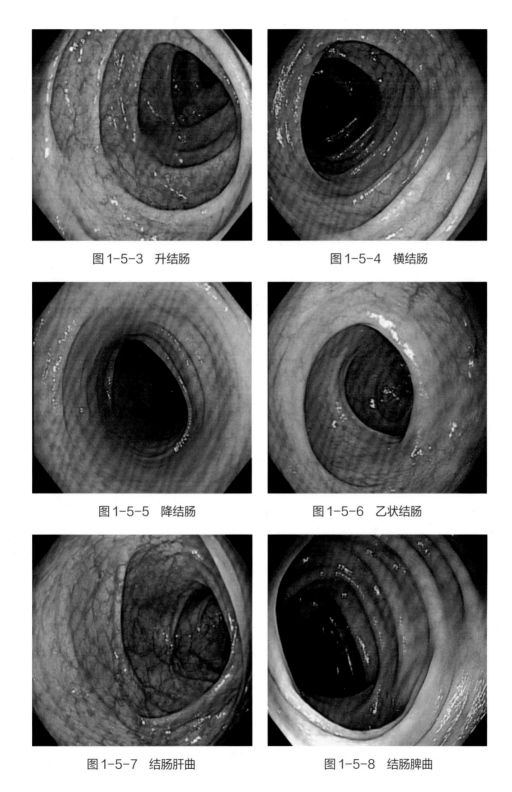

图 1-5-3 升结肠　　　　　　　　　图 1-5-4 横结肠

图 1-5-5 降结肠　　　　　　　　　图 1-5-6 乙状结肠

图 1-5-7 结肠肝曲　　　　　　　　图 1-5-8 结肠脾曲

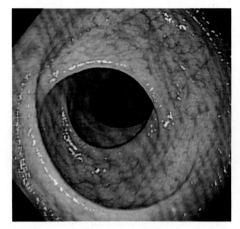
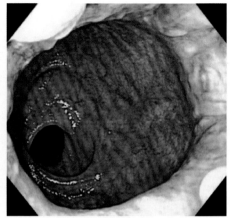

图 1-5-9　直肠　　　　　　　　　图 1-5-10　直肠和齿状线

参考文献

[1] 丁文龙，刘学政 . 系统解剖学 [M]. 9 版 . 北京：人民卫生出版社，2018.

[2] 葛均波，徐永健，王辰 . 内科学 [M].9 版 . 北京：人民卫生出版社，2018.

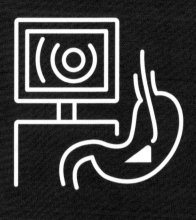

第二章

急诊消化内镜检查及护理配合

第一节　上消化道出血的内镜下治疗及护理配合

上消化道出血是指十二指肠悬韧带以上的消化道出血，主要分为静脉曲张性出血及非静脉曲张性出血两大类。静脉曲张性消化道出血主要是由肝硬化引起的，肝硬化引起门静脉高压，门静脉高压大多数伴有食管下段和胃底黏膜下层的静脉曲张。非静脉曲张性消化道出血的病因有溃疡、肿瘤、急性糜烂性出血性胃炎、内镜操作导致黏膜划伤、恶心呕吐造成食管贲门黏膜撕裂、血管畸形等。急性非静脉曲张性胃内大出血是消化内科常见的危急重症，病情凶险，常危及生命，及时止血是关键。内镜下止血术是近年来开展非手术治疗上消化道大出血的新方法之一，能迅速有效地控制急性上消化道出血，因具有方便、易行、创伤少、疗效可靠等优点，成为非静脉曲张破裂出血的首选治疗方法。常用的内镜下止血方法有局部注射止血、局部药物喷洒止血、压迫止血、凝固止血（高频电凝、微波凝固、氩气刀凝固术）等。

一、非静脉曲张性消化道出血的内镜下治疗及护理配合

（一）术前准备

1. 用物准备

（1）常规用物　口垫、注射器（2mL、5mL、10mL、20mL、50mL 各若干）、纱布、治疗碗、床侧预处理用物（酶洁液、擦拭湿巾）、橡胶手套、一次性中单、棉签、卫生纸、吸痰管等。

（2）常用药物　医用胶、硬化剂（如聚桂醇）、组织胶、亚甲蓝、灭菌用水、0.9% 氯化钠注射液（生理盐水）、去甲肾上腺素、碳酸氢钠、凝血酶、去泡剂、咽喉麻醉药等（图 2-1-1）。

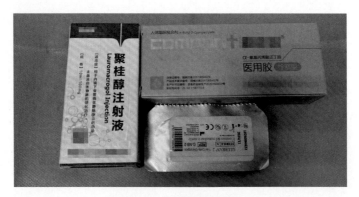

图 2-1-1　常用止血药物

（3）设备　胃镜、内镜工作站、高频电刀、心电监护仪、氧气装置、负压吸引装置等。

（4）常用附件　透明帽、电凝止血钳、注射针（图2-1-2）、止血夹（图2-1-3）、套扎器（图2-1-4）、异物钳、网篮等。

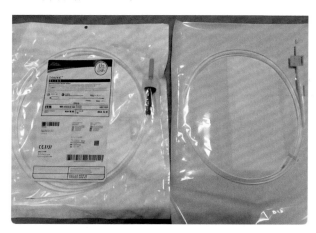

图2-1-2　注射针

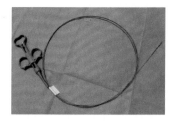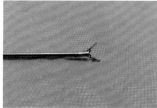

图2-1-3　止血夹

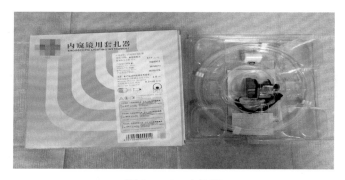

图2-1-4　套扎器

2. 患者准备

（1）核对患者基本信息，评估患者情况，确认患者意识状态、生命体征，如有义齿，应在检查前取下，以防脱落导致窒息。

（2）根据患者病情，由麻醉医生评估是否插管和选择是否麻醉及以何种方式麻醉。

（3）建立静脉通路，病情危急者需建立多条静脉通路，并保持静脉管路畅通。

（4）向患者和家属讲解术中配合要点，对患者进行呼吸训练、心理疏导，缓解紧张情绪，取得患者和家属的理解及配合，并签署知情同意书。

（5）体位摆放同胃镜检查（第四章第一节），无法暴露出血点时需更换卧位，注意保护患者气道。

（6）枕下垫一次性垫巾，可在口侧放置弯盘以盛接口腔流出的分泌物。

（7）保护患者隐私，注意保暖。

（8）麻醉后的患者注意防坠床。

（二）术中配合

1. 患者术中护理

（1）为患者戴好口垫，协助患者置于治疗所需卧位，安抚患者，必要时给予心电监测，定时测量血压，密切关注患者意识状态、生命体征。

（2）若出血点暴露欠佳，用异物钳或网篮去除胃腔内血凝块，若不能快速清除积血或血凝块则立即改变体位并抬高床头。

2. 术中护理配合

（1）采用局部药物注射（组织胶等）止血　局部注射法是在内镜直视下经内镜注射针将止血剂（组织胶等）注射至出血病灶内，注射后局部组织水肿，压迫血管，血管内血栓形成，达到止血目的，此法可用于各种病因所致的消化道出血。操作方法：将注射针预充生理盐水或聚桂醇后递交给术者。注射针通过内镜钳道到达治疗部位，伸出针尖配合医生掌握好注射部位和深度，于出血灶周围2～3mm处，分多点进行注射。注射时，须保持针头与黏膜夹角为15°～30°，出针要及时、准确，推药速度均匀。组织胶推注完毕再推注2mL生理盐水或聚桂醇，作用是将注射针鞘管内的组织胶全部推出，然后迅速回退针尖。操作完毕注射针与内镜一同退出。

（2）采用机械（止血夹等）止血　止血夹钳瓣呈夹子状，用其夹住小血管，数日后脱落时有血凝块形成，从而可达到止血目的。操作方法：止血夹通过内镜钳道到达治疗部位后，张开止血夹并调整方向，配合医师夹闭创面（血管残端）并释放止血夹。

（3）采用局部热凝（止血钳等）止血　常用的有高频电凝、微波凝固、氩等离子体凝固术（argon-plasma coagulation，APC）等。其基本原理是使各种探头与出血病灶接触，利用各种设备产生的高热能等使局部组织、血管凝固、坏死而达到止血目的。操作方法：先用生理盐水冲洗出血灶，去除血凝块，将止血钳连接高频电工作站，术者将止血钳送达治疗部位，护士张开止血钳并调整方向，配合医师夹闭出血点（血管残端），术者控制电凝深度，防止穿孔。

（三）术后护理

（1）根据患者病情遵医嘱告知患者或家属术后注意事项。

（2）术后禁食 24h 后可进流质食物，以后逐渐恢复正常饮食。

（3）遵医嘱给予抗生素 2～3 天，并连续服用氢氧化铝凝胶 3 天，留置胃管，静脉滴注组胺 H2 受体拮抗药。

（4）严密观察病情，定时监测生命体征，观察有无心率、血压、血氧饱和度的改变，观察有无呕血、便血，注意有无并发症出现，如出现迟发性出血、溃疡、穿孔等并发症，应给予积极处理。

（5）术后可能出现咽喉部不适或疼痛，或出现声音嘶哑，应告知患者或家属在短时间内会好转，不必紧张（相关处置同胃镜检查）。

（6）彻底清洗消毒内镜及有关器械，避免交叉感染。

（7）内镜和器械妥善保存。

二、静脉曲张性消化道出血的内镜下治疗及护理配合

（一）术前准备

1. 用物准备及器械准备

同非静脉曲张性消化道出血的内镜下止血治疗。

2. 患者准备

（1）指导患者术前禁食 6～8h，完善各项检查，如心电图、肝肾功能、血常规、凝血功能、血型交叉配血等。

（2）核对患者基本信息，评估患者情况，确认患者意识状态、生命体征，如有义齿，应在检查前取下，以防脱落导致窒息。

（3）静脉注射山莨菪碱（654-2）或间苯三酚，减少分泌物，减慢胃肠蠕动。

（4）根据患者病情，由麻醉医生评估是否插管和选择是否麻醉及以何种方式麻醉。

（5）建立静脉通路，病情危急者需开多条静脉通路，并保持静脉管路畅通。

（6）向患者和家属讲解术中配合要点，对患者进行呼吸训练、心理疏导，缓解紧张情绪，取得患者和家属的理解及配合，并签署知情同意书。

（7）体位摆放同胃镜检查，无法暴露出血点时需更换卧位，注意保护患者气道。

（8）枕下垫一次性垫巾，可在口侧放置弯盘以盛接口腔流出的分泌物。

（9）保护患者隐私，注意保暖。

（10）麻醉后的患者注意防坠床。

（二）术中配合

1. 患者术中护理

（1）为患者戴好口垫，协助患者置于治疗所需卧位，安抚患者，必要时给予心电监测，定时测量血压，密切关注患者意识状态、生命体征。

（2）若出血点暴露欠佳，用异物钳或网篮去除胃腔内血凝块，若不能快速清除积血或血凝块则立即改变体位并抬高床头。

2. 术中护理配合

（1）套扎器的护理配合（图2-1-5） 安装套扎器，将安装好套扎器的胃镜送入食管齿状线附近，确定结扎部位。内镜对准曲张静脉持续负压吸引，将需套扎的曲张静脉完全吸入外套柱内，并接近镜面呈球形出现红色征时，旋转手柄释放套圈。套圈脱落后牢牢地将曲张静脉结扎为饱满球形，旋转退镜，结扎后的静脉呈紫葡萄状，重复上述操作，完成对所有曲张静脉的套扎治疗。

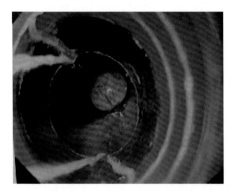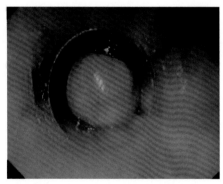

图2-1-5 套扎术

（2）硬化剂治疗的护理配合 治疗前应检查针头从套管内伸出和回缩是否顺利，硬化剂注射液现用现抽取，以免影响凝血效果。术中密切配合手术医生，通过显示屏认真观察手术进展，推注前应先使用聚桂醇将注射针内空气排尽，选择好注射点后，听指令快速推注聚桂醇，更换注射器时动作要迅速，注射硬化剂时应快速将硬化剂注射至曲张静脉内，防止血液逆流入针管内与硬化剂产生反应，引起管腔阻塞。术中护士注意力应高度集中，注意观察静脉曲张病变，仔细倾听医生指令，随时做好进针和退针的准备，护士动作要"稳、准、快"，时刻观察患者表情和生命体征变化，如发现异常应及时报告医生。

（3）组织胶注射术的护理配合 治疗前应检查针头从套管内伸出和回缩是否顺利。术中密切配合医生，通过显示屏认真观察手术进展，认真倾听医生的指挥，推注前应先使用聚桂醇将一次性内镜注射针内空气排尽，选择好注射点后，听指令快速推进，按照聚桂醇 - 组织胶 - 聚桂醇"三明治夹心法"的顺序推注，确保组织胶全部进入血管。护士要做到注射及更换注射器时动作迅速，组织胶和硬化剂现用现抽取，注射时应快速将组织胶注射至曲张静脉内，防止血液逆流入针管内与组织胶产生反应，引起管腔堵塞。护士动作要"稳、准、快"，每一个注射点使用一根注射针。密切观察患者的表情和生命体征变化，如发现异常及时报告医生，马上对症处理。

（三）术后护理

（1）告知患者卧床休息 24～48h，取舒适卧位，呕吐时头偏向一侧，保持呼吸道通畅。避免用力咳嗽及增加腹内压的动作。

（2）术后禁食、禁水 48～72h，补充足够的能量、维生素和电解质。如无出血，可由流质食物逐步过渡到半流质食物，食物温度不宜过高，禁食生、硬、热、粗纤维食物及辛辣等刺激性食物，避免引起再出血。

（3）输液不可过快，防止血容量过高引起门静脉压力过高而致出血，如出现呕血、黑便应及时告知医生。

（4）严密观察病情，定时监测生命体征，观察有无心率、血压、血氧饱和度的改变，注意有无并发症出现，如出现迟发性出血、溃疡、穿孔等并发症，应给予积极处理。

（5）术后可能出现咽喉部不适或疼痛，或出现声音嘶哑，应告知患者或家属在短时间内会好转，不必紧张（相关处置同胃镜检查）。

（6）彻底清洗消毒内镜及有关器械，避免交叉感染。

（7）内镜和器械妥善保存。

第二节 下消化道出血的内镜下治疗及护理配合

下消化道出血（lower gastrointestinal bleeding）是指十二指肠悬韧带以下的消化道出血，包括小肠、结肠和直肠肛管出血。

一、术前准备

（一）用物准备

1. 常规用物

注射器、纱布、治疗碗、床侧预处理用物（酶洁液、擦拭湿巾）、橡胶手套、一次性中单、棉签、卫生纸、吸痰管等。

2. 常用药物

1mL∶2mg 去甲肾上腺素、1mL∶1mg 肾上腺素、凝血酶溶液、0.9% 氯化钠注射液、10% 氯化钠注射液、蒸馏水。

3. 设备

肠镜（选用活检孔道较大的肠镜，以利于器械的通过）、内镜工作站、心电监护仪、氧气装置、负压吸引装置等。

4. 常用附件

喷洒导管、注射针、氩气导管、电热活检钳、高频电刀、止血夹。

（二）患者准备

（1）核对患者基本信息，评估患者情况，确认患者意识状态、生命体征等情况。

（2）向患者和家属讲解术中配合要点，对患者进行心理疏导，缓解紧张情绪，取得患者和家属的理解及配合，并签署知情同意书。

（3）体位摆放同肠镜检查，臀下垫一次性垫巾。保护患者隐私，注意保暖。

（4）麻醉后的患者注意防坠床。

二、术中配合

（一）患者护理

（1）再次核对患者基本信息及诊疗项目，核查资料，确认知情同意书签署情况。

（2）无痛诊疗患者连接心电监护仪，吸氧。

（二）不同止血操作方法及护理配合

1. 注射止血

注射止血通过黏膜下注射 1mL∶1mg 肾上腺素溶液，收缩小血管及压迫周围组织以达到止血的目的。具体方法：内镜检查确定出血部位、病变性质、范围及有无活动性出血，用生理盐水冲洗、充分暴露病灶。注射针排气后将注射针插入至出血灶，轻轻刺入出血灶周围黏膜下层，缓慢注射 1mL∶1mg 肾上腺素溶液至局部组织隆起发白，最后以少量蒸馏水冲洗创面，观察 1～2min 确定出血停止。

2. 电凝止血

高频电通过人体时会产生热效应，使组织凝固、坏死从而达到止血目的。具体方法：内镜检查确定出血部位、病变性质、范围及有无活动性出血，用生理盐水冲洗病灶处，充分暴露病灶。确保高频电发生器和电极连接正确，插入电凝电极使之伸出内镜前端，探头对准出血灶，轻轻压在病灶中心，运用单纯凝固电流，反复电凝数次直至局部黏膜凝固发白、出血停止，最后以少量蒸馏水冲洗创面，观察 1～2min 确定出血停止。

3. 氩等离子体凝固术

氩等离子体凝固术（APC）具有非接触性、凝固深度浅的优势，适用于各种类型病变出血的止血。具体方法：开启氩离子发生器钢瓶阀门，将流量设置为 2L/min，功率设定为 50～60W。找到出血病灶后，将氩气管从活检孔道插入直至伸出到内镜前端，在距离出血部位 2～3mm 处进行凝固治疗，直至组织发白凝固、出血停止。观察数分钟，确认渗血停止。操作过程中，注意保护氩气管勿折。

4. 止血夹止血

止血夹止血是利用止血夹对出血血管进行钳夹或对其周围组织夹闭缝合时所产生的机械力达到止血的目的。具体方法：内镜检查确定出血部位、病变性质、范围及有无活动性出血，用生理盐水冲洗、充分暴露病灶。插入止血夹至出血灶处，对准出血部位后对出血灶进行钳夹，观察效果，必要时可用多枚夹闭。

5. 药物喷洒止血

在内镜直视下喷洒各种止血药以达到止血的效果。内镜检查确定出血部位、病变性质、范围及有无活动性出血，见活动性渗血病灶后先以蒸馏水用力冲洗表面渗血血块，随后在内镜直视下向出血灶喷洒止血药物，如 1mL：2mg 去甲肾上腺素或凝血酶溶液。应注意药物喷洒止血有较高的再出血率。

三、术后护理

（一）休息

告知患者卧床休息 24～48h，取舒适卧位，避免用力咳嗽及增加腹内压的动作，以免引发术后出血。

（二）饮食

术后禁食、禁水 48～72h，补充足够的能量、维生素和电解质。如无出血，可由流质食物逐步过渡到半流质食物，食物温度不宜过高，禁食生、硬、热、粗纤维食物及辛辣等刺激性食物，避免引起再出血。

（三）生命体征

严密观察病情，定时监测生命体征，观察有无心率、血压、血氧饱和度的改变，注意有无并发症出现，如出现迟发性出血、溃疡、穿孔等并发症，应给予积极处理。

（四）健康宣教

术后遵医嘱定期复查胃肠镜。

（五）内镜保养

彻底清洗消毒内镜及有关器械，避免交叉感染。内镜和器械妥善保存。

第三节　上消化道异物取出术及护理配合

消化道异物多见的是硬币、别针、纽扣、笔帽、鱼刺、鸡鸭骨头、胃柿石，患有精神疾病或异食癖者可发生将玻璃、塑料等吞入胃内；也有部分限制自由者，为取得保外就医等特殊需求，将打火机、眼镜、刀片等吞入胃内。老人多见于误吞活动义齿。肠道异物相对少见，常见于有异常癖好的患者。

一、术前准备

（一）用物准备

1. 常规用物

口垫、纱布、治疗碗、床侧预处理用物（酶洁液、擦拭湿巾）、橡胶手套、一次性中单、棉签、卫生纸、吸痰管等。

2. 常用药物

灭菌用水、生理盐水、去甲肾上腺素、去泡剂、去黏液剂等。

3. 设备

胃镜（选用活检孔道较大的胃镜，便以器械通过）、内镜工作站、心电监护仪、氧气装置、负压吸引装置等。

4. 常用附件

异物钳（短鳄鱼钳、长鳄鱼钳、鼠齿钳、五爪钳）（图 2-3-1）、圈套器、网篮、透明帽（图 2-3-2）。器械的选择取决于异物的性质和性状。

（二）患者准备

（1）吞入金属异物者应拍摄颈部、胸部正侧位 X 线片、腹部 X 线平片或者行 CT 检查，以确定异物位置、性质、形状、大小，排除穿孔、嵌顿。

（2）成人和能配合的大龄儿童可按常规内镜检查准备，禁食 6h，胃内无食物残留。无法耐受或不能配合的成人和低龄儿童需要在全身麻醉下进行操作。

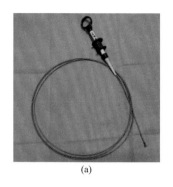
(a)

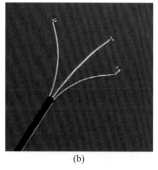
(b)

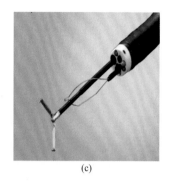
(c)

图 2-3-1　异物钳

（3）核对患者基本信息，评估患者情况，确认患者意识状态、生命体征，如有义齿，应在检查前取下，以防脱落导致窒息。

（4）向患者和家属讲解术中配合要点，对患者进行呼吸训练、心理疏导，缓解紧张情绪，取得患者和家属的理解及配合，并签署知情同意书。

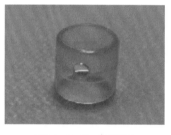

图 2-3-2　透明帽

（5）体位摆放同胃镜检查，注意保护患者气道。

（6）枕下垫一次性垫巾，可在口侧放置弯盘以盛接口腔流出的分泌物。

（7）保护患者隐私，注意保暖。

（8）麻醉后的患者注意防坠床。

二、术中配合

（一）患者护理

（1）再次核对患者基本信息及诊疗项目，核查资料，确认知情同意书签署情况。

（2）患者于术前 5min 含服 2% 达克罗宁胶浆 10mL。

（3）无痛诊疗患者连接心电监护仪，吸氧。

（二）不同异物的操作方法

1. 薄片状异物（图 2-3-3 ）

一般用异物钳、鼠齿钳、鳄鱼钳直接抓取比较方便。在胃腔中的异物，由于大多数滞留在胃底穹隆部，可在倒镜下，使异物钳伸出方向与异物平面平行，更便于抓取。

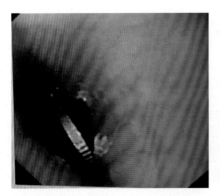
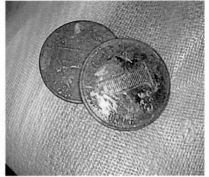

图 2-3-3　薄片状异物

2. 球形异物（图 2-3-4）

此类异物表面光滑，无法钳取，可尝试用取石网篮套取。

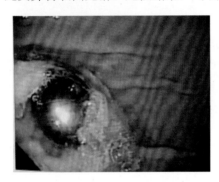
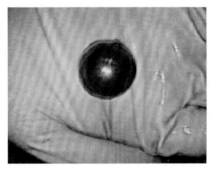

图 2-3-4　球形异物

3. 长条形异物（图 2-3-5）

此类异物套取的位置要尽可能接近其一端（光滑端或头大端优先），否则通过贲门及咽喉部会有困难。

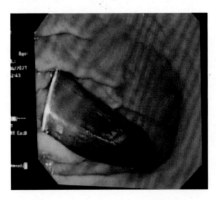
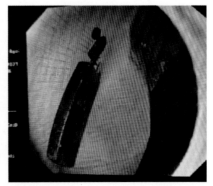

图 2-3-5　长条形异物

4. 锐利异物（图 2-3-6）

如张开的别针、缝针、刀片等都是锐利异物。先行胃镜检查，确认异物位置和性状之后，在透明帽或保护套辅助下将异物取出。用异物钳或圈套器将异物部分或全部拉入透明帽（保护套）内，在退镜过程中透明帽（保护套）可起到扩张和支撑作用，可最大限度地减少和避免异物的尖端对贲门、食管和咽喉部的损伤，同时可降低异物对异物钳或圈套器的牵拉。

5. 食物团块（图 2-3-7）

如有食管狭窄的患者，可能出现食物团块的梗阻。可用圈套器或碎石器将食物团块捣碎后用取石网篮送入胃腔。无法送入胃腔者，可用网篮将食团随内镜取出。

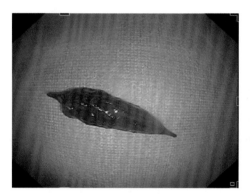
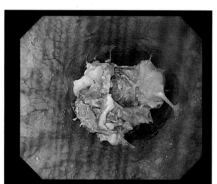

图 2-3-6　锐利异物　　　　　　　图 2-3-7　食物团块

三、术后护理

（一）术后一般护理

嘱患者卧床休息，异物取出后消化道黏膜无损伤者，2h 后可适量给予温凉流质食物。若术中发现糜烂、溃疡、出血甚至穿孔者，应禁食，并给予抑酸止血及黏膜保护药等对症治疗。

（二）并发症护理

1. 消化道黏膜损伤、出血或穿孔

有黏膜损伤、出血及小穿孔者，应采取禁食、抑酸及保护黏膜等治疗。出血较多者应行内镜下止血治疗，严重穿孔者应紧急外科手术治疗。

2. 感染及溃疡

黏膜损伤后可发生急性炎症、糜烂及溃疡，胃肠道细菌侵入可引起化脓性炎

症，患者可出现高热、剧烈疼痛等症状。此类患者除采用上述治疗方式外，应给予足量广谱抗生素及支持治疗，严重者需行外科手术治疗。

3. 窒息及吸入性肺炎

较多见于全麻的婴幼儿，因胃内容物吸入或异物细屑在咽喉部脱落导致误吸，一旦发生应紧急处理。

第四节　下消化道异物取出术及护理配合

一、术前准备

（一）用物准备

1. 常规用物

纱布、治疗碗、床侧预处理用物（酶洁液、擦拭湿巾）、橡胶手套、一次性中单、棉签、卫生纸、吸痰管等。

2. 常用药物

灭菌用水、生理盐水、去甲肾上腺素、去泡剂等。

3. 设备

肠镜（选用活检孔道较大的肠镜，以利于器械的通过）、内镜工作站、心电监护仪、氧气装置、负压吸引装置等。

4. 常用附件

异物钳（短鳄鱼钳、长鳄鱼钳、鼠齿钳、五爪钳）、圈套器、网篮、透明帽。器械的选择取决于异物的性质和性状。

（二）患者准备

（1）吞入金属异物者应拍摄颈部、胸部正侧位 X 线片、腹部 X 线平片或者行 CT 检查，以确定异物位置、性质、形状、大小，排除穿孔、嵌顿。

（2）成人和能配合的大龄儿童可按常规内镜检查准备，无法耐受或不能配合的成人和低龄儿童需要在全麻下进行操作。

（3）核对患者基本信息，评估患者情况，确认患者意识状态、生命体征。

（4）向患者和家属讲解术中配合要点，对患者进行心理疏导，缓解紧张情绪，取得患者和家属的理解及配合，并签署知情同意书。

（5）体位摆放同肠镜检查，臀下垫一次性垫巾。保护患者隐私，注意保暖。

（6）麻醉后的患者注意防坠床。

二、术中配合

（一）患者护理

（1）再次核对患者基本信息及诊疗项目，核查资料，确认知情同意书签署情况。

（2）无痛诊疗患者连接心电监护仪，吸氧。

（二）术中护理配合

1. 确定方案

内镜进入肠腔后，边观察边进镜，发现异物即停止进镜，同时观察异物所在部位、大小、形态、数目，并观察有无嵌顿、黏膜损伤等，从而确定取出异物的最佳方案。

2. 具体方法

抓取异物时力求抓牢，圈套或钳夹异物时常选择异物的边缘，使异物的长轴与肠管纵轴、镜身一致，将异物与内镜一并拉出。

三、术后护理

（一）术后一般护理

嘱患者卧床休息，异物取出后消化道黏膜无损伤者，2h后可适量给予温凉流质食物。若术中发现糜烂、溃疡、出血甚至穿孔者，应禁食，并给予抑酸止血及黏膜保护药等对症治疗。

（二）并发症护理

（1）消化道黏膜损伤、出血或穿孔　有黏膜损伤、出血及小穿孔者，应采取禁食、抑酸及保护黏膜等治疗。出血较多者应行内镜下止血治疗，严重穿孔者应行紧急外科手术治疗。

（2）感染及溃疡　黏膜损伤后可发生急性炎症、糜烂及溃疡，胃肠道细菌侵入可引起化脓性炎症，患者可出现高热、剧烈疼痛等症状。此类患者除进行上述治疗外，应给予足量广谱抗生素及支持治疗，严重者需行外科手术治疗。

（3）监护　严密观察生命体征，尤其注意患者有无腹痛、便血等情况，发现异常应立即告知医生处理。

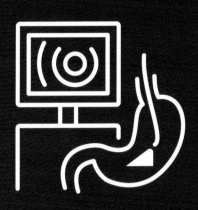

第三章

急诊消化内镜检查风险防范及处理流程

第一节　上消化道出血的内镜下治疗风险防范及处理流程

上消化道出血相关内容见第二章第一节，虽然内镜治疗有极具优势的临床治疗特点，但操作中仍存在一定的风险，需要手术医师和护士积极预防和规范操作。

一、风险防范

1. 食管静脉曲张套扎术治疗过程中的主要风险

（1）套扎器脱环、套环、无法释放等引发的曲张静脉破裂再次出血。

（2）吸引力不够，曲张静脉吸取不饱满，套扎环结扎不紧，容易松脱引发再次出血。

2. 硬化剂／组织胶注射治疗过程中的主要风险

（1）操作时导致黏膜损伤引发再次出血。

（2）针管堵塞，无法完成全程治疗而延误治疗时机。

（3）治疗剂量不足，导致一次性止血成功率不高，增加操作次数和治疗费用。

（4）治疗过程中，硬化剂／组织胶黏附在内镜镜身或先端部，引起内镜物理损害。

（5）治疗术后风险，如早期套扎环脱落、硬化剂固化引发治疗点周边黏膜溃疡、组织胶排胶等引发大出血等。

3. 其他止血操作风险

（1）器械操作不熟练，错失治疗时机。

（2）并发低血容量性休克时，抢救不及时，造成患者严重并发症或死亡。

（3）使用电凝止血时，操作不当引发术后再出血或穿孔等并发症。

二、处理流程

（1）食管静脉曲张套扎术治疗时，体外安装好套扎器后，需检查套扎器的密闭性；针对吸引力监测，可做掌心吸引预实验（将安装好套扎器的内镜先端对准掌心手套，按住吸引按钮，观察吸引情况是否良好）。套扎时，须按照"满屏红"原则判定套扎时机，按照"螺旋密集"原则进行套扎路径制订。

（2）硬化剂／组织胶注射治疗时，严防注射针尖或针管划破血管引发大出血；药品剂量的制订需根据曲张静脉直径进行预判，护士需根据医生要求准备、快速抽取规定剂量的药品；注射时应注意压力、推注速度，需根据显示器中黏膜隆起情况及时调整；注意不同注射器容量选择和注射器的交换速度。

（3）硬化剂/组织胶注射治疗联合食管静脉曲张套扎术治疗时，遵循先下后上的原则，先进行胃静脉曲张的治疗，再行食管静脉曲张的治疗。

（4）防止窒息，患者应卧位休息，保持安静，保持呼吸道通畅，避免呕血时血液阻塞呼吸道而引起窒息。

（5）积极抗休克，迅速建立两条以上静脉通道，尽量选择粗、直的血管，尽快补充血容量。准确抽取血标本，为输血做好准备。遵医嘱静脉给予止血药物、输注新鲜血等。

（6）备好急救车和各种抢救药物，积极配合医生抢救。

（7）严密观察生命体征、神志的变化，准确记录出入液量，密切观察呕血、黑便的颜色、量、性质及伴随症状，准确估计出血量，判断出血是否停止。

（8）及时准确记录抢救过程，严格交接班。

三、上消化道出血的内镜下治疗流程（图3-1-1、图3-1-2）

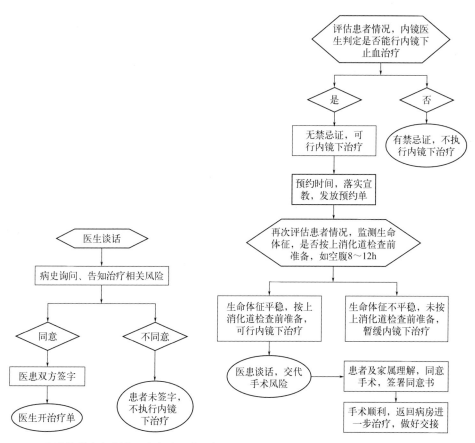

图 3-1-1　上消化道出血内镜下治疗流程（一）　图 3-1-2　上消化道出血内镜下治疗流程（二）

第二节　下消化道出血的内镜下治疗风险防范及处理流程

下消化道出血是指十二指肠悬韧带以下的消化道出血，包括小肠、结肠、直肠和肛管出血。对于下消化道血管畸形、息肉、憩室等引起的出血可采用电凝、激光、热探头、止血夹止血；对弥漫性出血病灶可喷洒药物止血；放射性肠炎所引起的出血可用氩气喷洒止血；结直肠息肉术后出血可用电凝止血联合止血夹止血，或者联合使用其他止血措施（如药物注射、激光、热探头等）止血。

一、风险

（1）操作时导致黏膜损伤引发再次出血。
（2）进镜后腔内多量肠内容物、血液及血凝块，出血灶观察欠清导致止血失败。
（3）较大血管的活动性出血，导致瞬间视野不清。
（4）深大溃疡中间的血管裸露，止血夹无着力点，电凝易穿孔，注射药物效果差。
（5）特殊部位的出血，如球降交界后壁等处内镜操作困难。
（6）特殊病变的出血，如肿瘤表面的广泛糜烂渗血。
（7）内镜止血夹、注射药物等暂时止血，术后再次出血。
（8）内镜术中患者病情恶化，治疗未完成而退出内镜。

二、处理流程

1. 再次内镜治疗
对于止血失败的，可视具体情况进行再次内镜治疗。

2. 手术治疗
手术是内镜治疗失败后重要的补救措施，手术治疗适用于：经内科药物治疗、内镜治疗24h出血不止；呕血、黑便同时伴低血压的再出血；输血总量超过1600mL仍不能止血；出血速度过快，内镜检查时无法看清出血病灶；原发病灶须予切除者，如肠癌。

3. 介入治疗
适用于不能手术的患者，如高龄、伴有严重基础疾病、曾有手术史不能再次手术等患者，目前临床常用的介入方法是急诊行选择性腹腔动脉或肠系膜动脉造影，以明确出血部位和病因，同时做血管栓塞。

第三节 上消化道异物取出术的内镜下治疗风险防范及处理流程

一、风险防范

（一）一般风险

一般风险主要有医护配合不协调、器械使用不熟练、诊疗操作不规范等。

（二）手术并发症

1. 出血

一般情况下多见于异物取出时牵拉黏膜，造成黏膜撕裂出血或创面血管破裂出血。

2. 异物嵌顿

多见于尖锐异物，周边黏膜包裹异物，造成异物与黏膜组织嵌顿。

二、处理流程

（一）一般风险处理

加强人员理论知识与操作的培训，严格掌握适应证与禁忌证；医护要熟悉各种异物取出附件的使用。

（二）手术并发症的预防与处理

1. 黏膜撕裂

异物取出牵拉黏膜时，如黏膜撕裂出血并影响治疗时，可行内镜下止血治疗（药物喷洒止血、内镜下电凝止血等）；如出现血管破裂出血，应及时行内镜下金属夹夹闭止血术，必要时可以采取外科手术干预。

2. 血管相关性出血

参照《急性非静脉曲张性上消化道出血诊治指南（2018）》的意见进行处理，见本章第一节相关内容。

3. 异物嵌顿

一般情况下异物轻微嵌顿时，可协助医生采取 APC 烧灼治疗，清除异物黏附的组织后，暴露异物，用异物钳夹取异物，缓慢回收异物并随镜退出；护士在夹取异物回收时，应使用鼠齿异物钳夹紧异物中间部位，避免滑脱；当异物嵌顿无法活动，经内镜 APC 烧灼处理后，亦无法松动时，应及时调整治疗策略，更换手术方式。

第四节　下消化道异物取出术的内镜下治疗风险防范及处理流程

下消化道异物的发生率远远低于上消化道，下消化道异物来源于消化道，大都能自行排出，异物不能排出则出现临床症状，如梗阻、穿孔、腹膜炎或脓肿形成等，必须及时正确处理。

一、风险防范

（一）一般风险

一般风险有医护配合不协调、器械使用不熟练、诊疗操作不规范等。

（二）手术并发症

如异物嵌顿、消化道出血、穿孔。

二、处理流程

（1）加强人员培训，护士熟悉消化道异物取出术内镜下治疗的流程、器械使用、配合技巧与操作者的习惯。

（2）密切观察患者生命体征，出现异物嵌顿时，应进行腹腔手术。

（3）观察有无出血，异物摩擦、挤压肠壁导致肠道出血时，应在黏膜上喷洒止血药物进行止血。

（4）注意观察患者有无腹胀、腹部压痛、反跳痛、腹肌紧张等症状及体征，若出现腹胀、腹部压痛、反跳痛、腹肌紧张等情况，立即告知患者禁食、取半卧位，报告医生及时处理，并做好手术相关准备工作。

（5）观察患者术后有无出现肛门失禁，若有肛门失禁，告知患者用温水清洁肛门及周围皮肤，保持局部干燥。

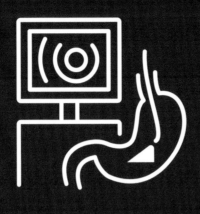

第四章

诊断性消化内镜检查及护理配合

第一节　电子胃镜检查护理配合

一、术前准备

（一）用物准备

1. 常规用物

口垫、50mL 注射器、纱布、灭菌用水、生理盐水、去甲肾上腺素、治疗碗、过滤纸、镊子、病理标本瓶、床侧预处理用物（擦拭巾、酶洁液）、橡胶手套、一次性中单、胶布、棉签、卫生纸、西甲硅油、咽喉麻醉剂。

2. 设备及附件

胃镜、内镜工作站、心电监护仪、氧气装置、负压吸引装置、吸痰管、活检钳、透明帽、圈套器、注射针、止血夹等。

（二）患者准备

（1）核对患者基本信息及检查项目。

（2）再次评估患者情况，确认空腹 8～12h。如有义齿，应在检查前取下，以防脱落导致窒息。

（3）检查前服用去黏液剂（链霉蛋白酶）及去泡剂（达克罗宁胶浆）建立静脉通道。

（4）向患者说明检查目的和大致过程，并交代术中注意事项，解除患者焦虑和恐惧，取得合作。

（5）检查时患者采取屈膝左侧卧位（图 4-1-1），头部垫适宜的枕头，解松领扣和裤带。

（6）枕下垫一次性垫巾，可在口侧放置弯盘，以盛接口腔流出的分泌物。

（7）注意保护患者隐私，遮挡患者隐私部位，注意保暖。

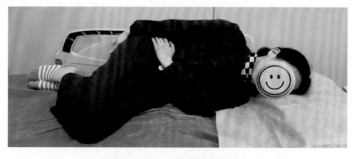

图 4-1-1　胃镜检查体位

二、术中配合

（1）嘱患者张嘴含上口垫，轻轻咬住，护士站在患者身后，用手固定口垫，嘱患者以鼻深吸气，口深呼气，呼吸节奏缓慢，全身肌肉放松。胃镜经过口垫进入口腔，当插入舌根部至食管入口时，嘱患者做吞咽动作，胃镜可顺利通过咽部。在插镜过程中若有阻力，不能强行插管，可让患者休息片刻，然后再借吞咽动作将镜端部送入。

（2）术中护士须观察患者一般情况，给予必要的安慰，嘱其调整呼吸，以免影响观察。在插镜过程中密切观察患者的呼吸、面色等情况，同时不断向患者做简单解释，指导其深呼吸，不能咽下口水，让其自然流出。

（3）需做活检者，要稳、准、轻巧、小心地用活检钳钳取病灶组织，放入10%甲醛（福尔马林）溶液中固定，标本信息双人核对，并做好登记，及时送检。

三、术后护理

（1）协助患者下诊疗床，使其安全离开诊室。

（2）术后无特殊情况，可以正常进食或遵医嘱。若活检者，则需2h后方可进食温、凉流质食物，以减少对胃黏膜创伤面的摩擦。

（3）术后可能出现咽喉部不适或疼痛，或出现声音嘶哑，告知患者在短时间内会有好转，不必紧张，可用淡盐水含漱或用喉片。

（4）彻底清洗消毒内镜及有关器械，避免交叉感染。

（5）内镜和器械应妥善保存，以延长使用时间。

第二节　无痛电子胃镜检查护理配合

一、术前准备

（一）用物准备

1. 常规用物

口垫、50mL注射器、纱布、灭菌用水、生理盐水、去甲肾上腺素、治疗碗、过滤纸、镊子、病理标本瓶、床侧预处理用物（擦拭巾、酶洁液）、橡胶手套、一次性中单、胶布、棉签、卫生纸、西甲硅油。

2. 设备及附件

胃镜、内镜工作站、心电监护仪、氧气装置、负压吸引装置、吸痰管、活检钳、透明帽、圈套器、注射针、止血夹等。

（二）患者准备

（1）核对患者基本信息及检查项目。

（2）再次评估患者情况，确认空腹 8～12h。测血压、脉搏、呼吸，发现异常及时通知医师进行处理，如有义齿，应在检查前取下，以防脱落导致窒息。

（3）检查前服用去黏液剂（链霉蛋白酶）及去泡剂（达克罗宁胶浆）。建立静脉通道。

（4）向患者说明检查目的和大致过程，并交代术中注意事项，解除患者焦虑和恐惧，取得合作。

（5）检查时患者采取屈膝左侧卧位（图 4-1-1），头部垫适宜的枕头，解松领扣和裤带。

（6）枕下垫一次性垫巾，可在口侧放置弯盘，以盛接口腔流出的分泌物。

（7）注意保护患者隐私，遮挡患者隐私部位，注意保暖。

（8）麻醉后的患者，要注意防跌倒及坠床。

二、术中配合

（1）给予心电监测及吸氧。嘱患者张嘴含上口垫，轻轻咬住。胃镜经过口垫进入口腔，当插入舌根部至食管入口时，使头略向后仰，使咽喉部与食管成一直线，胃镜可顺利通过。

（2）术中密切观察患者的呼吸、面色等情况，如发现异常立即告知医生。

（3）需做活检者，要稳、准、轻巧、小心地用活检钳钳取病灶组织，放入 10%甲醛（福尔马林）溶液中固定，标本信息双人核对，并做好登记，及时送检。

三、术后护理

（1）协助麻醉医生一同将患者护送至麻醉复苏室苏醒。

（2）术后无特殊情况，指导患者 1h 后进食或遵医嘱。若活检者，则需 2h 后才能进食温、凉流质食物，以减少对胃黏膜创伤面的摩擦。

（3）术后可能出现咽喉部不适或疼痛，或出现声音嘶哑，告知患者在短时间内会有好转，不必紧张，可用淡盐水含漱或用喉片。

（4）注意观察患者生命体征，有无心率、血压、血氧饱和度改变等，发现异常立即报告医生，以做及时有效的处理。

（5）彻底清洗消毒内镜及有关器械，避免交叉感染。

（6）内镜和器械应妥善保存，以延长使用时间。

第三节 电子结肠镜检查护理配合

一、术前准备

（一）用物准备

1. 常规用物

润滑剂、50mL 注射器、纱布、灭菌用水、生理盐水、去甲肾上腺素、治疗碗、过滤纸、镊子、病理标本瓶、床侧预处理用物（擦拭巾、酶洁液）、橡胶手套、一次性中单、胶布、棉签、卫生纸、西甲硅油、肠镜检查裤（开裆裤）。

2. 设备及附件

肠镜、内镜工作站、心电监护仪、氧气装置、负压吸引装置、吸痰管、活检钳、透明帽、圈套器、注射针、止血夹等。

（二）患者准备

1. 饮食准备

在检查前 1 天进食无渣半流质食物（粥、蒸蛋、肉松等），禁食茎叶类蔬菜，并在检查当日禁食、禁水 4～6h。

2. 肠道准备

对于便秘及结肠较长者，根据排便情况适当地在检查前一晚加用缓泻剂或检查当日追加口服一次泻药。为了判断肠腔的清洁状态是否适宜高质量的内镜检查，由工作人员（或指导患者及家属）观察大便，可将肠道清洁度做成卡片以供患者取用（图 4-3-1），这样可让患者辨别并掌握肠道清洁程度，以有效保证结肠镜检查时肠道的清洁度。

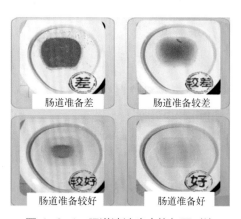

图 4-3-1 肠道清洁度合格与否对比

二、术中配合

（1）核对患者基本信息及检查项目。
（2）再次评估患者肠道准备、禁食禁饮情况。
（3）向患者说明检查目的和大致过程，并交代术中注意事项，解除患者焦虑和恐惧，取得合作。指导患者练习深呼吸，防止或减少腹胀、腹痛、恶心等不适反应。

（4）检查时患者采取屈膝左侧卧位（图 4-3-2），头部垫适宜的枕头，解松领扣和裤带，减少脊柱前凸度。

（5）检查床上垫一次性中单于被检查者腰部以下，以防粪水污染检查床，每例检查后均应更换中单。

（6）注意保护患者隐私，遮挡患者隐私部位，注意保暖。

（7）进镜之前行直肠指诊涂润滑剂，双人肠镜遵循"循腔进镜"，指导患者术中深呼吸，切勿乱动身体，以防止或减少腹胀、腹痛等情况，插镜过程中观察患者生命体征，必要时建立静脉通道。

（8）必要时辅助手法帮助进镜，由助手按压患者腹壁，在通过脾曲时，为减轻乙状结肠的弯曲，就需要向盆腔的方向按压右下腹部。如果患者的横结肠向下方伸展，就应该从脐下部向上方推压。通过肝曲时，常采取按压脐部的方式防止横结肠的下垂，也可从外侧按压右季肋部。进镜困难时可变换体位（图 4-3-3），患者采取右侧卧位或左侧卧位时，采用自下向上托举式地按压腹壁。采用按压法时，应该伸开五指，使手掌尽可能大面积地接触按压部位，参照手掌所感知的鼓起的内镜情况，寻找有效果的按压部位。助手应仔细观察内镜画面，自己判断按压是否有效，如果没有产生效果，就应该稍微改变按压部位。

（9）需做活检者，要稳、准、轻巧、小心地用活检钳钳取病灶组织，放入10% 甲醛（福尔马林）溶液中固定，标本信息双人核对，并做好登记，及时送检。

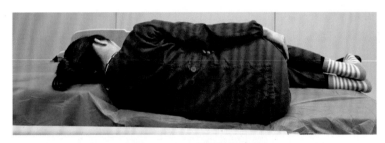

图 4-3-2　肠镜检查体位

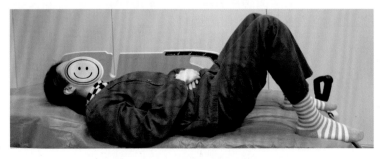

图 4-3-3　肠镜检查变换体位

三、术后护理

（1）检查完毕后应帮助患者擦净肛门周围粪水及润滑剂，穿好裤子。协助患者下诊疗床，使其安全离开诊室。

（2）术后无特殊情况，指导患者正常进食或遵医嘱。

（3）询问患者腹胀、腹痛及排便情况，如患者主诉腹胀明显，做好解释工作，鼓励患者多做蹲厕动作，必要时进行内镜下吸气，以缓解患者的痛苦。

（4）彻底清洗消毒内镜及有关器械，避免交叉感染。

（5）内镜和器械应妥善保存，以延长使用时间。

第四节　无痛电子结肠镜检查护理配合

一、术前准备

（一）用物准备

1. 常规用物

润滑剂、50mL注射器、纱布、灭菌注射用水、生理盐水、去甲肾上腺素、治疗碗、过滤纸、镊子、病理标本瓶、床侧预处理用物（擦拭巾、酶洁液）、橡胶手套、一次性中单、胶布、棉签、卫生纸、西甲硅油、肠镜检查裤（开裆裤）。

2. 设备及附件

肠镜、内镜工作站、心电监护仪、氧气装置、负压吸引装置、吸痰管、活检钳、透明帽、圈套器、注射针、止血夹等。

（二）患者准备

1. 饮食准备

在检查前1天进食无渣半流质食物（粥、蒸蛋、肉松等），禁食茎叶类蔬菜，并在检查当日禁食、禁水4～6h。

2. 肠道准备

对于便秘及结肠较长者，根据排便情况适当地在检查前一晚加用缓泻剂或检查当日追加口服一次泻药。为了判断肠腔的清洁状态是否适宜高质量的内镜检查，由工作人员（或指导患者及家属）观察大便，可将肠道清洁度做成卡片以供患者取用（图4-3-1），这样可让患者辨别并掌握肠道清洁程度，以有效保证结肠镜检查时肠道的清洁度。

二、术中配合

（1）核对患者基本信息及检查项目。

（2）再次评估患者肠道准备、禁食禁饮情况。建立静脉通道。

（3）给予心电监测及吸氧，发现异常及时通知医师进行处理。

（4）向患者说明检查目的和大致过程，并交代术中注意事项，解除患者焦虑和恐惧，取得合作。

（5）检查时患者采取屈膝左侧卧位（图4-3-2），头部垫适宜的枕头，解松领扣和裤带，减少脊柱前凸度。

（6）检查床上垫一次性中单于被检查者腰部以下，以防粪水污染检查床，每例检查后均应更换中单。

（7）注意保护患者隐私，遮挡患者隐私部位，注意保暖。

（8）进镜之前行直肠指诊涂润滑剂，双人肠镜遵循"循腔进镜"，插镜过程中观察患者生命体征，必要时建立静脉通道。

（9）必要时辅助手法帮助进镜，由助手按压患者腹壁，在通过脾曲时，为减轻乙状结肠的弯曲，就需要向盆腔的方向按压右下腹部。如果患者的横结肠向下方伸展，就应该从脐下部向上方推压。通过肝曲时，常采取按压脐部的方式防止横结肠的下垂，也可从外侧按压右季肋部。进镜困难时可变换体位（图4-3-3），患者采取右侧卧位或左侧卧位时，采用自下向上托举式地按压腹壁。采用按压法时，应该伸开五指，使手掌尽可能大面积地接触按压部位，参照手掌所感知的鼓起的内镜情况，寻找有效的按压部位。助手应仔细观察内镜画面，自己判断按压是否有效，如果没有产生效果，就应该稍微改变按压部位。

（10）麻醉后的患者，要注意防坠床。

（11）需做活检者，要稳、准、轻巧、小心地用活检钳钳取病灶组织，放入10%甲醛（福尔马林）溶液中固定，标本信息双人核对，并做好登记，及时送检。

三、术后护理

（1）检查完毕后应帮助患者擦净肛门周围粪水及润滑剂，协助麻醉医生一同将患者护送至麻醉复苏室苏醒。

（2）术后无特殊情况，指导患者1h后进食、进水或遵医嘱。

（3）询问患者腹胀、腹痛情况，如患者主诉腹胀明显，做好解释工作，鼓励患者多做蹲厕动作，必要时进行内镜下吸气，以缓解患者的痛苦。

（4）注意观察患者生命体征，有无心率、血压、血氧饱和度改变等，发现异常立即报告医生，以做及时有效的处理。

（5）彻底清洗消毒内镜及有关器械，避免交叉感染。

（6）内镜和器械应妥善保存，以延长使用时间。

第五节　单（双）气囊小肠镜检查护理配合

一、术前准备

（一）用物准备

1. 常规用物

润滑剂、50mL注射器、纱布、灭菌用水、生理盐水、去甲肾上腺素、治疗碗、过滤纸、镊子、病理标本瓶、床侧预处理用物（擦拭巾、酶洁液）、橡胶手套、一次性中单、胶布、棉签、卫生纸、西甲硅油、肠镜检查裤（开裆裤）。

2. 设备及附件（图4-5-1、图4-5-2）

小肠镜、内镜工作站、心电监护仪、氧气装置、负压吸引装置、气泵、外套管、吸痰管、活检钳、透明帽、圈套器、注射针、止血夹等。

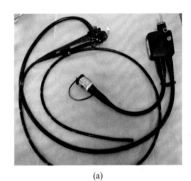

(a)

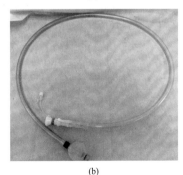

(b)

图4-5-1　小肠镜（a）及小肠镜外
　　　　　套管（b）

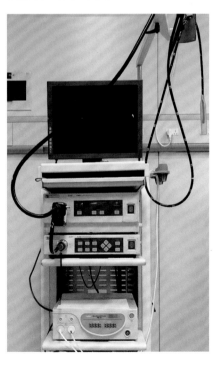

图4-5-2　小肠镜设备及附件

3. 小肠气囊及外套管的安装

（1）双气囊小肠镜气囊及外套管的安装（图4-5-3）　在外套管的注水通道注入10～20mL水以减少外套管和镜身之间的摩擦；将外套管套于镜身上，然后将气囊套于内镜头端，用橡胶圈将气囊的两端固定，注意勿将内镜头端的注气孔覆盖，否则气囊不能充盈；用专用软管将外套管与内镜的气囊管道分别与气泵相连；检查气泵注气、放气情况，确认气泵使用状态正常后，按压控制面板上的内镜气囊及外套管气囊的充气／放气键，使气囊充气，检查气囊是否能够正常充盈；随后将充盈的

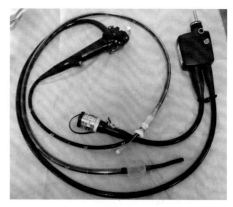

图4-5-3　双气囊小肠镜气囊及外套管的安装

气囊浸没在水中，检查气囊是否漏气；确认气囊完好可以使用后，将气囊中的气体排空。

（2）单气囊小肠镜气囊及外套管的安装　在外套管内注入10mL生理盐水润滑外套管腔，套入小肠镜身后，检查小肠镜能否在外套管中自由进出，连接气泵，将外套管气囊充气，并置入水中检查气囊是否漏气，确认气囊完好可以使用后，将气囊中的气体排空。

（二）患者准备

1. 饮食准备

在检查前1天进食无渣半流质食物（粥、蒸蛋、肉松等），禁食茎叶类蔬菜，并在检查当日禁食、禁水4～6h。

2. 肠道准备

经口进镜检查者需术前禁食、禁水12h。经肛进镜，肠道准备的方法与结肠镜检查时的肠道准备方法基本相同。如患者不能耐受禁食，为避免发生低血糖可于检查前4～6h食用少量糖水。便秘患者，建议先进食2天流质食物后再服用肠道清洁剂进行肠道准备。

二、术中配合

（1）核对患者基本信息及检查项目。再次评估患者肠道准备、禁食禁饮情况。

（2）协助患者取下义齿，咬好口垫，并妥善固定。行全麻者，需气管内插管，给予心电监测及吸氧，发现异常及时通知医师进行处理。

（3）向患者说明检查目的和大致过程，并交代术中注意事项，解除患者焦虑和恐惧，取得合作。指导患者练习深呼吸，防止或减少腹胀、腹痛、恶心等不适反应。

（4）更换检查服，检查床上垫一次性中单于被检查者腰部以下，以防粪水污染检查床。

（5）采取屈膝左侧卧位，头部垫适宜的枕头，解松领扣和裤带。

（6）注意保护患者隐私，遮挡患者隐私部位，注意保暖。如检查耗时较长，则注意预防压力性损伤。

（7）双气囊小肠镜操作配合，需由1名医师和2名护士共同完成。1名护士负责推送外套管，另1名护士负责观察患者的情况及台下巡回。开始进镜时，两个气囊均不注气。当进镜50cm左右，即内镜镜身全部插入外套管时，术者将内镜头端气囊充气以固定肠管。接着护士沿镜身将外套管推入约50cm，然后术者将外套管的气囊注气以固定肠管，然后将镜身及外套管同时外拉使肠管缩短，再将镜身前端气囊的气体抽出并继续向前插入内镜。在插镜过程中，护士右手扶稳并固定接近操作部的外套管头端，左手固定接近患者口腔或肛门部的外套管，两手用力外展，使外套管基本成一直线，以方便术者进镜。待内镜镜身再次全部插入外套管时，重复上述步骤，同时结合勾拉等技巧，将肠管依次套叠在外套管上使肠管短缩，使内镜向深部小肠推进，直至发现病变。进镜时边进边仔细观察肠黏膜，防止遗漏病灶。对于需要全小肠检查者，可在第一次检查时内镜插入的肠腔最深部进行染色剂定位，以便于第二次从反方向进镜时能够找到第一次内镜到达的部位，继而实现全小肠的检查。插镜过程中观察患者生命体征，必要时建立静脉通道。

（8）单气囊小肠镜操作配合，需由医生、护士各1名共同操作。医生负责控制内镜的旋钮，护士在医生的左侧扶持镜身协助进镜。进镜时，内镜前端及外套管先端插至十二指肠水平段（经口腔侧）或回肠末端（经肛门侧），在内镜不能再前进时，将内镜前端弯曲钩住肠管，护士将外套管沿着内镜滑至内镜前端，随后术者将外套管气囊充气，然后将外圈管及镜身缓慢外拉使肠管短缩。待肠管充分套叠于镜身后，将内镜镜身缓慢向前插入，如此反复重复上述操作，使内镜缓慢向小肠深部推进。退镜步骤相反。对于需要全小肠检查者，可在第一次检查时内镜插入肠腔最深部进行染色剂定位，以便于第二次从反方向进镜时能够找到第一次内镜到达的部位，继而实现全小肠镜的检查。

（9）活检或实施治疗配合。小肠镜进镜深、弯度大、镜身柔软、管腔较小，小肠镜的活检钳也比胃镜、肠镜活检钳长且细，要准确钳取病灶绝非易事，故不仅需要医护密切配合，还要做到眼疾手快。在小肠镜检查中，活检钳或其他附件送入后，由于插入的附件把镜身相对拉直了，而这时很难用旋钮再把病灶放于视野中间，且由于弯度大，活检钳等附件到达目标部位后也常常发生难以张开的情况，致使操作更加困难。因此，在小肠镜活检及治疗中医护应密切配合，抓住瞬间机会，钳取组织或实施治疗。

（10）术中配合注意事项。

① 因双气囊小肠镜外套管和镜身长度相差 55cm，因此进外套管时不能超过镜身的 155cm 刻度（有的小肠镜镜身上有一白色标识）；单气囊小肠镜外套管和镜身相差 60cm 左右，进外套管时不能超过镜身的 150cm 刻度。

② 在操作过程中，护士要保持体外的镜身始终处于直线状态，以便于医师操作。

③ 始终保持外套管和镜身之间的润滑，必要时可从外套管的注水通道注入生理盐水。

④ 当内镜向深部插入困难时，护士协助患者变换体位，或通过按压患者腹部，配合医生回拉镜身，反复将肠腔套叠在内镜上，以减少肠襻形成。

⑤ 检查过程中应严密观察患者病情变化，尤其是经肛门检查的患者术中多数会出现腹胀、腹痛，护士应适时地进行安慰，必要时根据医嘱给予药物。

⑥ 对于实施无痛诊疗（即在全身麻醉状态下实施小肠镜检查）的患者，需严密观察生命体征，检查中使其持续吸氧，及时清理患者的口腔分泌物，保持呼吸道通畅。全程监护血氧饱和度、呼吸、脉搏、血压的变化。

三、术后护理

（1）检查完毕后应帮助患者擦净肛门周围粪水及润滑剂，穿好裤子。术后协助麻醉医生一同将患者护送至麻醉复苏室苏醒。

（2）经口检查者，外套管反复摩擦咽喉，出现咽喉疼痛，一般不需特殊处理，如无特殊治疗要求，术后 1h 可进食，且以进食清淡温凉半流质食物 1 天为宜，忌食过热、刺激性及粗糙食物，以免引起咽喉部出血，次日饮食照常。

（3）经肛门检查者，术后可能会出现轻微腹胀，个别患者会出现腹痛，护士应适时地进行安慰，嘱患者行走，指导或协助患者进行腹部顺时针按摩，以促进排气，告知患者排气后腹胀、腹痛情况会逐步改善；如腹胀、腹痛症状持续不缓解甚至有加重倾向，须告知术者及时处理。如无特殊情况，可正常饮食或遵医嘱。

（4）注意观察患者生命体征，确认有无心率、血压、血氧饱和度改变等，发现异常立即报告医生，以做及时有效的处理。

（5）彻底清洗消毒内镜及有关器械，避免交叉感染。

（6）内镜和器械应妥善保存，以延长使用时间。

第六节　超声内镜（胃镜、肠镜）检查护理配合

一、术前准备

（一）用物准备

1. 常规用物（图4-6-1）

口垫，50mL、10mL、5mL注射器若干副，纱布，灭菌注射用水，生理盐水，去甲肾上腺素，治疗碗，过滤纸，镊子，载玻片，液基细胞瓶，病理标本瓶，床侧预处理用物（擦拭巾、酶洁液），橡胶手套，一次性中单，胶布，棉签，卫生纸，西甲硅油，乙醇。

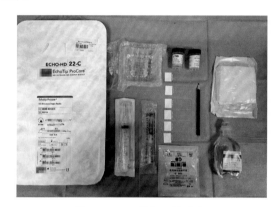

图4-6-1　常规用物准备

2. 设备及附件

内镜用水囊［图4-6-2（a）］、水囊套帽［图4-6-2（b）］、内镜工作站、心电监护仪、氧气装置、负压吸引装置、吸痰管、活检钳、透明帽、止血夹、超声驱动装置等。

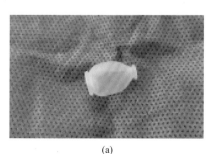

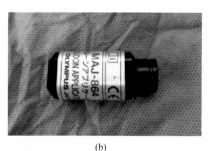

(a)　　　　　　　　　　　　　　(b)

图4-6-2　水囊（a）及水囊套帽（b）

（二）仪器准备

（1）内镜。胃镜/结肠镜、超声内镜（环扫、扇扫）。

（2）内镜测试。

（3）将内镜连接光源和主机，做好白平衡，检查内镜图像，确保注水和注气、吸引功能正常。

（4）内镜工作站测试。确保内镜工作站、计算机图像储存系统、打印机功能正常。

（5）检查负压吸引装置，调节压力，保证有效。

（6）超声内镜附件准备。活检钳、清洗刷用前确认，活检钳及清洗刷通过活检管道（环扫内镜2.2mm，扇扫内镜3.8mm）跟普通胃镜管道（2.8mm）不一样，注意必须专用。

（7）超声注水泵准备。注水器使用前接通电源，储水瓶中装入无菌水800mL（储水瓶容量为1000mL），装水时避免剧烈晃动水瓶，以免产生气泡。水温最好保持在37℃左右，以免水温过低使患者感到不适。拧紧储水瓶盖，以防注水时漏气。在体外试验性注水，应使水能顺利从注水器中流出。

（8）超声水囊的安装和调试。

① 水囊检查。仔细检查水囊有无破损、膨胀、变色及橡胶老化现象。

② 安装（图4-6-3）。将水囊置于专用水囊套帽中，使其大孔径一端橡皮圈翻折覆盖于水囊套帽边缘，卡入其凹槽内，将水囊套帽套在超声内镜前端，使翻折橡皮圈卡在超声内镜前端的大凹槽内，拔出水囊套帽将水囊小孔径一端橡皮圈卡到超声内镜前端小凹槽内。

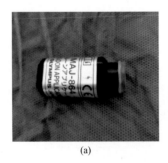 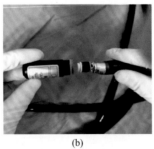 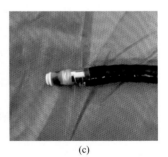

（a）　　　　　　　　　　　（b）　　　　　　　　　　　（c）

图4-6-3　水囊安装

③ 调试。安装完毕按压注水按钮，向水囊内注无菌水，水囊直径以3cm为限，如发现水囊边缘渗水可调整水囊位置，如有漏水应重新更换，水囊注水后如发现明显偏心状态，用指腹轻轻按压校正。同时注意水囊内有无气泡存在，若有气泡存在，将超声内镜头端部朝下，反复吸引注水将囊内气泡吸尽。

检查结束后，使用洁净的无纺布轻轻擦拭水囊表面。用指尖揭起水囊后端，取下水囊，确认超声内镜前端没有划伤。

（9）超声内镜设备的开启。开启超声发生器及超声监视器电源，确认超声画面清晰。

（三）患者准备

（1）核对患者基本信息及检查项目。

（2）再次评估患者情况，检查前禁食、禁水 6～8h。测血压、脉搏、呼吸，发现异常及时通知医师进行处理。如有义齿，应在检查前取下，以防脱落导致窒息。

（3）检查前服用去黏液剂（链霉蛋白酶）及去泡剂（达克罗宁胶浆），两种药间隔 5min，服药后 15～20min 再检查，效果较好。

（4）向患者说明检查目的和大致过程，并交代术中注意事项，解除患者焦虑和恐惧，取得合作。

（5）检查时患者采取屈膝左侧卧位，头部垫适宜的枕头，解松领扣和裤带。使头略向后仰，使咽喉部与食管成一直线。

（6）胃部超声，放置口垫后嘱患者轻轻咬住，颌下放置治疗盘或纸巾。肠道超声同肠镜检查方法。

（7）注意保护患者隐私，遮挡患者隐私部位，注意保暖。

（8）麻醉后的患者，要注意防坠床。

二、术中配合

（一）超声内镜检查护理配合

（1）胃部超声内镜插入配合。超声内镜顺利通过咽喉部是检查成功的关键。因超声内镜前端硬性部分长、外径粗，因而插入较普通胃镜的困难，为使一次插入成功，可在操作前润滑超声内镜前端，当术者插镜至咽喉部时，护士配合将患者下颌轻轻往上抬，使咽部与食管成一直线便于插入。也可嘱患者做吞咽动作。

浸泡法检查的配合：浸泡法检查是向胃腔内注入无气水，将超声探头置于无气水中靠近病变部位进行探查。此法常适用于胃底、胃体、胃窦及胃邻近脏器检查。

（2）当术者发现病灶后，先采集图像，将注水管连接于内镜活检阀门处，脚踩注水器脚踏开关约 10s，向胃腔内注水 300～500mL，此时超声屏幕上可出现清晰胃壁 5 层结构。检查过程中若超声图像模糊不清，提示探头已露出水面，可再注无气水。

（3）浸泡法检查时，为使病变完全浸泡于水中获得满意图像，可帮助患者变换体位，根据不同病变部位可采用头低位、头高位、仰卧位或俯卧位，改变体位时应停止注水。

（4）向胃腔内注水一次不超过 500mL，以免注水过多导致患者恶心、呕吐或将水误吸入肺内，引起肺部感染。注水过程中密切注意患者有无呛咳、不适，用另一吸引器及时吸尽分泌物及呕吐物。

检查完毕提醒术者尽量将水吸尽，以防术后因注水过多引起患者腹痛、腹胀。

（5）肠道超声。同肠镜检查方法。

（二）超声内镜穿刺护理配合（图4-6-4）

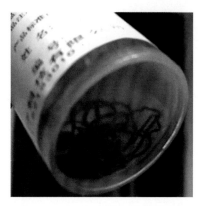

图4-6-4　超声内镜穿刺病理组织条

（1）胆道与胰腺疾病检查需将超声内镜探头插入十二指肠球部乃至降段，因该区肠腔狭小、弯曲多变，非麻醉患者反应大，感觉不适，恶心呕吐明显，此时嘱患者做深呼吸，按压其合谷，以减轻症状。同时，及时处理呕吐物，注意观察口圈有无脱落，防止咬损内镜。建议采用麻醉的方式检查。

（2）穿刺前打开穿刺针，将穿刺针退回外鞘管内，滑环锁在0的位置，确定理想穿刺部位及穿刺深度，一助手固定内镜位置不变，另一助手取下活检孔道使手柄前端的鲁尔（Luer）锁靠紧活检孔道入口，旋转穿刺针使之固定于内镜上。并将针芯向外抽出几毫米，术者确定好穿刺部位深度，推动手柄将穿刺针刺入病灶，轻轻旋转塑料帽，将针芯从穿刺针抽出，呈圆形盘曲后放于无菌台面，调好负压接上穿刺针，在靶组织内来回做提插动作。关闭负压吸引阀门，针管退回外鞘内，恢复手柄至初始位置，固定滑环，拔出穿刺针具，将负压针筒及穿刺针内腔中的组织液全部打入标本瓶中固定，如需再次在同病变部位活检，轻轻插入针芯重新按上述步骤进行。

（三）微型超声探头检查护理配合（图4-6-5）

（1）术者发现病变后，将注水器的注水管连接于内镜活检管道上，打开三通开关，脚踩脚踏开关注入无气水，使病变浸没于水中。

（2）一手用75%乙醇溶液纱布握住微探头前面部分，另一手扶住微型超声探头后面部分，通过活检管道阀门轻轻插入，插入时禁止用力过猛，否则易折断微型超声探头。避免内镜镜身与微型超声探头弯曲半径过小。微型超声探头接触病灶后，继续注无气水，直至超声屏幕上出现清晰图像后可停止注水。

三、术后护理

（1）一般同上消化道内镜术后的护理。

（2）普通超声内镜检查后应继续卧床10～15min，起床时慢慢扶起，防止出

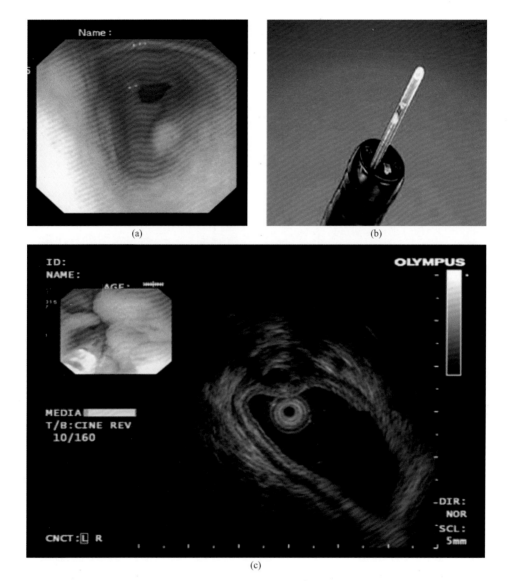

(a)

(b)

(c)

图 4-6-5　微型超声探头检查

现直立性低血压而引起头晕、目眩、窒息等症状，护理人员或家属应陪伴及协助其如厕及其他各项活动。

（3）若患者出现咽喉不适，应向其解释可能由内镜操作时对咽喉的刺激而引起，嘱其不必紧张，1～2 天内症状将自行缓解。

（4）术后 24h 内应密切观察患者有无黑便、呕血、穿孔等并发症，如有心率加快、血压下降、呕血、黑便等情况，应立即通知医生，并及时处理。

（5）住院患者遵医嘱执行禁食、饮食及休息。

（6）门诊患者应交代患者及家属相关注意事项，并告知出现紧急或异常情况时及时就医。

（7）腹痛较长时间未缓解者，建议留院继续观察或随诊。

第七节　胶囊内镜检查护理配合

一、术前准备

（一）用物准备

磁控胶囊（图 4-7-1）、图像记录仪、检查服、饮用水、水杯、吸管、一次性手套、去泡剂、一次性中单、卫生纸。

（二）仪器准备

（1）查看检查服（图 4-7-2）电量是否充足，查看检查服电量时，要断开 USB 连接线。

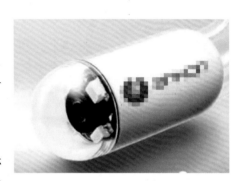

图 4-7-1　磁控胶囊

（2）检查影像工作站（图 4-7-3）运行是否正常，打开设备电源、电机，打开 ESNavi 软件，打开实时控制，调试左右控制杆，设备自检。

（3）确保系统远离强磁场、电场干扰源。

（4）检查智能胶囊是否在有效期内。

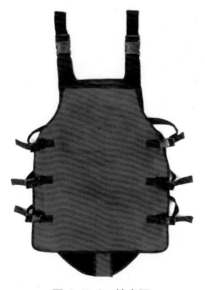

图 4-7-2　检查服

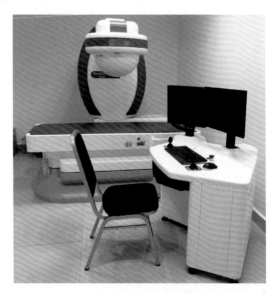

图 4-7-3　仪器设备及影像工作站

（三）患者准备

（1）核对患者基本信息及诊疗项目。

（2）询问患者胃肠道准备情况，需禁食10～12h，检查前2天勿做钡餐或钡灌肠检查，以免钡剂残留影响检查结果。

（3）询问患者禁忌证及相关病史：日常饮食排便是否正常；有无消化道手术史；有无已知或怀疑消化道梗阻、狭窄及瘘管病史；有无吞咽困难症状；体内有无置入有源性电子设备及磁性金属异物；是否处于孕期（适龄女性患者提问，男性不问）。

（4）签署知情同意书，向患者详细讲解检查目的、方法、注意事项，解除其顾虑，取得配合。

（5）患者去除身上金属物品，如手机、钱包、银行卡、钥匙、手表等，穿戴检查服，服用去泡剂，适度补水至腹部有饱胀感且胃部充盈。

（6）取出胶囊，再次查看胶囊有效期，将条码贴在知情同意书上，并记录胶囊编码，录入患者信息。

二、术中配合

（1）检查者戴一次性手套，开启胶囊，扫描基本信息。

（2）胶囊开启2min后查看相关参数，胶囊电压（2900mV以上）、胶囊显示姿态、图片传输质量、检查服状态均正常，切换检查通道。

（3）将胶囊放入患者口中，交代患者不要用牙齿咬胶囊，告知患者胶囊表面材质非常光滑，随水能正常吞服，指导患者小口喝水并随水吞服胶囊，胶囊进入食管后继续小口连续喝水，确定胶囊进入胃内，观察图片清晰度、频率、亮度、对比度等均正常。

（4）实施检查（图4-7-4），依次检查贲门→胃底→胃体（大弯上部、大弯下部、小弯）→胃角→胃窦→幽门。胃内所有部位检查完成，每个部位至少留2张图，近、远景各一张，病灶至少留2张图，捕获特征部位及病变胃部。

（5）检查过程中，出现胃收缩时应引导患者适当补水。

（6）检查过程中患者需上卫生间时，暂断开USB连接线，返回检查后再接上USB连接线，调整检查模式为胃模式。如果两台设备同时检查，应及时更换通道。

（7）检查过程中，观察患者状态，询

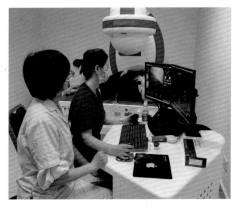

图4-7-4　实施检查

问患者有无不适，患者提出疑问及时解答，缓解患者紧张情绪。

（8）完成胃部检查后，关闭胶囊，点击上下床避让，协助患者下检查床，脱掉检查服，导出数据。

（9）需进一步检查小肠，患者点击切换小肠模式，点击上下床避让，协助患者下检查床，收纳检查服USB连接线，患者可将检查服穿回家。指导患者观察检查服记录器上的指示灯，全部熄灭后即可脱掉检查服，大致会运行12h左右，嘱患者第二天把检查服送回医院。

三、术后护理

（1）单纯胃部检查者，检查结束后可以立即进食。

（2）胃肠检查结束后6h可以进食少量固体食物，如馒头、面包、饼干等，其间可以喝清水，不能喝有颜色的液体。

（3）注意胶囊排出情况，一般3天内会排出，如7天内未看到胶囊排出，可以去医院通过胶囊定位器或者腹部X线平片确认。胶囊排出前禁止做核磁共振检查，如14天胶囊仍未排出，及时就医以确认是否采取干预措施。

（4）检查后出现不良反应，如头痛、恶心、呕吐、腹痛、腹泻等症状，或发现任何故障，记下时间，并尽快与医生联系。

第八节　内镜逆行胰胆管造影术（ERCP）检查护理配合

一、术前准备

（一）用物准备

1. 常规用物（图4-8-1）

口垫、注射器（50mL、20mL、5mL各若干）、一次性碗、纱布、灭菌用水、生理盐水、酒精、去甲肾上腺素、治疗碗、过滤纸、镊子、病理标本瓶、床侧预处理用物（擦拭巾、酶洁液）、无菌橡胶手套、一次性中单、胶布、棉签、卫生纸。

2. 附件（图4-8-2）

切开刀、导丝、鼻胆管、网篮、扩张球囊、取石球囊、活检钳、造影导管等。

3. 药品

造影剂、解痉剂、镇静剂、去泡剂、利多卡因胶浆、吲哚美辛或双氯芬酸钠等。

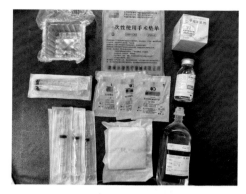

图 4-8-1　常规用物准备

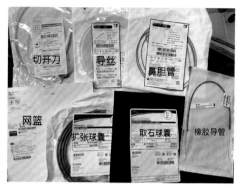

图 4-8-2　一次性 ERCP 附件

4. 设备

十二指肠镜（侧视）、心电监护仪、氧气设备、吸引装置、高频电发生器、抢救设施、铅衣及其他防护用品、计量牌等。

5. 检查及测试

将十二指肠镜连接主机、光源，开启电源开关，检查主机、光源、视频监视仪、计算机图像储存系统、数字减影血管造影（DSA）仪器、打印机，以确保功能正常。检查十二指肠镜先端帽，防脱落。检查镜面是否清晰，注气注水、吸引是否充足，做好白平衡调节，及时发现并排除故障。开启 X 线机测试，确保透视、拍片正常工作。

（二）患者准备

（1）核对患者基本信息，确认诊疗项目及相关检验结果，向患者解释配合注意事项，核查知情同意书。

（2）协助患者摘除金属配饰，穿无纽扣拉链的衣服，取下单个活动义齿及眼镜。

（3）于患者咽喉部喷利多卡因胶浆，于肛门塞吲哚美辛或双氯芬酸钠。

（4）连接各类导线、心电监护仪、吸氧设备。

（5）观察患者血压、心率、呼吸等，正常则可进镜操作。

（6）开启 X 线机测试，确保透视、拍片正常工作。

（7）碘过敏试验（方法具体详见造影剂说明书）。

（8）术前用药。术前 15min 肌内注射解痉剂、镇静剂（谨遵医嘱），如选择无痛十二指肠镜检查，则在检查前给予开放静脉通道。

（三）术者准备

（1）术者规范穿戴铅衣、铅围脖等防护用品，正确佩戴计量仪。

（2）术者行外科手消毒，穿一次性手术衣，戴无菌橡胶手套。

二、术中配合

1. 患者体位

采取俯卧位（图 4-8-3），头偏向右侧，左手臂置于背后，右肩下置斜坡垫。术中有时需依术者要求变换患者体位。

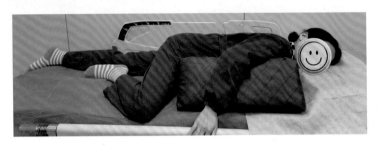

图 4-8-3　ERCP 体位

2. 进镜中配合

协助患者咬好牙垫，最好选用带有橡皮固定的一次性牙垫，防止患者因恶心反应时牙垫脱出。在整个检查过程中都应密切观察患者的反应，发现异常及时报告，准确、及时执行术者口头医嘱，护士大声复述一遍，药物经第二人核对无误再执行。

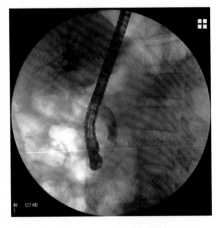

图 4-8-4　胆管造影

3. 插管中配合（图 4-8-4）

将造影导管或切开刀递予术者前，可用示指和拇指轻轻弯曲其头端，使之保持一定弯曲度，待器械送出内镜先端后，用少量生理盐水或稀释好的造影剂将管腔充满，以排除气泡对造影结果产生的干扰。术者将导管或切开刀插入胆胰管后，在 X 线监视下缓慢推注造影剂，注意推注速度以 0.2～0.6mL/s 为宜，压力不宜太大，以免胰管分支过度充盈引起胰腺泡显影，或注入量太大过浓而遮盖病变（如结石）。造影剂剂量视显影情况而定，一般胰管只需 2～5mL（注射过多造影剂易使胰腺泡显影，从而发生注射性胰腺炎），胆总管及肝管需 10～20mL。若发现有胆管梗阻性病变，在注入造影剂前则应先抽出等量胆汁，再注入等量造影剂，以免注入量大，致胆管压力过高，引起败血症。造影如发现有胆管结石，注药速度不能太快，以免结石被冲入肝内胆管中，使取石术变得困难。

4. 使用导丝时的配合

可先在需通过导丝的腔道内灌注 2～5mL 生理盐水，以便导丝通过时顺畅。

根据器械型号选择相匹配的导丝，通常使用 0.09cm（0.035in）的导丝。导丝一般较长，较难控制，故在使用中可将末端导丝在手中盘成直径约 20cm 的圈，盘圈的方向应一致，防止器械在交换过程中打结，同时减少占用空间，避免导丝污染。助手一手拿一块无菌湿纱布，另一手将备好的导丝先端送达其所通过的器械先端，应在 X 线监视下插入导丝，不要盲目推进，根据术者要求不断调整导丝的位置，直至送达合适的位置。在送入导丝时，用力要均匀，遇有阻力时不要强行通过，应检查一下原因，可能是：①导丝未插入胆、胰管，顶在黏膜壁上应退出重插；②导丝与器械不匹配或有折痕，应更换导丝；③导丝或其所通过的管道太干燥，送入时太涩，可用无菌湿纱布擦拭导丝，或在需通过导丝的管道内灌注适当生理盐水；④内镜弯角太锐或抬钳升到最高位，此时术者应将内镜角度钮完全松开，将抬钳器放至最低处。退导丝时应在 X 线监视下进行，应保持其所通过的器械位置不动而拔导丝。全部退出后，将导丝放在污染区内待术后处理。

5. 观察患者

密切观察患者术中生命体征，保持呼吸道通畅。

三、术后护理

（1）生命体征平稳后由专职人员送回病房并交代术后注意事项。

（2）禁食 24h，术后 3h 及次日晨抽血查血淀粉酶，常规查白细胞。若血淀粉酶、白细胞比例正常，无腹痛、发热等情况，可进食低脂少渣半流质食物，再逐步过渡到正常饮食。如有异常应继续禁食，禁食期间应给予静脉输液或根据情况给予高营养输入。

（3）根据医嘱使用止血、消炎、抑酶及保护胃黏膜等药物。

（4）卧床休息，观察患者的生命体征，注意腹痛、腹胀情况，观察呕吐物、排泄物的性状、颜色、量，以及黄疸消退程度、有无相关并发症，定时测量体温，发现异常及时通知医生处理。

第九节　精查胃镜检查护理配合

一、术前准备

（一）用物准备

1. 常规用物

口垫、50mL 注射器、纱布、灭菌用水、生理盐水、去甲肾上腺素、治疗碗、过滤纸、镊子、病理标本瓶、床侧预处理用物（擦拭巾、酶洁液）、橡胶手套、一次性中单、胶布、棉签、卫生纸、西甲硅油、咽喉麻醉剂、解痉剂、染色剂（按需要比例配制）、冲洗液。

2. 设备及附件

胃镜、内镜工作站、心电监护仪、氧气装置、负压吸引装置、吸痰管、活检钳、透明帽。

（二）仪器准备

（1）内镜测试，同胃镜检查配合流程。

（2）内镜工作站测试，同胃镜检查配合流程。

（3）准备冲水设备。

（4）内镜装好匹配的放大黑帽。

（三）患者准备

（1）精查胃镜检查患者准备同胃镜检查。

（2）询问药物过敏史及有无青光眼、前列腺增生等病史。

（3）口服去泡剂，嘱患者变换不同体位，仰卧位、右侧位、俯卧位、左侧卧位各保持5min，使去泡剂充分分布在胃内各部位。

（4）检查时患者采取左侧卧位，双腿微曲，松开领口及裤带，取下单个活动义齿及眼镜，头部略向后仰，使咽喉部与食管成一直线。放置口垫后嘱患者咬住，放置治疗碗和纸巾于患者颌下。

二、术中配合

（1）核对患者基本信息及诊疗项目。

（2）向患者说明检查目的和大致过程，并交代术中注意事项，解除患者焦虑和恐惧心理，取得合作。

（3）检查过程护士须观察患者一般情况，嘱患者唾液自然外流，及时清除口咽部分泌物。一般情况差的患者须吸氧及进行心电监测。恶心、呕吐剧烈患者，给予必要的安慰，嘱其用鼻吸气、嘴呼气调整呼吸，以免影响观察。麻醉后的患者，要注意防坠床。

（4）静脉推注解痉剂。

（5）协助医生将配制好的染色剂进行喷洒染色（图4-9-1）。

（6）检查中对病灶进行放大，配合医生精准夹取病灶组织（图4-9-2），操作同胃镜检查配合流程。

（7）注意观察患者的生命体征。

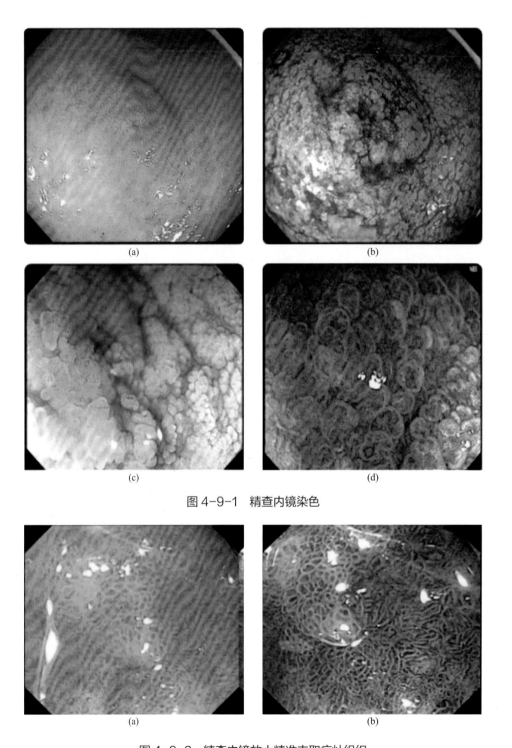

(a)

(b)

(c)

(d)

图 4-9-1　精查内镜染色

(a)

(b)

图 4-9-2　精查内镜放大精准夹取病灶组织

三、术后护理

（1）当胃镜离开患者口腔后，帮助患者取下口垫，并将口腔周围的黏液擦净。

（2）指导患者 2h 后进食、进水，以免发生呛咳甚至误吸。可进温凉流质或半流质食物，以减少粗糙食物对胃黏膜创面的摩擦，以免造成出血。

（3）出现严重不适，即刻来院就诊。

第十节　SpyGlass 胆道镜检查护理配合

一、术前准备

（一）用物准备

1. 常规用物

口垫、注射器（50mL、20mL、5mL 各若干副）、一次性碗、纱布、灭菌注射用水、生理盐水、酒精、去甲肾上腺素、治疗碗、过滤纸、镊子、病理标本瓶、床侧预处理用物（擦拭巾、酶洁液）、橡胶手套、一次性中单、胶布、棉签、卫生纸。

2. 设备及附件

内镜工作站、十二指肠镜、子镜推送导管、子镜直视可视化探头、SpyGlass DS 直视胆管镜系统、一次性活检钳（SpyBite）、手推车、三接头伸展臂、摄影机和摄影机头、光源和光源电缆、目镜、视频显示器、冲洗泵和脚踏开关、隔离变压器、电源电缆、SpyGlass 探头存储盘、心电监护仪、氧气装置、负压吸引装置、吸痰管、透明帽。

（二）仪器准备

1. 内镜测试

同胃镜检查配合流程。

2. 内镜工作站测试

同胃镜检查配合流程。

（三）患者准备

（1）核对患者基本信息，确认诊疗项目及相关检验结果，向患者解释配合注意事项，核查知情同意书。

（2）协助患者摘除金属配饰，穿无纽扣拉链的衣服，取下单个活动义齿及眼镜。

（3）询问药物过敏史及有无青光眼、前列腺增生等病史。

（4）SpyGlass 胆道镜检查体位同内镜逆行胰胆管造影术（ERCP）。

（5）连接各类导线、心电监护仪、吸氧装置。

（6）观察患者血压、心率、呼吸等，正常则可操作。

（7）患者咽喉部喷利多卡因胶浆，肛门塞吲哚美辛栓或双氯芬酸钠栓。

（8）术前用药，术前 15min 肌内注射解痉剂、镇静剂（谨遵医嘱），如选择无痛十二指肠镜检查，则在检查前给予开放静脉通道。

二、术中配合

（1）内镜医师同时操作十二指肠和 SpyGlass 子镜。内镜护士协助医生固定子镜，传递相关附件，行胆、胰管内活检等工作。具体操作步骤如下：

① 内镜逆行胰胆管造影术找到病变的胆管或胰管，并将导丝留置于胆管或胰胆管腔内。用专用固定绑带将 SpyGlass 子镜固定于十二指肠镜工作钳道插入部下方的镜身上。推送导管经十二指肠工作管道循导丝进入胆、胰管，导丝经器械输送到端口引出。对于第一代 SpyGlass 操作步骤：子镜可视化探头从存储盘内取出，通过三接头伸展臂末端连接于 SpyGlass 目镜，探头通过 SpyGlass 推送导管光学端口进入胆、胰管。将 SpyGlass 冲洗配管通过冲洗泵连接于冲洗端口，通过调节冲洗泵控制冲洗流速，按下脚踏开关提供持续流量。对于第二代 SpyGlass 操作步骤：相比于第一代操作更为简便，只需将子镜导管单一接口插入主机即可。

② 在可视化探头引导下，子镜推送导管插至病变处。由于探头的柔软性及推进性设计，对于狭窄段的胆、胰管，在推送导管无法到达的情况下，可以将探头继续向前推进，以便于观察管壁局部的情况。

③ 对于病变的胆、胰管，需要做活检时，拔除导丝，用 SpyGlass 专用活检钳（SpyBite）经器械输送端口到达病变部位进行活检取样。也可经器械输送端口插入液电或激光碎石探头到达胆、胰管结石处进行碎石治疗。

（2）检查过程护士严密观察患者情况，注意防坠床。

三、术后护理

（1）生命体征平稳后由专职人员送回病房并交代术后注意事项。

（2）SpyGlass 检查或治疗术后的患者应卧床休息，禁食 24h，禁食期间应给予静脉输液或根据情况给予高营养输入。

（3）术后 3h 及次日晨抽血查血淀粉酶，单纯淀粉酶升高而无症状者，可继续观察淀粉酶变化，不需特殊处理。

（4）如血清淀粉酶升高同时伴有发热、腹痛、白细胞计数升高等现象，应按急性胰腺炎处理。

（5）根据医嘱使用止血、消炎、抑酶及保护胃黏膜等药物。

（6）密切观察患者的生命体征，注意腹痛、腹胀情况，观察呕吐物、排泄物的性状、颜色、量，以及黄疸消退程度及有无相关并发症，定时测量体温，发现异常及时通知医生处理。

（7）可视化探头非一次性使用的耗材，使用后灭菌，妥善保存在相应的存储盘内，以便下一次取出使用。其他一次性耗材，如推送导管、活检钳（SpyBite）使用后均应销毁丢弃。

第十一节　人工智能辅助下内镜检查护理配合

一、术前准备

（一）用物准备

1. 常规用物

口垫、50mL注射器、纱布、灭菌用水、生理盐水、去甲肾上腺素、治疗碗、过滤纸、镊子、病理标本瓶、床侧预处理用物（擦拭巾、酶洁液）、橡胶手套、一次性中单、胶布、棉签、卫生纸、去泡剂、咽喉麻醉剂、解痉剂、染色剂（按需要比例配制）、冲洗液。

2. 设备及附件

人工智能辅助设备、胃镜、内镜工作站、心电监护仪、氧气装置、负压吸引装置、吸痰管、活检钳、透明帽。

（二）仪器准备

（1）内镜测试，同胃镜检查配合流程。

（2）内镜工作站测试，同胃镜检查配合流程。

（3）准备冲水设备。

（4）内镜装好匹配的放大黑帽。

（5）人工智能辅助设备。

① 早上上班时，按主机电源（图4-11-1），电脑将自动启动AI内镜帧探软件。

② 开启内镜主机后，看到屏幕左下角显示有两个方框或肠胃镜图标（图4-11-2），即表示已开启AI辅助诊断模式。

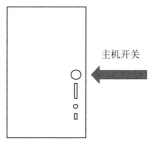
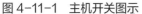

图 4-11-1 主机开关图示

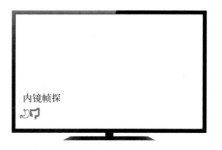

图 4-11-2 开启 AI 辅助诊断模式的标志图示

（三）患者准备

同胃肠镜检查。

二、术中配合

常规配合同胃肠镜检查。

（一）人工智能辅助设备使用注意事项

（1）注意保持机箱环境干燥，请勿将水泼溅至机箱电源，以免导致短路；

（2）注意移动内镜等设备时应避免将产品主机的信号线或者电源线等扯下来，以免造成信号中断；

（3）机箱上面请勿覆盖其他手术仪器，以免机箱温度过高而导致仪器损坏，或因误触碰到开关而导致仪器使用异常；

（4）避免电刀设备和主机太近，以免电刀开机时干扰导致画面异常。

（二）人工智能辅助设备使用异常处理

如遇到无法开机、屏幕显示异常、无画面等问题，操作步骤如下。

（1）请按照步骤（图 4-11-3）将屏幕显示切换回原始图像（PORT A）以继续进行肠胃镜检查；

（2）待检查完毕后将屏幕再次切换到（PORT B）AI 输出图像，并重启（按电源键关闭主机再开启）内镜帧探主机；

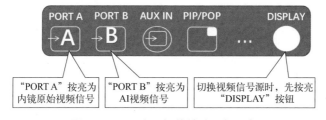

图 4-11-3 人工智能辅助设备示意

（3）若重启机器仍无法解决问题，请联系技术工程师进行处理。

三、术后护理

同胃肠镜检查。

四、设备关闭

（1）检查结束后，人工智能辅助设备无须关闭。人工智能辅助设备只需要在下班的时候关闭即可。

（2）下班时（一天的工作结束时）按一下主机开关键，当屏幕出现如图4-11-4所示弹窗，等待60s后设备将自动关机。

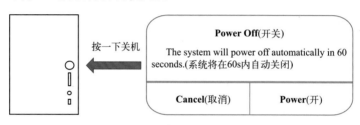

图4-11-4　关机弹窗示意

五、AI病变识别

1. 胃部病变辅助识别

如图4-11-5～图4-11-11所示为胃部糜烂、溃疡、出血、息肉、疑似胃高风险病变（低级别上皮内瘤变、高级别上皮内瘤变、早癌等）。

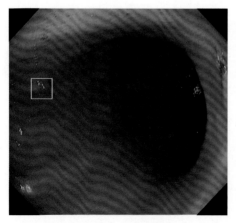

图4-11-5　AI胃体息肉

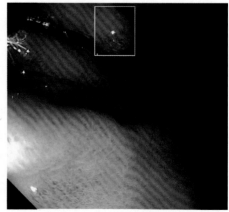

图4-11-6　胃体前壁息肉

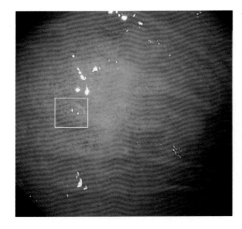

图 4-11-7　胃体上段息肉

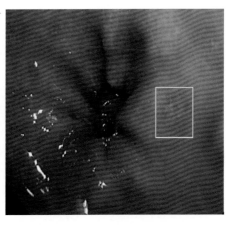

图 4-11-8　胃窦前壁糜烂病灶

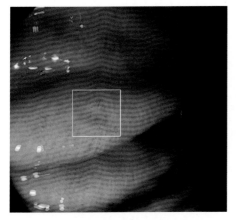

图 4-11-9　胃体大弯Ⅱc病变

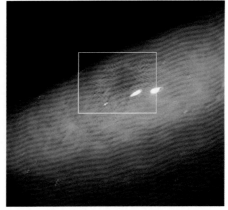

图 4-11-10　Ⅱc病变

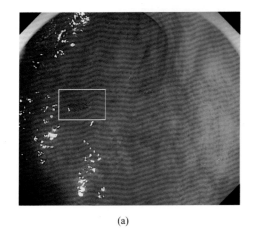

（a）

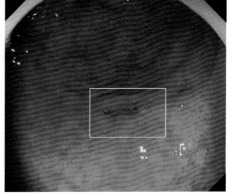

（b）

图 4-11-11

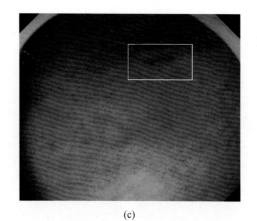

(c)

图4-11-11　窦体交界处Ⅱa+Ⅱc型

2. 结肠息肉辅助识别（图4-11-12～图4-11-14）

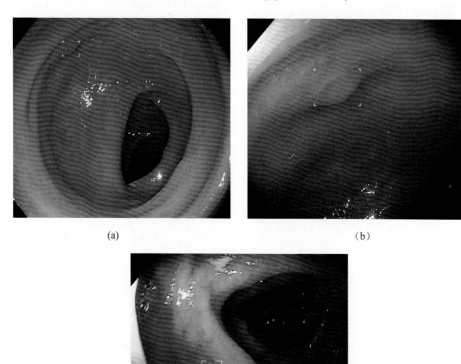

(a)

(b)

(c)

图4-11-12　AI识别结肠息肉

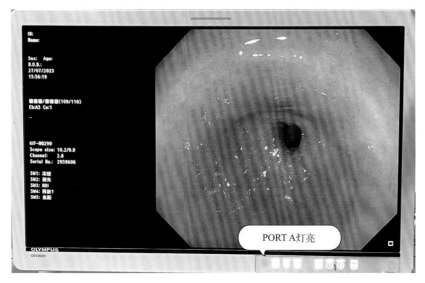

图 4-11-13　PORT A 灯亮为内镜原始视频信号

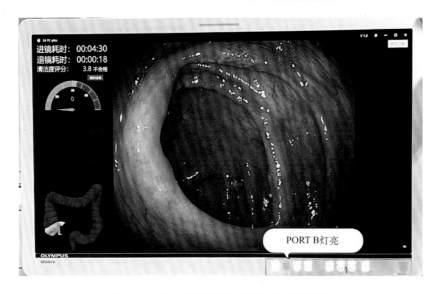

图 4-11-14　PORT B 灯亮为 AI 视频信号

参考文献

[1] 王萍，姚礼庆 . 现代内镜护理学 [M]. 上海：复旦大学出版社，2009.

[2] 孙昕，邹瑞珍，王颖，等 . 西甲硅油在结肠镜检查前肠道准备中的应用 [J]. 世界华人消化杂志，2009，17(2): 218-220.

[3] 蔡文智，智发朝 . 消化内镜护理技术 [M]. 北京：科学出版社，2009.

[4] 吴锡身 . 消化道内镜术 [M]. 南京：江苏科学技术出版社，1992.

[5] 金有豫 . 药理学 [M]. 5 版 . 北京：人民卫生出版社，2001.

[6] 松本熊三，木下千万子 . 消化内镜工作手册 [M]. 朱晓玲，陈卫民，等译 . 沈阳：辽宁科学技术出版社，
2010.

[7] 杨咏梅 . 电子胃镜检查的护理配合及效果评价 [J]. 临床医药文献电子杂志，2017, 4(39): 7639-7640.

[8] 于学忠，等，急性上消化道出血急诊诊治流程专家共识（2015）[J]. 中国急救医学，2015, 35(10): 865-873。

[9] 刘畅，刘亚军 . 急性非静脉曲张性上消化道出血中西医结合诊治共识（2019 年）[J]. 中国结合医学杂志，
2019, 39(11): 1296-1302.

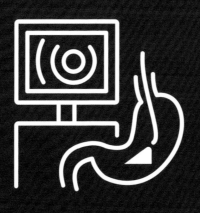

第五章

诊断性消化内镜检查风险防范及处理流程

第一节 电子胃镜检查风险防范及处理流程

电子胃镜检查包括食管、胃、十二指肠球部及十二指肠降段的检查，是目前临床诊疗消化系统疾病的一项重要手段，能直观地发现食管、胃、十二指肠病变，因此成为目前诊治上消化道疾病的首选方式。其对疾病诊断的准确性、全面性是其他检查方法所不能替代的。虽然电子胃镜检查在临床上极具优势，但是它又是一种侵入性检查，操作中仍存在一定的风险，需要操作医师和护士积极预防并规范操作。

一、风险防范

电子胃镜检查过程中，主要风险是：

（1）医护配合不协调，器械使用不规范，操作不熟练。

（2）胃镜检查过程中，医护对患者指导不到位，患者配合不协调，导致患者误吸。

（3）医护交流指令不清晰，导致操作时机错误，造成黏膜损伤引发出血。

（4）操作不熟练、粗暴，医护对患者指导不到位，患者配合不协调，导致穿孔、贲门撕裂等。

（5）内镜清洗消毒不规范，引起交叉感染。

二、处理流程

（1）加强人员培训，对于新入科医护人员，制订规范可行的培训计划，理论与操作相结合，严格落实培训计划，并进行理论及操作考核，考核合格方能单独操作。

（2）医护配合时，须指令清晰，操作流畅、规范。

（3）操作轻柔，检查过程中，加强对患者检查过程中的指导，指导其配合方法以及分散注意力的配合方式，缓解患者检查不适，增加患者的配合度。

（4）严格按《软式内镜清洗消毒技术规范》（WS 507—2016）落实内镜的清洗、消毒和保养及内镜清洗消毒的质量监测，并做好登记。

三、电子胃镜检查流程

1. 电子胃镜检查（图 5-1-1~图 5-1-6）

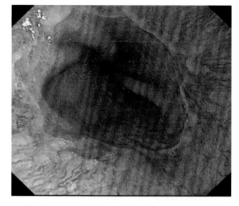

图 5-1-1　食管齿状线 / 胃食管交界部

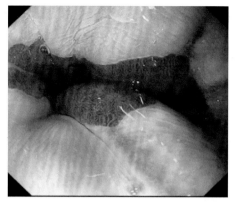

图 5-1-2　NBI 染色下食管齿状线

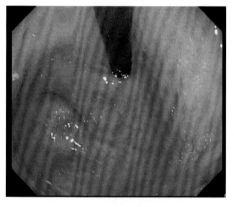

图 5-1-3　胃贲门反转视图

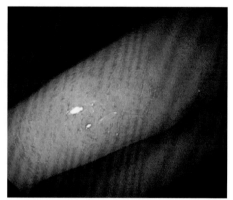

图 5-1-4　胃角

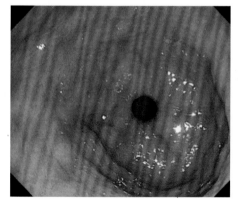

图 5-1-5　胃窦

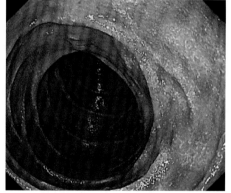

图 5-1-6　十二指肠降部

2. 电子胃镜检查流程（图5-1-7）

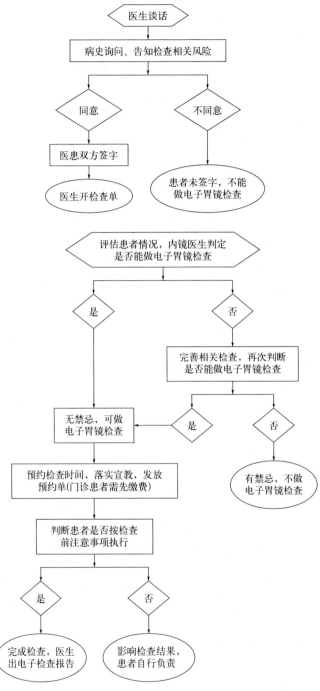

图 5-1-7　电子胃镜检查流程

第二节 无痛电子胃镜检查风险防范及处理流程

无痛电子胃镜检查是在电子胃镜检查的基础上静脉给予一定剂量的短效麻醉剂，以帮助患者在检查过程中处于镇静、睡眠状态，从而减轻其痛苦。然而，无痛电子胃镜作为一种侵入性操作，并在操作过程中应用麻醉镇痛药，操作仍存在一定的风险，需要操作医师和护士积极预防并规范操作。

一、风险防范

无痛电子胃镜检查过程中的主要风险有：

（1）镇痛药物使用后，患者出现生命体征改变、呼吸抑制、误吸等现象。

（2）医护配合不协调，器械使用不规范，操作不熟练。

（3）医护交流指令不清晰，导致操作时机错误，造成黏膜损伤引发出血。

（4）操作不熟练、粗暴，导致穿孔、贲门撕裂等。

（5）在患者苏醒过程中，护理人员关注度不够，患者出现跌倒、坠床等。

（6）内镜清洗消毒不规范，引起交叉感染。

二、处理流程

（1）加强人员培训，对于新入科医护人员，制订规范可行的培训计划，理论与操作相结合，严格落实培训计划，并进行理论及操作考核，考核合格方能单独操作。

（2）医护配合时，须指令清晰，操作流畅、规范。

（3）检查前，患者基本情况给予充分评估。

（4）检查前给予充分吸氧；检查过程中密切关注患者面部表情、呼吸、意识及血氧饱和度，保持呼吸道通畅；检查后，保持头偏向一侧。躁动患者给予保护性约束。

（5）当胃镜进入食管后，将患者头部向后仰，下颌托起，从而利于呼吸道通畅。

（6）复苏过程中，护理人员密切关注患者生命体征，发现患者有苏醒迹象时，防止患者因麻醉药物作用，引起跌倒坠床，严格按苏醒评估流程进行。转运患者时，严格落实转运交接流程，并做好交接和登记。

（7）科室标识应清晰、醒目，地面保持干燥，检查床高度合适，使床栏保持安全使用状态。

（8）严格按《软式内镜清洗消毒技术规范》（WS 507—2016）落实内镜的清洗、消毒和保养及内镜清洗消毒的质量监测，并做好登记。

三、无痛电子胃镜检查流程（图5-2-1）

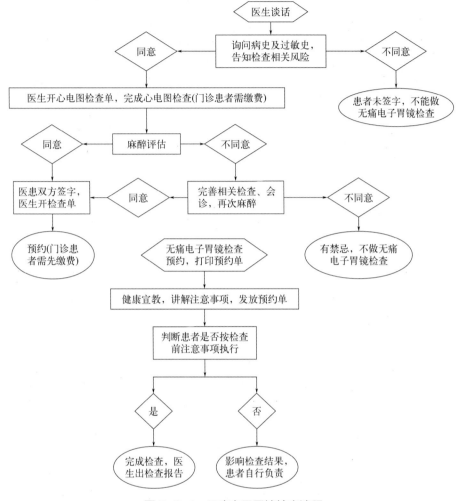

图 5-2-1　无痛电子胃镜检查流程

第三节　电子肠镜检查风险防范及处理流程

电子肠镜检查主要是通过内镜的操作和肠腔的气体调节，使结肠缩短变直，结肠镜便可顺利地通过直肠、乙状结肠、降结肠移行部、脾曲、肝曲送达盲肠及回肠末端，并可全面观察肠壁及皱襞的情况，是一种使用越来越广泛并且非常有价值的检查方法。但是电子肠镜检查又是一种侵入性检查，操作中仍存在一定的风险，需要操作医师和护士积极预防并规范操作。

一、风险防范

电子肠镜检查过程中，主要风险有：

（1）医护配合不协调，操作不规范。

（2）电子肠镜检查过程中，结肠镜的刺激可引起肠痉挛，从而导致肠绞痛、腹胀等。

（3）检查过程中，受检者可发生窦性心动过速、ST-T段降低等心血管刺激症状，多数患者无异常感觉，但是，一些心血管疾病患者和老年人，则可在检查中发生心肌梗死、心搏骤停等严重并发症。

（4）操作不当，可引起机械性损伤，导致肠穿孔、出血、肠系膜撕裂、浆膜撕裂等。

（5）内镜清洗消毒不规范，引起交叉感染。

二、处理流程

（1）加强人员培训，对于新入科医护人员，制订规范可行的培训计划，理论与操作相结合，严格落实培训计划，并进行理论及操作考核，考核合格方能单独操作。

（2）严格掌握电子肠镜检查的适应证和禁忌证，患者基本情况给予充分评估。

（3）应做好充分的检查前肠道准备，严格落实健康宣教。

（4）检查前做好术前准备，向患者做好解释工作，取得其配合；检查前应检查结肠镜的视野是否清晰，各旋钮的灵活情况，送气、送水及吸引孔是否通畅，光源有无故障等。

（5）医护配合时，须指令清晰，操作轻柔、娴熟、规范，尽量减少受检者的痛苦。

（6）严格按《软式内镜清洗消毒技术规范》（WS 507—2016）落实内镜的清洗、消毒和保养及内镜清洗消毒的质量监测，并做好登记。

三、电子肠镜检查流程

（1）电子肠镜检查（图5-3-1～图5-3-6）

（2）电子肠镜检查流程 参照电子胃镜检查流程。

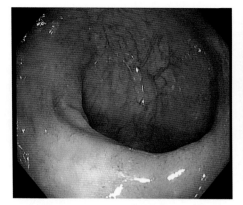

图 5-3-1　回肠末端

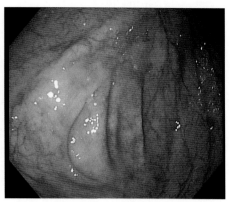

图 5-3-2　阑尾开口

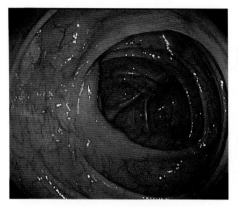

图 5-3-3　回盲瓣

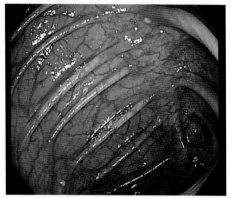

图 5-3-4　结肠肝曲

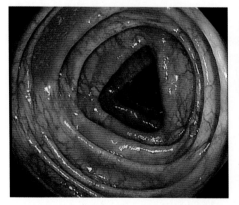

图 5-3-5　横结肠（三角形隧道样腔）

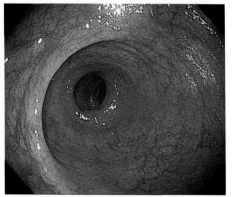

图 5-3-6　直肠壶腹部

第四节　无痛电子肠镜检查风险防范及处理流程

　　无痛电子肠镜检查是在麻醉状态下进行的结肠镜检查，受检者不会感觉到检查过程中的疼痛感，且安全性高。但是，无痛电子肠镜检查作为一种侵入性操作，并在操作过程中应用麻醉镇痛药，操作仍存在一定的风险，需要操作医师和护士积极预防并规范操作。

一、风险防范

　　无痛电子肠镜检查过程中，主要风险有：

　　（1）医护配合不协调，操作不规范。

　　（2）麻醉药物引起低血压、呼吸抑制、低氧血症等；麻醉深度不够引起误吸；麻醉药物用量不当，造成苏醒延迟。

　　（3）操作不当可引起机械性损伤，导致肠穿孔、出血等。

　　（4）在患者苏醒过程中，护理人员关注度不够，患者出现跌倒、坠床等。

　　（5）内镜清洗消毒不规范，引起交叉感染。

二、处理流程

　　（1）加强人员培训，对于新入科医护人员，制订规范可行的培训计划，理论与操作相结合，严格落实培训计划，并进行理论及操作考核，考核合格方能单独操作。

　　（2）严格掌握无痛电子肠镜检查的适应证和禁忌证，患者基本情况给予充分评估。

　　（3）应做好充分的检查前肠道准备，严格落实健康宣教。

　　（4）科室标识应清晰、醒目，地面保持干燥，检查床高度合适，使床栏保持安全使用状态。

　　（5）检查前做好术前准备，向患者做好解释工作，取得其配合；检查前应检查结肠镜的视野是否清晰，各旋钮的灵活情况，送气、送水及吸引孔是否通畅，光源有无故障等。

　　（6）检查前给予充分吸氧；检查过程中密切关注患者面部表情、呼吸、意识及血氧饱和度，保持呼吸道通畅；检查后，保持头偏向一侧。躁动患者给予保护性约束。

　　（7）医护配合时，须指令清晰，操作轻柔、娴熟、规范。

（8）复苏过程中，护理人员密切关注患者生命体征，发现患者有苏醒迹象时，防止患者因麻醉药物作用，引起跌倒坠床，严格按苏醒评估流程进行。转运患者时，严格落实转运交接流程，并做好交接和登记。

（9）严格按《软式内镜清洗消毒技术规范》（WS 507—2016）落实内镜的清洗、消毒和保养及内镜清洗消毒的质量监测，并做好登记。

三、无痛电子肠镜检查流程

参照无痛电子胃镜检查流程。

第五节　单（双）气囊小肠镜检查
风险防范及处理流程

双气囊小肠镜（double-balloon enteroscopy，DBE）和单气囊小肠镜（single-balloon enteroscopy，SBE）均属于气囊辅助式小肠镜技术，是一种突破性的检查深部小肠的技术。DBE 在内镜构造和进镜方式上进行了改良，它不仅能够观察全部小肠，还能在检查过程中进行活检、止血、息肉切除、注射等治疗。它的问世与应用，将小肠疾病的诊断和治疗提升到了一个全新的高度。小肠镜的广泛应用，显著提高了小肠疾病的诊治水平。与 DBE 相比，SBE 只有外套管一个气囊，镜身前端少了一个气囊，其内镜先端部的可曲度及视角范围明显增加，操作更加简便。但是，单（双）气囊小肠镜作为一种侵入性操作，并在操作过程中应用麻醉技术，操作仍存在一定的风险，需要操作医师和护士积极预防并规范操作。

一、风险防范

单（双）气囊小肠镜检查过程中，主要风险有：

（1）医护配合不协调，操作不规范、不熟练。

（2）食管与主动脉、心脏相隔较近，小肠镜反复插入的机械刺激、迷走神经张力的改变等，都可影响心脏的正常功能。老年人、高血压患者或者原有心、脑、肺部疾病者，可诱发心肌梗死，甚至心搏骤停，或脑血管意外。

（3）操作时间长，操作时反复充气、放气，滑行外套管和勾拉等动作，以及操作者粗暴，均可引起食管、胃或小肠黏膜机械性损伤，导致穿孔、出血等。

（4）操作时间长，检查过程中反复进镜、退镜，反复充气、吸气观察，会造成患者胃肠道内气体过多，引起患者腹痛、腹胀等。

（5）操作过程中，反复进镜、退镜、滑行外套管，可能损伤十二指肠乳头部、

Oddi 括约肌及壶腹部，诱发胰腺炎。

（6）操作时间长，护理人员关注度不够，患者出现压力性损伤等。

（7）在患者苏醒过程中，护理人员关注度不够，患者出现跌倒、坠床等。

（8）内镜清洗消毒不规范，引起交叉感染。

二、处理流程

（1）加强人员培训，对于新入科医护人员，制订规范可行的培训计划，理论与操作相结合，严格落实培训计划，并进行理论及操作考核，考核合格方能单独操作。

（2）严格掌握单（双）气囊小肠镜检查的适应证和禁忌证，患者基本情况给予充分评估。

（3）应做好充分的胃、肠道准备，严格落实健康宣教。

（4）科室标识应清晰、醒目，地面保持干燥，检查床高度合适，使床栏保持安全使用状态，根据患者身体状况，给予合适的防压疮垫。

（5）检查前做好术前准备，向患者做好解释工作，取得其配合；检查前正确安装外套管和（或）小球囊，并检查小肠镜的视野是否清晰，各旋钮的灵活情况，送气、送水及吸引孔是否通畅，光源有无故障等。

（6）检查前给予充分吸氧；检查过程中密切关注患者面部表情、呼吸、意识及血氧饱和度，保持呼吸道通畅；检查后，保持头偏向一侧。躁动患者给予保护性约束。

（7）医护配合时，须指令清晰，操作轻柔、娴熟、规范；关注患者生命体征、尿量、皮肤状况，定时对患者适当更换受压部位。

（8）复苏过程中，护理人员密切关注患者生命体征，发现患者有苏醒迹象时，防止患者因麻醉药物作用，引起跌倒坠床，严格按苏醒评估流程进行。转运患者时，严格落实转运交接流程，并做好交接和登记。

（9）严格按《软式内镜清洗消毒技术规范》（WS 507—2016）落实内镜的清洗、消毒和保养及内镜清洗消毒的质量监测，并做好登记。

三、单（双）气囊小肠镜检查流程

1. 单（双）气囊小肠镜检查（图5-5-1、图5-5-2）

2. 单（双）气囊小肠镜检查流程

参照无痛电子胃镜检查流程。

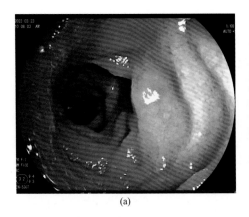
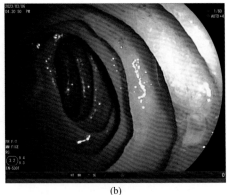

(a)　　　　　　　　　　　(b)

图 5-5-1　空肠

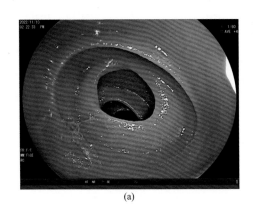
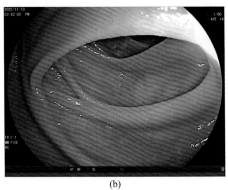

(a)　　　　　　　　　　　(b)

图 5-5-2　回肠

第六节　超声（胃镜、肠镜）检查风险防范及处理流程

　　超声（胃镜、肠镜）检查（EUS）是在内镜引导下，在消化道腔内对消化道及消化道周围的脏器进行超声扫描的方法。既可通过内镜直接观察消化道腔内的形态，也可以进行实时超声扫描，以获得消化道管壁层次的组织学特征及周围邻近脏器的超声图像，从而提高内镜与超声的双层诊断水平。但是，EUS 是一种侵入性检查，操作中仍存在一定的风险，需要操作医师和护士积极预防并规范操作。

一、风险防范

　　EUS 检查过程中，主要风险有：

（1）镇痛药物使用后，患者出现生命体征改变、呼吸抑制、误吸等现象。

（2）医护配合不协调，器械使用不规范，操作不熟练。

（3）医护交流指令不清晰，导致操作时机错误，造成黏膜损伤引发出血。

（4）操作不熟练、粗暴，医护对患者指导不到位，患者配合不协调，导致穿孔、贲门撕裂等。

（5）在患者苏醒过程中，护理人员关注度不够，患者出现跌倒、坠床等。

（6）内镜清洗消毒不规范，引起交叉感染。

二、处理流程

（1）加强人员培训，对于新入科医护人员，制订规范可行的培训计划，理论与操作相结合，严格落实培训计划，并进行理论及操作考核，考核合格方能单独操作。

（2）科室标识应清晰、醒目，地面保持干燥，检查床高度合适，使床栏保持安全使用状态。

（3）严格掌握 EUS 的适应证和禁忌证，患者基本情况给予充分评估。

（4）应做好充分的胃肠道准备，严格落实健康宣教。

（5）医护配合时，须指令清晰，操作流畅、规范。

（6）检查前给予充分吸氧；检查过程中密切关注患者面部表情、呼吸、意识及血氧饱和度，保持呼吸道通畅；检查后，保持头偏向一侧。躁动患者给予保护性约束。

（7）超声胃镜检查时，当内镜进入食管后，将患者头部向后仰，下颌托起，从而利于呼吸道通畅。

（8）复苏过程中，护理人员密切关注患者生命体征，发现患者有苏醒迹象时，防止患者因麻醉药物作用，引起跌倒坠床，严格按苏醒评估流程进行。转运患者时，严格落实转运交接流程，做好交接和登记。

（9）严格按《软式内镜清洗消毒技术规范》（WS 507—2016）落实内镜的清洗、消毒和保养及内镜清洗消毒的质量监测，并做好登记。

三、超声内镜检查流程

1. 超声内镜检查（图 5-6-1～图 5-6-6）

2. 超声内镜检查流程

参照电子胃镜检查流程。

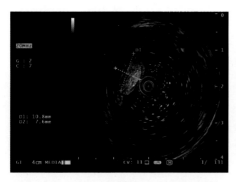

图 5-6-1　EUS 所见第三层高回声灶，
考虑脂肪瘤

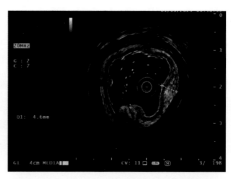

图 5-6-2　EUS 所见黏膜下层高回声灶，
考虑脂肪瘤

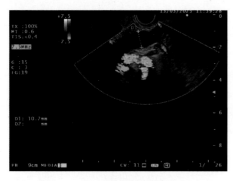

图 5-6-3　胆总管超声影像

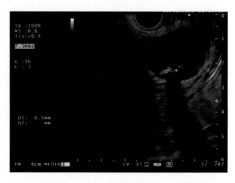

图 5-6-4　胆囊结石超声影像

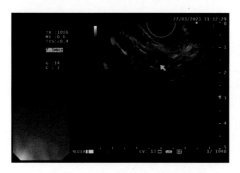

图 5-6-5　EUS 所见胆总管结石

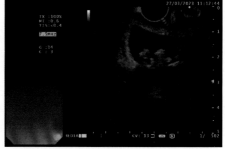

图 5-6-6　EUS 所见胆囊多发结石

第七节　胶囊内镜检查术风险防范及处理流程

胶囊内镜检查术（capsule endoscopy，CE）能清晰地观察到小肠黏膜病变，在小肠病变的诊断中具有独特的优势，特别是对于不明原因消化道出血病、缺铁性贫血、克罗恩病、小肠肿瘤及息肉综合征等疾病的诊断。历经 20 年的技术革新，

CE 性能不断改良，相继诞生了食管 CE（esophageal capsule endoscopy，ECE）、结肠 CE（colon capsule endoscopy，CCE）和磁控胶囊胃镜（magnetically controlled capsule endoscopy，MCE），从最初对小肠病变的检查逐步发展到胃、结肠等全消化道领域，已广泛应用于胃、肠道疾病的诊断。但是，在临床应用中 CE 检查仍有不良事件发生的风险，需要操作医师和护士积极预防并规范操作。

一、风险防范

CE 检查过程中，主要风险有：

（1）CE 滞留　Gave 等于 2005 年对 CE 滞留首次定义，即 CE 在胃肠道内滞留时间超过 2 周，或需药物、内镜、手术等干预方式取出。多数发生 CE 滞留的患者无明显症状，但部分 CE 滞留的病例会出现比较严重的并发症，如肠梗阻、肠穿孔等，需要手术治疗。

（2）检查不全　食管检查不全，主要是由于重力作用，CE 通过食管速度过快，而传统 CE 拍摄频率为 2～4 帧 /s，会导致部分食管黏膜漏拍，无法满足食管检查的需求；胃检查方面，由于胃腔较大，传统 CE 单纯依靠重力与胃肠道蠕动力的作用无法对全胃有效的观察；小肠和结肠检查方面，由于 CE 电池寿命有限，可能无法完成全部检查，影响了对疾病的判断。

（3）吞咽困难　因无法吞咽胶囊，或需要内镜辅助进入消化道。吞咽困难多见于幼儿患者，成人 CE 吞咽困难较少见，主要与患者精神因素和解剖异常有关。

（4）误吸　CE 误吸入气管罕见，主要见于高龄患者，可伴有吞咽困难者。

二、处理流程

（1）加强人员培训，对于新入科医护人员，制订规范可行的培训计划，理论与操作相结合，严格落实培训计划，并进行理论及操作考核，考核合格方能单独操作。

（2）严格掌握 CE 的适应证和禁忌证，在 CE 检查前评估滞留风险。

（3）应做好充分的胃、肠道准备，严格落实健康宣教。

（4）不同疾病的 CE 滞留发生率各不相同，2017 年 CE 临床应用指南也指出，滞留高风险人群建议先行探路胶囊检查，以降低滞留风险。CE 滞留后主要通过外科手术治疗（46%），近年来内镜治疗的比例逐渐上升（26%）。

（5）ECE 是可采用高拍摄频率、多镜片的 CE，可以自行调节亮度，拓宽视角，续航时间延长至 90min。胃检查方面，可以采用 MCE，MCE 通过体外磁场实现对 CE 在胃内运动的精准操控。

（6）小肠方面检查，可通过促胃动力药物的使用、更换体位、增加运动量、嚼口香糖等方式加快胃肠道蠕动；通过实时监测 CE 在胃肠道中的位置，及时发现 CE 在胃排空延迟等问题，尽早采取内镜干预。吞咽困难者也可以通过内镜辅助递送至胃十二指肠内。

三、胶囊内镜检查流程

1. 胶囊内镜检查（图 5-7-1～图 5-7-6）

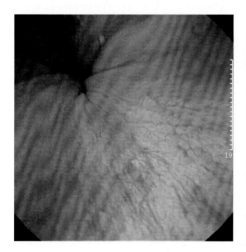

图 5-7-1　食管

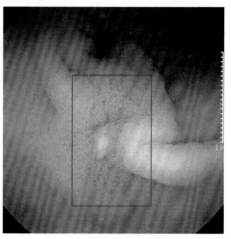

图 5-7-2　胃窦溃疡

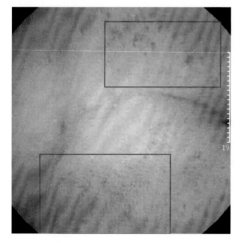

图 5-7-3　十二指肠糜烂

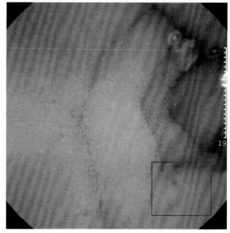

图 5-7-4　小肠（一）

2. 胶囊内镜检查流程

参照电子胃镜检查流程。

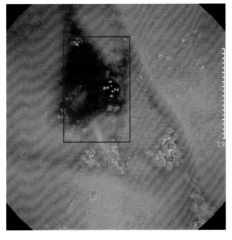

图 5-7-5　小肠（二）

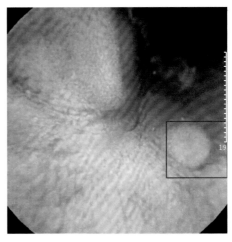

图 5-7-6　小肠隆起

第八节　内镜逆行胰胆管造影术（ERCP)检查风险防范及处理流程

内镜逆行胰胆管造影术（endoscopic retrograde cholangiopancreatography，ERCP）是指将内镜经口插入十二指肠降部，经十二指肠乳头导入专用器械，进入胆管或胰管内，在 X 线透视下完成注射造影剂等操作，完成对胆、胰疾病的诊断，并在诊断基础上实施相应的介入治疗的总称。ERCP 是胆胰疾病检查的重要诊断技术，随着科技的进步、内镜操作技术的提高和器械设备的更新，其成功率不断提高，适用范围不断拓展，已成为胆胰疾病诊断的"金标准"。但是，ERCP 检查是一种侵入性操作，操作中仍存在一定的风险，需要操作医师和护士积极预防并规范操作。

一、风险防范

ERCP 检查过程中，主要风险有：

（1）镇痛药物使用后，患者出现生命体征改变、呼吸抑制、误吸等现象。

（2）医护配合不协调，器械使用不规范，操作不熟练。

（3）医护交流指令不清晰，导致操作时机错误，造成黏膜损伤引发出血。

（4）操作时间长，护理人员关注度不够，患者出现压力性损伤等。

（5）操作不熟练、粗暴，医护对患者指导不到位，患者配合不协调，导致胆管炎、胰腺炎、胆道出血，也有可能出现穿孔、贲门撕裂、空气栓塞等并发症。

（6）检查过程中，患者体位不合适，引起患者坠床；在患者苏醒过程中，护理人员关注度不够，患者出现跌倒、坠床等。

（7）内镜清洗消毒不规范，引起交叉感染。

二、处理流程

（1）加强人员培训，对于新入科医护人员，制订规范可行的培训计划，理论与操作相结合，严格落实培训计划，并进行理论及操作考核，考核合格方能单独操作。

（2）科室应标识清晰、醒目，地面保持干燥，检查床高度合适，使床栏保持安全使用状态。

（3）严格掌握 ERCP 的适应证和禁忌证，充分评估患者基本情况。

（4）应做好充分的检查前准备，严格落实健康宣教。

（5）医护配合时，须指令清晰，操作流畅、规范。

（6）检查前给予充分吸氧；检查过程中密切关注患者面部表情、呼吸、意识及血氧饱和度，保持呼吸道通畅；检查后，保持头偏向一侧。躁动患者给予保护性约束。

（7）复苏过程中，护理人员密切关注患者生命体征，发现患者有苏醒迹象时，防止患者因麻醉药物作用，引起跌倒坠床，严格按苏醒评估流程进行。转运患者时，严格落实转运交接流程，并做好交接和登记。

（8）严格按《软式内镜清洗消毒技术规范》（WS 507—2016）落实内镜的清洗、消毒和保养及内镜清洗消毒的质量监测，并做好登记。

三、ERCP 检查流程

1. ERCP 检查（图 5-8-1～图 5-8-3）

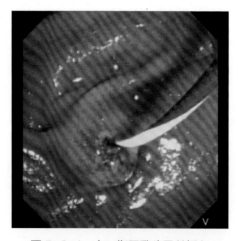

图 5-8-1　十二指肠乳头导丝插入

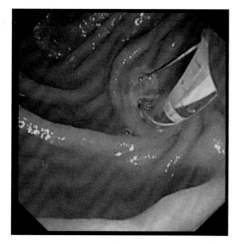

图 5-8-2 十二指肠乳头括约肌切开

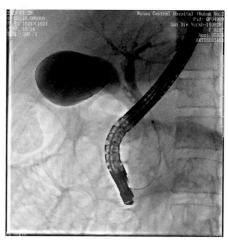

图 5-8-3 胆胰管、胆囊造影图像

2. ERCP 检查流程（图 5-8-4）

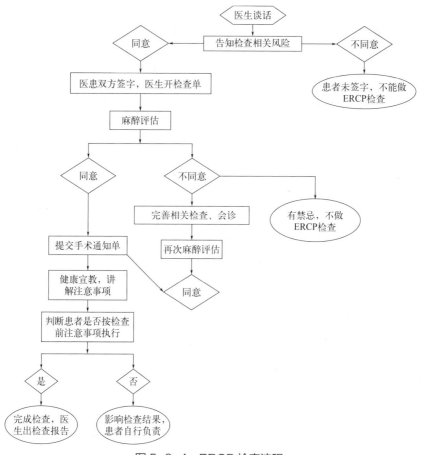

图 5-8-4 ERCP 检查流程

第九节 精查胃镜检查风险防范及处理流程

精查胃镜检查是在常规胃镜检查发现可疑病灶后，进行放大内镜、染色内镜、电子染色内镜等检查，使病灶观察更细致入微，从而判断是否为癌性病灶、癌的侧向浸润范围、垂直浸润深度、分化程度、有无内镜下指征等。精查胃镜检查主要是针对早癌筛查，希望通过精细检查，提高早癌的检出率，并为进一步胃镜下治疗做准备。但是精查胃镜检查是一种侵入性检查，操作中仍存在一定的风险，需要操作医师和护士积极预防并规范操作。

一、风险防范

参照第二节无痛电子胃镜检查风险防范及处理流程内容。

二、处理流程

参照第二节无痛电子胃镜检查风险防范及处理流程内容。

三、精查胃镜检查流程

1. 精查胃镜检查（图 5-9-1 ~ 图 5-9-4）

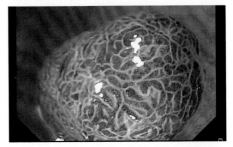

图 5-9-1 放大内镜图像（胃隆起）

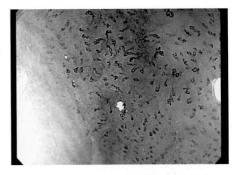

图 5-9-2 放大内镜图像（食管）

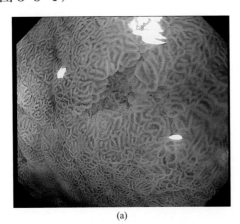

(a)

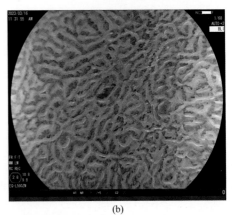

(b)

图 5-9-3 放大内镜图像（胃）

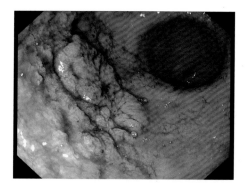

图 5-9-4 靛胭脂染色图像（胃）

2. 精查胃镜检查流程（图 5-9-5）

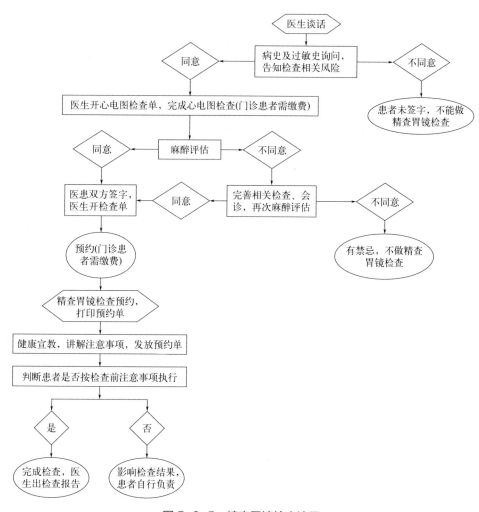

图 5-9-5 精查胃镜检查流程

第十节　共聚焦内镜检查风险防范及处理流程

共聚焦内镜，即共聚焦激光显微内镜（CLE），是传统电子内镜与微型共聚焦激光扫描显微镜整合的产物。CLE 是一种全新的内镜检查技术，可以在白光内镜检查的同时，通过静脉注射或黏膜表面喷洒荧光造影剂，实时观察消化道黏膜上皮细胞、腺体及血管等显微结构，获取消化道黏膜最高达 1000 倍放大的横切面显微内镜图像，有助于内镜下做出组织学诊断并指导靶向活检，克服了普通内镜活检的盲目性，可更早、更快速、更全面地发现早期肿瘤及癌前病变。目前有 2种共聚焦激光显微内镜系统，一种是整合式 CLE（eCLE），另一种是探头式 CLE（pCLE）。研究表明，CLE 对消化道黏膜早期肿瘤具有较好的诊断价值。但是，CLE 是一种侵入性操作，操作中仍存在一定的风险，需要操作医师和护士积极预防并规范操作。

一、风险防范

CLE 检查过程中，主要风险有：

（1）荧光剂过敏。

（2）医护配合不协调，器械使用不规范，操作不熟练。

（3）医护交流指令不清晰，导致操作时机错误，造成黏膜损伤引发出血。

（4）操作不熟练、粗暴，医护对患者指导不到位，患者配合不协调，导致穿孔、贲门撕裂等。

（5）内镜清洗消毒不规范，引起交叉感染。

二、处理流程

（1）加强人员培训，对于新入科医护人员，制订规范可行的培训计划，理论与操作相结合，严格落实培训计划，并进行理论及操作考核，考核合格方能单独操作。

（2）应做好充分的检查前准备，询问患者过敏史，进行过敏试验，严格落实健康宣教。

（3）科室标识应清晰、醒目，地面保持干燥，检查床高度合适，使床栏保持安全使用状态。

（4）医护配合时，须指令清晰，操作流畅、规范。

（5）严格按《软式内镜清洗消毒技术规范》（WS 507—2016）落实内镜的清洗、消毒和保养及内镜清洗消毒的质量监测，并做好登记。

第十一节　SpyGlass 胆道镜检查风险防范及处理流程

为满足日益增长的临床需求，从内镜逆行胰胆管造影术（ERCP）到 SpyGlass 胆道镜系统，内镜技术逐步实现胆胰管的直接可视化，经口胆管镜检查已经成为胆道疾病诊断和治疗的最常用方法。在不明原因的胆管狭窄、胆道结石诊疗方面，SpyGlass 胆道镜系统较 ERCP 更显优势。但是，SpyGlass 胆道镜检查是一种侵入性操作，操作中仍存在一定的风险，需要操作医师和护士积极预防并规范操作。

一、风险防范

参照第八节内镜逆行胰胆管造影术（ERCP）检查风险防范及处理流程内容。

二、处理流程

参照第八节内镜逆行胰胆管造影术（ERCP）检查风险防范及处理流程内容。

第十二节　人工智能辅助下内镜检查风险防范及处理流程

随着新型算法和大数据的发展与支持，人工智能（artificial intelligence，AI）在图像识别领域不断取得突破，因此在临床中的应用也备受关注。深度学习属于人工智能方面的一个核心分支，研究人员利用卷积神经网络（CNN）构建模型将人工智能技术应用到疾病的识别、诊断、判断、预后等各方面。消化内镜下疾病的诊断与医生的个人经验有着明显的关系，通过建立人工智能辅助诊断系统，AI 与消化内镜成像技术相结合，可以对大量内镜图像进行学习、训练，分析内镜图像与疾病诊断之间的关联，从而达到模仿人类认知的水平，帮助医师完成快速、精准的诊断，进一步提高消化内镜的检查质量，从而提高消化道疾病的检出率。但是人工智能辅助下内镜检查是一种侵入性操作，操作中仍存在一定的风险，需要操作医师和护士积极预防并规范操作。

一、风险防范

人工智能辅助下上消化道检查风险防范及处理参照第一、二节电子胃镜 / 无痛电子胃镜检查风险防范及处理流程内容。

人工智能辅助下下消化道检查风险防范及处理参照第三、四节电子肠镜 / 无痛电子肠镜检查风险防范及处理流程内容。

二、处理流程

人工智能辅助下上消化道检查风险防范及处理参照第一、二节电子胃镜 / 无痛电子胃镜检查风险防范及处理流程内容。

人工智能辅助下下消化道检查风险防范及处理参照第三、四节电子肠镜 / 无痛电子肠镜检查风险防范及处理流程内容。

三、人工智能辅助下内镜检查流程

1. 人工智能辅助下内镜检查（图 5-12-1、图 5-12-2）

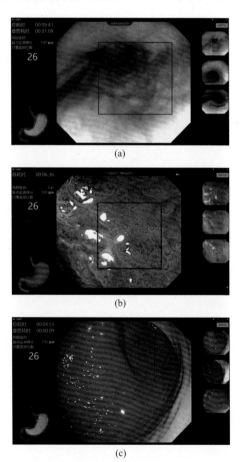

(a)

(b)

(c)

图 5-12-1　胃镜

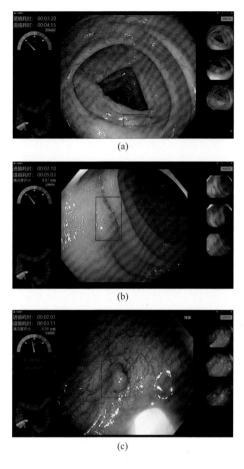

图 5-12-2　肠镜

2. 人工智能辅助下内镜检查流程

参照无痛胃镜/无痛肠镜检查流程。

参考文献

[1] 陆星华，钱家鸣.消化系统疾病诊断与诊断评析 [M].上海：上海科学技术出版社，2006.

[2] 陈玉龙.消化系统心身疾病的研究与临床 [M].郑州：郑州大学出版社，2007.

[3] Tsendsuren T, Jun S M, Mian X H. Usefulness of endoscopic ultrasonography in preoperative TNM staging of gastric cancer[J]. World J Gastroenterol, 2006, 12(1): 43-47.

[4] 王青霞，宋文，颜春英.消化内镜专科护理 [M].北京：化学工业出版社，2022.

[5] 霍继荣，欧大联，李清龙.消化内镜操作常见问题与对策 [M].北京：军事医学科学出版社，2010.

[6] 姚礼庆，周平红，钟芸诗.消化内镜手术及常见并发症防治策略 [M].北京：人民卫生出版社.

[7] 席惠君，傅增军.消化内镜护理培训教程 [M].上海：上海科学技术出版社，2014.

[8] 罗贵松，文燕，刘传辉.无痛胃镜检查中不良反应的探研 [J].中国内镜杂志，2005, 11(2): 192-193.

[9] 钟芳萍，陈小红，邱启兰.无痛胃镜的护理风险管理 [J].护理实践与研究，2013, 10(3): 101-102.

[10] 蒋文瑜，焦春花，唐娜娜，等 . 双气囊小肠镜对老年病人小肠疾病诊治的有效性和安全性分析 [J]. 实用老年医学，2022, 36(9): 878-882.

[11] 张希，程芮，张澍田 . 单气囊小肠镜对老年患者小肠疾病诊断的应用 [J]. 胃肠病学和肝病学杂志，2022, 31(1): 18-21.

[12] 王煜晔，白朝辉，祁兴顺，等 . 双气囊小肠镜对不同年龄患者小肠疾病诊断价值研究 [J]. 临床军医杂志，2022, 50(2): 142-144.

[13] 汤美，王玫，徐馥，等 . 单气囊小肠镜在小肠病变中的诊治价值 [J]. 中华消化内镜杂志，2017, 34(12): 4.

[14] 中华医学会消化内镜分会小肠镜和胶囊内镜学组 . 中国小肠镜临床应用指南 [J]. 中华消化内镜杂志，2018, 35(10): 693-702.

[15] Kharazmi A A, Aslani S, Kristiansen M F, et al. Indications and diagnostic yield of small-bowel capsule endoscopy in a real-world setting[J]. BMC Gastroenterol, 2020, 20(1): 177.

[16] 何晨，朱佳慧，廖专，等 . 胶囊内镜临床应用规范研究与展望 [J]. 中国实用内科杂志，2022, 42(1): 45-49.

[17] 王元辰，潘骏，廖专，等 . 胶囊内镜常见临床不良事件及预防研究 [J]. 中国实用内科杂志，2022, 42(1): 50-54.

[18] Ou G, Shahidi N, Galorport C, et al. Effect of longer battery life on small bowel capsule endoscopy[J].World J Gastroenterol, 2015, 21(9): 2677-2682.

[19] 钟捷，吴芸林 . 胶囊内镜的临床应用及价值评估 . 中华消化杂志，2003, 23(9): 565-567.

[20] 孙力祺，金震东 . 内镜新技术在胆胰疾病诊断中的应用 [J]. 临床肝胆病杂志，2018, 34(3): 467-472.

[21] 邹文斌，李兆申 . 中国胃癌发病率及死亡率研究进展 [J]. 中国实用内科杂志，2014, 34(4): 408-415.

[22] 李达周，邹文斌，王雯，等 . 早期胃癌的病程及不同治疗方法对其转归的影响 [J]. 中国实用内科杂志，2014, 34(4): 437-442.

[23] 李真，李延青 . 共聚焦激光显微内镜与消化道早期肿瘤的诊断 [J]. 中国实用内科杂志，2015, 35(3): 183-186.

[24] 盛婷婷，方英，虞朝辉，等 . 共聚焦激光显微内镜检查的护理配合 [J]. 护理与康复，2015, 14(6): 552-553.

[25] 陈轶晖，张小文，胡晟，等 . 比较全覆盖自膨式金属支架与塑料支架治疗良性胆管狭窄的 Meta 分析 [J]. 实用医学杂志，2020, 36(11): 1457-1462.

[26] 欧小红，陈永忠，仝亚林 . SpyGlass DS 直视胆道镜系统在胆胰疾病中的诊疗价值 [J]. 实用医学杂志，2021, 37(23): 3090-3093.

[27] Zhang Y L, Guo L J, Yuan X L, et al.Artificial intelligence assisted esophageal cancer management:Now and future[J].World J Gastroenterol，2020, 26(35):5256-5271.

[28] Worrell S C, Boys J A, Chandrasoma P, et al. Inter-observer variability in the interpretation of endoscopic mucosal resection specimens of esophageal adenocarcinoma:interpretation of ER specimens[J]. J Gastrointest Surg, 2016, 20(1):140-144.

[29] 张雅琼，栗凤霞 . 人工智能技术在消化内镜领域的研究现状 [J]. 中国现代医学杂志，2020, 30(8):62-66.

[30] Vinsard D G, Mori Y, Misawa M, et al. Quality assurance of computeraided detection and diagnosis in colonoscopy[J]. Gastrointest Endosc, 2019, 90(1): 55-63.

[31] Gave D, Legnani P, de Franchis R, et al. ICCE consensus for capsul retention[J]. Endoscopy, 2005, 37(10): 1065-1067.

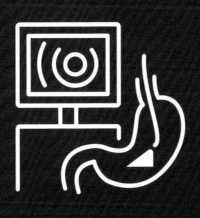

第六章

治疗性消化内镜检查及护理配合

第一节 食管－胃底静脉曲张的内镜下套扎治疗护理配合

内镜食管静脉曲张套扎术（endoscopic esophageal varix ligation，EVL）用"O"形橡皮圈结扎曲张静脉，阻断静脉血流，使曲张静脉纤维化，从而预防和减少出血。EVL 目前主要用于食管及 GOV1 型静脉曲张破裂出血的紧急止血及预防再出血（图 6-1-1）。其原理类似痔病橡皮圈结扎法。EVL 是一种安全、有效、简单的食管静脉曲张破裂出血止血和预防出血的治疗方法。

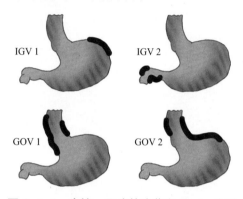

图 6-1-1 食管－胃底静脉曲张 Sarin 分型

[分为 2 类：食管胃底静脉曲张（gastroesophageal varices，GOVs）、孤立性胃静脉曲张（isolated gastric varices，IGVs）]

一、适应证

（1）急性食管静脉曲张破裂出血。

（2）外科 / 介入手术等方法治疗后，食管静脉曲张再发急性出血。

（3）食管静脉曲张的二级预防治疗。

（4）LDRf 分型中 D1.0～D2.0 曲张静脉的治疗。

二、禁忌证

（1）有上消化道内镜检查禁忌证。

（2）未纠正的失血性休克。

（3）未控制的肝性脑病，患者无法配合。

（4）患者未签署知情同意书。

（5）伴有严重肝、肾功能障碍及大量腹水。

三、术前准备

（一）术前患者准备

1. 心理护理

积极实施心理护理，向患者及家属做好解释工作，告知内镜下套扎止血术的治疗目的、方法、过程、治疗优势和重要性；指导患者术中配合的注意事项，以减轻患者及家属的焦虑情绪，帮助患者建立治疗信心。

2. 完善术前检查

如心电图、肝肾功能、血常规、凝血功能、血型交叉配血等，必要时请麻醉科医师做术前评估。

3. 术前准备

指导患者按照麻醉检查要求术前禁食 6～8h，嘱患者安静休息，保持情绪稳定；根据医嘱肌内注射山莨菪碱（654-2）等药物减轻患者紧张、恐惧心理，减少分泌物，抑制胃肠蠕动。同时建立两条以上静脉通路，保证输液通畅，并遵医嘱给予吸氧及心电监测。同时准备好术中治疗器械、药物及急救物品。

（二）术前器械准备

1. 一般用物

同普通内镜检查用物。

2. 内镜

选择活检管道直径为 3.7mm 的带附送水功能的治疗性内镜一条，同时备用一条。

3. 吸引器

同时准备两路吸引器，确保吸引功能正常。

4. 冲洗设备

冲洗液（无菌水）、灌洗管、冲洗泵。

5. 内镜下止血设备

止血药物、硬化剂、组织胶、止血夹等。

6. 套扎器

同时准备两套套扎器，一般选用多环套扎器。图 6-1-2 所示为常见套扎器实例与安装效果。

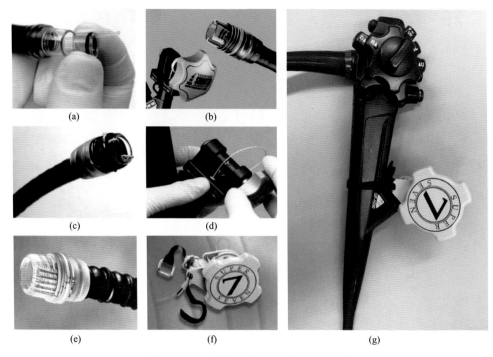

图 6-1-2　常见套扎器实例与安装效果

四、术中配合

（1）同一般胃镜检查准备，患者取左侧卧位，嘱患者放松心情，佩戴好口垫，颌下铺防水垫巾。如需行麻醉下内镜检查，根据麻醉医师要求准备患者体位及做好术前准备。

（2）内镜下套扎术的配合：术者完成内镜检查后，明确套扎指征；协助术者正确安装多环套扎器，体外测试套扎器密闭性及吸引功能。协助术者将安装好套扎器的内镜顺利送入患者食管，确定好套扎策略和路径，按照"螺旋密集套扎"的原则和"满屏红"的套扎要求，完成对曲张静脉的套扎治疗（图 6-1-3）。

五、术后护理

1. 基础护理

协助患者清洁口腔和皮肤，术后嘱患者卧床休息 24~48h，后改为半卧位，床头抬高 35°~40°，以减少酸性胃液刺激。

2. 饮食护理

术后须禁食禁水 48~72h，如无出血症状，可进食温凉流质食物，如米汤、

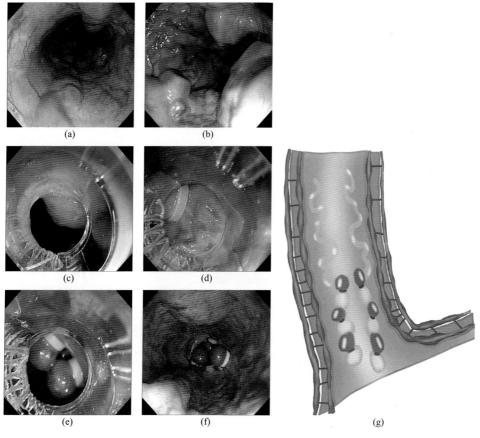

图6-1-3　EVL示例与示意

藕粉、鸡汤等，术后一周逐渐过渡到无渣半流质食物或软质食物，温度不宜过高，避免引起血管扩张导致出血。禁食生、硬、热及粗纤维食物，避免划伤食管导致出血。指导患者改变不良饮食习惯，严禁烟酒及暴饮暴食。

3. 活动指导及病情监测

绝对卧床休息24h，取舒适卧位，床栏防护；术后72h后无出血症状，逐渐过渡到半坐卧位，动作宜缓慢，可适当床旁活动。严密观察病情变化，监测生命体征，输液不宜过快，防止血容量过高引发门脉压力升高而致出血，如出现呕血、黑便等及时报告医生，对症处理。

第二节　食管－胃底静脉曲张的内镜下硬化剂、组织胶注射治疗护理配合

内镜下硬化剂注射术（EIS 或 EVS）是通过内镜下注射硬化剂治疗急性静脉

曲张破裂出血及预防再出血的方法。常用硬化剂有聚桂醇、5%鱼肝油酸钠等。硬化剂注入静脉内损伤血管内皮，局部形成无菌性炎症，白细胞浸润，形成血栓性静脉炎，血栓机化导致曲张静脉闭塞。内镜下硬化术是治疗食管静脉曲张破裂出血的首选治疗方法。内镜下组织胶注射术利用α-氰基丙烯酸在阴离子聚合反应下，瞬间聚合固化的特性达到堵塞曲张静脉、即时止血的目的。在临床工作中不仅适用于胃静脉曲张破裂出血，还适用于食管静脉曲张破裂出血及所有消化道紧急出血（图6-2-1）。

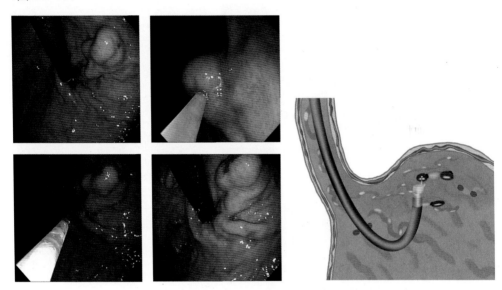

图6-2-1　胃底硬化剂联合组织胶注射术示例与示意

一、适应证

（一）内镜下硬化术的适应证

（1）食管静脉曲张破裂出血　有出血史者进行二级预防，或重度食管静脉曲张无出血史者进行一级预防。

（2）胃底静脉曲张破裂出血　呈喷射状，有血囊、纤维素样渗出物或黏膜有糜烂溃疡等且无组织黏合剂栓塞条件时。

（二）内镜下组织胶注射术的适应证

基本同内镜下硬化剂注射术。

（1）胃底静脉曲张治疗。

（2）急诊可用于所有消化道静脉曲张出血，食管静脉曲张时宜根据病情小剂量使用。

二、禁忌证

（1）有上消化道内镜检查的禁忌证。

（2）未纠正的失血性休克。

（3）未控制的肝性脑病，患者无法配合。

（4）患者未签署知情同意书。

（5）伴有严重肝、肾功能障碍及大量腹水。

三、术前准备

（一）术前患者准备

1. 心理护理

大量出血情况会导致患者紧张、焦虑与恐惧，加之积血刺激导致频繁恶心呕吐，会造成患者配合欠佳。因此，做好心理护理取得患者配合是手术成功的基础。食管-胃底静脉曲张破裂出血速度快，患者常精神紧张，医护人员要给予患者及家属心理护理，告知硬化剂治疗的目的、方法及配合要点。告知患者该疾病在内镜下进行序贯治疗后，再出血率会降低，5 年存活率会明显提高，为患者建立治疗信心。

2. 术前准备

禁食禁水 8h；抽血查血型、交叉配血，完善血常规、肝功能、生化等各项检查；使用生长抑素降低门静脉压力，减少术中出血；建立 1~2 条静脉通道，便于抢救。此外，使用抑酸止血降门脉压药物、三腔二囊管或金属支架压迫止血后仍有间断呕血及便血，大量输血后生命体征仍不能维持在正常范围者，可考虑行急诊手术治疗。

（二）术前器械准备

1. 一般用物

同普通内镜检查用物。

2. 内镜

选择活检管道直径为 3.7mm 的带附送水功能的治疗性内镜一条，同时备用一条。

3. 吸引器

同时准备两路吸引器；确保吸引功能正常。

4. 冲洗设备

冲洗液（无菌水）、灌洗管、冲洗泵。

5. 内镜下注射止血用物品

内镜下注射针（宜选用直径25G以上的注射针）、止血药物、硬化剂（聚桂醇、5% 鱼肝油酸钠）、组织黏合剂（α- 氰基丙烯酸正丁酯 / 异丁酯）、各类型止血夹、止血钳等。

6. 其他

不同型号注射器若干副、内镜专用透明帽、医用酒精一瓶。如图 6-2-2 所示为用物准备参考。

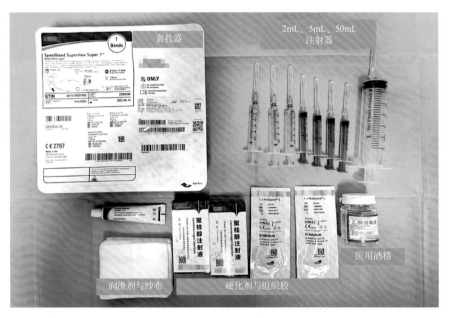

图 6-2-2　用物准备参考

四、术中配合

（1）取左侧卧位，解开衣领，头稍后仰，颌下铺防水垫巾，置入口垫，嘱其放松心情。

（2）术中密切配合手术医生，认真观察手术进展，认真听指令。

（3）内镜下硬化剂注射术术中配合。

① 内镜治疗前先使用聚桂醇将注射针内空气排尽，检查针头从套管内伸出和回缩是否顺利。

② 嘱患者应该尽可能地平稳呼吸，防止咳嗽，在治疗需要的时候要进行屏气。有条件的宜行麻醉下内镜治疗。

③ 选择好注射点后，听指令快速推注聚桂醇，退针观察有无出血。

④ 静脉注射时掌握好进针深度和注射量，防止硬化剂泄漏至黏膜下而产生溃

疡，保证食管曲张静脉注射部位封堵效果。

⑤ 注射后 30s 内不要吸引，注意保护器械。

⑥ 注射时应快速将硬化剂注射至曲张静脉内，防止血液逆流入针管内与硬化剂产生反应引起管腔阻塞。

⑦ 术中配合时护士注意力应高度集中，注意观察食管静脉曲张病变，仔细听取医生指令，动作要准、稳、快，防止因动作不协调将曲张静脉划破，引起大出血等并发症，时刻观察患者生命体征变化，如发现异常及时报告医生，马上对症处理。

（4）内镜下组织胶注射术术中配合

① 内镜治疗前先使用聚桂醇将注射针内空气排尽，检查针头从套管内伸出和回缩是否顺利，并记录注射针的容量。

② 选择好注射点后，听指令快速推注，按照聚桂醇—组织胶—聚桂醇“三明治夹心法”的顺序推注，确保组织胶全部进入血管，退针观察有无出血。

③ 术中注射及更换注射器时动作要迅速，组织胶和硬化剂现用现抽取，注射量按照医生医嘱抽取。

④ 护士配合内镜治疗要熟练，注射时应快速将硬化剂和组织胶注射至曲张静脉内，防止血液逆流入针管内与组织胶产生反应，以免引起管腔阻塞。

⑤ 术中配合时护士注意力应高度集中，注意观察胃底静脉曲张病变，仔细听取医生指令，动作要“准、稳、快”。每一个注射点使用一根注射针，时刻观察患者的生命体征变化，如发现异常及时报告医生，马上对症处理。

五、术后护理

（一）内镜下硬化剂注射术术后护理

（1）卧床休息，呕吐时头偏向一侧，保持呼道通畅，予心电监测及吸氧；密切观察生命体征及排便、呕吐物的颜色、性状和量，避免用力咳嗽，及增加腹内压的动作。

（2）遵医嘱给予抑酸、止血、降门脉压药物治疗，病情稳定后逐渐减量。

（3）术后控制输液量及输液速度，保持血压控制在正常值临界范围，以免血压过高，循环负荷过重，增加再出血的风险。

（4）术后禁食、禁水 24h，补充足够的能量、维生素和电解质；无出血，可由流质食物逐步过渡到半流质食物，并给予高蛋白质、高维生素、低纤维食物，忌辛辣等刺激性食物。

（二）内镜下组织胶注射术术后护理

（1）同食管静脉曲张硬化剂治疗患者的术后护理。

（2）患者术后可感胸骨后疼痛、恶心、呕吐、发热及白细胞升高等，少数有进食不适、吞咽困难，一般 2～3 天后疼痛可消失。

（3）密切观察患者病情，术后主要并发症为异位栓塞，一旦发生及时报告并对症处理。

第三节　内镜下氩等离子体凝固术护理配合

氩等离子体凝固术（argon plasma co-agulation，APC）是一种非接触式的电凝技术，在高频电的激发下惰性气体氩气被离子化成具有导电性的氩等离子体，而氩等离子体通过传导高频电流的热效应发挥治疗作用（图 6-3-1）。

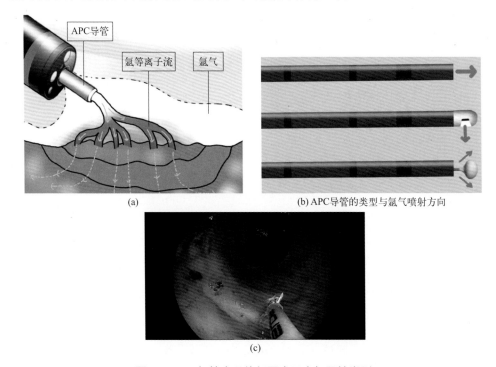

(a)

(b) APC导管的类型与氩气喷射方向

(c)

图 6-3-1　氩等离子体凝固术示意与导管类型

一、适应证

（1）可用于肿瘤性病变，如消化道微小或扁平生长的肿物、肿物高频电圈套切除术后残余组织、向腔内生长的肿物、早期癌肿等。

（2）出血性病变，如溃疡及糜烂、血管畸形及肿瘤溃烂，尤其是大面积渗血性病变。

（3）良恶性狭窄及堵塞支架的再通。

（4）巴雷特食管。

二、禁忌证

（1）严重的心肺疾病或极度衰竭不能耐受检查者。

（2）精神疾病或严重智力障碍不能合作者。

（3）怀疑有胃肠道穿孔或腐蚀性食管炎、胃炎的急性期。

（4）严重脊柱畸形或纵隔疾病（如胸主动脉瘤）等。

（5）严重食管-胃底静脉曲张等血管性病变或出血速度较快的病变。

（6）无法充分暴露视野的出血性病变。

三、术前准备

（一）术前评估

检查前，评估患者的既往史、现病史、生命体征、神志、阳性体征、出血量等，如患者以前是否做过手术或内镜下治疗；评估血液检查结果、用药情况以及患者的心理状况，做好解释与安慰，减轻患者紧张、恐惧心理；根据对患者一般情况和出血情况的评估，准备各种止血用的器械。

（二）物品准备

普通上消化道内镜治疗必备的物品、内镜宜选择活检管道直径 3.2mm 以上的治疗性内镜、急救车（包括气管内插管、急救药品等）、监护仪、吸引器、止血器械（氩气刀凝固系统、高频电装置等）、治疗耗材（内镜注射针、各类型止血夹等）、药品（盐酸肾上腺素注射液、重酒石酸去甲肾上腺素注射液等）。

（三）患者准备

建立静脉通路，并保持静脉管路畅通；向患者和家属讲解治疗的目的、方法、并发症等风险以及术中配合要点，对患者进行呼吸训练、心理疏导，缓解其紧张情绪。取得患者和家属的理解及配合，并签署知情同意书。对于大出血患者，先行扩容、抗休克治疗，待血压稳定后，保持静脉通路行急诊内镜检查。对于高龄或心血管疾病患者给予心电监测并备好抢救药品。检查前 20min 口服去泡剂（二甲硅油散或西甲硅油乳剂等）和咽部麻醉剂（利多卡因胶浆或达克罗宁胶浆等），取左侧卧位，协助固定咬口、防水垫巾，在胃镜通过咽喉部时可做吞咽动作或放松；嘱患者深呼吸，用鼻吸嘴呼或用嘴哈气等方法来减轻不适。条件允许时可行麻醉下内镜治疗。

四、术中护理配合

（1）取左侧卧位，解开衣领，头稍后仰，下颌贴口污袋，置入咬口，嘱其放松心情。密切观察患者的生命体征变化，尽量进行心电监测，观察心电图、血氧饱和度和呼吸频率的变化，每5～10min测量血压1次。

（2）选择合适的导管连接到氩等离子体凝固器，将电极板置于患者股部、小腿或臀部等肌肉丰富位置，确保充分接触，根据需要选择初始的氩气流量（1～4L/min）与高频电功率参数（20～60W），治疗过程中可进一步调整。

（3）将导管插入内镜活检管道至伸出内镜头端约3～5mm，避免直接接触黏膜。在内镜直视下对病变部位进行每次数秒的间歇性凝固治疗，直到病变表面泛白、泛黄甚至炭化。如此逐步治疗直至完成内镜下氩等离子体凝固术治疗（图6-3-2）。

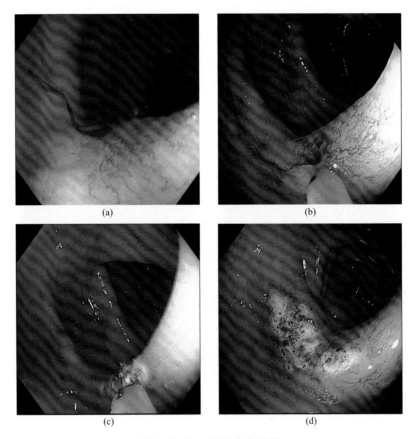

(a)　　　　　　　　　　(b)

(c)　　　　　　　　　　(d)

图6-3-2　APC止血示例

五、术后护理

（1）术后根据创面及术中治疗情况决定禁饮、禁食时间，息肉治疗一般4～8h

后，酌情予以静脉补液，防止低血糖及电解质紊乱发生。如无并发症发生，可进流质食物 1～2 日，低渣软质食物 1 周后逐渐恢复正常饮食，2 周内忌粗纤维及辛辣等刺激性食物。

（2）遵医嘱给予抑酸及黏膜保护剂治疗，止血治疗术后必要时给予抗生素 2～3 天。

（3）严密观察病情，定时测定血压、脉搏，观察有无呕血、便血，注意有无并发症出现，如出现迟发性出血、溃疡、穿孔等并发症，给予积极处理。

第四节　内镜下黏膜切除术护理配合

内镜下黏膜切除术（endoscopic mucosal resection，EMR）是较早应用于早期胃癌内镜下治疗，通过内镜下将黏膜病灶整块或分块切除，诊断与治疗胃肠道表浅肿瘤的方法。EMR 是在息肉电切术和黏膜注射术的基础上发展起来的一种治疗手段。通过向病灶的黏膜下层内注射药物形成液体垫，使病变与其固有肌层分离，将浅表型黏膜病变抬高后行圈套高频电流切除，可彻底切除黏膜层肿瘤或癌前病变。主要步骤包括黏膜染色、黏膜下注射、病变切除、创面处理、病变回收等（图 6-4-1）。

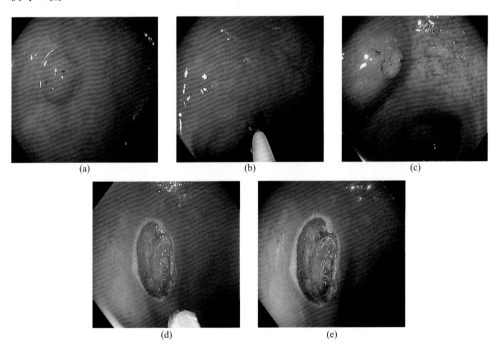

图 6-4-1　黏膜切除术操作步骤

（a）观察病变；（b）、（c）黏膜下注射；（d）切除病灶；（e）观察创面

一、适应证

（1）消化道黏膜病变常规活检后未确诊者，需获得组织标本用于病理学诊断。

（2）消化道扁平息肉、癌前病变、早期癌及部分源于黏膜下层和黏膜肌层的肿瘤。

（3）病变局限在上皮层（M1）或黏膜固有层（M2）的T1a期食管鳞癌，直径20mm可完全切除和组织病理学评估证明良好或中度分化、深度不超过浅层黏膜下层的食管腺癌，未发现淋巴结转移的临床证据。

（4）无溃疡性改变，且拟切除黏膜直径＜20mm的胃早期黏膜内癌。

（5）结直肠早期癌及癌前病变：① 5～20mm的平坦病变；②＞10mm的广基病变（Is），怀疑为绒毛状腺瘤或无蒂锯齿状腺瘤/息肉（SSA/P）；③可疑高级别上皮内瘤变或黏膜下轻度浸润癌的病变；④＜20mm，预计EMR能完整切除的病变；⑤ 20～30mm的大肠侧向发育型肿瘤（laterally spreading tumor，LST），颗粒型可选用内镜下分片黏膜切除术（endoscopy piecemeal mucosal resection，EPMR），如为结节混合型，应首选切除最大的结节（如＞10mm)并整块送检；⑥尚未掌握ESD技术的内镜室，＞30mm的LST也可选用EPMR，但应关注高残留/高复发风险的病变并进行密切随访。

二、禁忌证

（1）胃肠镜检查禁忌证者。

（2）内镜下提示有明显的黏膜下浸润表现，如组织坚硬、有溃疡、有瘢痕、注射不能抬举等。

（3）肝硬化、血液病伴随凝血功能障碍及出血倾向者。

（4）超声内镜提示癌浸润过深或已有淋巴转移者等。

三、操作方法与护理配合

（一）EMR操作方法

主要分为两大类（图6-4-2）。

（1）非吸引法　黏膜下注射+圈套器切除法、黏膜下注射+预切开切除法等。

（2）吸引法　透明帽法（EMR with a cap，EMRC）和套扎法（EMR with ligation，EMRL）。

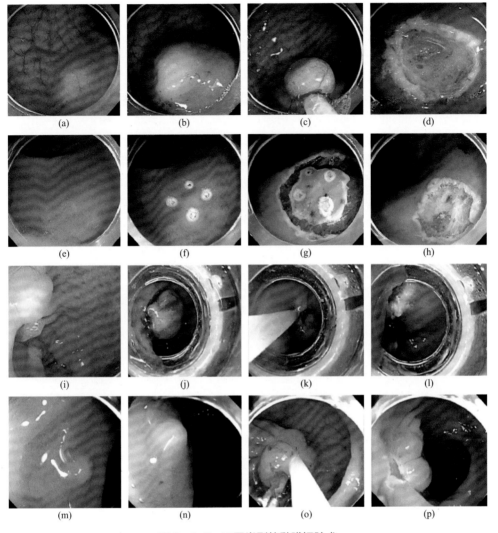

(a)   (b)   (c)   (d)

(e)   (f)   (g)   (h)

(i)   (j)   (k)   (l)

(m)   (n)   (o)   (p)

图 6-4-2 不同类型的黏膜切除术

（二）术前护理

1. 患者准备

（1）评估患者的一般状况 评估患者的全身状况，包括生命体征、体重、营养状态、EMR 耐受程度；询问既往患病史，如有无高血压、冠心病、心律失常、糖尿病、肝肾功能不全、青光眼等疾病，有无腹部外科手术史、药物过敏史等。

（2）术前抗凝药物停用

① 术前服用抗凝或抗血小板药物的患者，建议阿司匹林和氯吡格雷至少停用 3 天，但是对于需要预防严重出血并发症的特殊病例，应按照个体化要求酌情延长停用时间。

② 术前服用华法林的患者，须在内镜检查前至少提前 3 天停用，必要时可用低分子肝素替代治疗，最后一次使用低分子肝素的时间距离行 EMR 手术的时间需 > 24h。

③ 同时服用阿司匹林和华法林或达比加群酯的患者，则行 EMR 应推迟至可停用抗血小板药物为止。根据需要，可用华法林替换阿司匹林或西洛他唑，或用达比加群酯替换肝素后再行 EMR 治疗，当内镜下确切止血后，可恢复已停用的抗凝药物，恢复用药后应密切观察有无出血倾向，防止术后出血。

（3）准确核对患者信息及审核相关检查结果　核实患者申请单信息，审核患者血常规、凝血功能检查、心电图、肺功能等检查结果，发现异常结果及时与内镜医师和麻醉医师沟通，共同分析异常结果对 EMR 的影响及存在的风险。并协助内镜医师签署知情同意书。

（4）做好患者心理安抚　EMR 术前访视患者，介绍 EMR 基本流程、需患者配合事宜，并鼓励患者积极配合治疗，缓解患者焦虑情绪，增强信心，以利于更好地配合完成 EMR 治疗。

（5）饮食与消化道准备

① 上消化道 EMR 患者，术前 8h 禁食禁水，检查前半小时口服去泡剂、去黏液剂，确保内镜视野清晰。

② 下消化道 EMR 患者，检查前 4～6h 进行肠道准备，依据肠道要求准备药品种类，并详细告知患者服用方法，嘱患者直至排出无色或黄色透明水样便为肠道准备满意，以保证肠道准备质量达到较高水平状态。

（6）患者行 EMR 前准备

① 检查内镜工作站，核对并提取患者信息。

② 监测生命体征，吸氧，建立静脉通道，必要时留置导尿，做麻醉前准备。

③ 术前用药，遵医嘱术前 15 min 给予解痉药物肌内注射，以减少术中胃肠蠕动及痉挛。注意：对于青光眼、快速性心律失常和严重前列腺增生的患者，应避免使用抗胆碱能药物。

2. 环境及物品准备

① 操作间按非洁净手术间准备。

② 调整内镜主机、手术床、高频电设备、吊塔或操作台车、显示屏、诊疗床、护士台车等使其位置合理，以保证内镜医生操作流程规范有序，提高有效工作效率，降低不良事件发生风险。

③ 检查内镜主机、光源、显示屏、超声主机、监护仪、除颤仪、麻醉机、内镜用 CO_2 装置、高频电设备等，应状态良好。

④ 将高频电脚踏板、图像采集脚踏板、注水泵脚踏板等按医生操作习惯有序放置。

⑤ 操作台车铺放无菌治疗单，应布局合理，以方便操作，提高工作效率。

3. 常用器械及附件准备

① 准备灭菌处理后的治疗内镜（孔道内径达 3.2mm 以上的治疗内镜）。安装内镜连接附送水接头，检查气、水吸引工作状态，必要时连接内镜用 CO_2 装置。

② 治疗用附件：圈套器、热活检钳、注射针、止血夹、高频止血钳、喷洒管、注射器等。

③ 染色剂：靛胭脂、冰醋酸、卢氏碘液、结晶紫、亚甲蓝等。

④ 黏膜下注射液：无菌生理盐水、透明质酸钠、甘油果糖等。

⑤ 冲洗和供气装置：内镜冲洗泵、内镜用 CO_2 装置。

⑥ 高频电设备。

⑦ 其他用物：无菌手套及纱布、标本展板、2 号昆虫针、10% 中性甲醛溶液（福尔马林）、广口标本瓶、测量卡尺。

（三）术中配合

1. 协助患者摆放体位

上消化道诊疗患者常规取左侧卧位，放置口垫及防水垫巾并妥善固定；结直肠 EMR 根据病变位置调整合适体位。

2. 协助术者明确病灶边界

协助术者使用电子染色技术或化学染色技术确定病灶边界。

3. 协助术者行黏膜下注射

根据病变部位提前配制不同浓度的黏膜下注射液，一般情况下选取普通生理盐水与亚甲蓝注射液混合液，必要时可选用玻璃酸钠注射液与亚甲蓝混合液。注射时选取合适操作长度和直径的黏膜注射针，预先排气后递交给术者。注射时采用边注射边退针方式，避免深部注射引起黏膜血肿，直至黏膜注射满意为止，防止抬举不良增加穿孔风险。

4. 协助术者行病灶切除

根据病灶大小和位置，按术者要求选取合适切割器械（圈套器或热活检钳），协助术者在准确位置缓慢推送器械。使用圈套器时，要确保圈套器套取完整病灶并套取病灶周边部分正常黏膜后，随医生吸气操作缓慢回收圈套器手柄，直至手感阻碍时停止操作，随医生踩踏高频电踏板，逐步收紧圈套器，保证病变完整切除。使用热活检钳切除时，切记在活检钳钳夹病灶后，稍提起黏膜，防止热活检钳直接接触黏膜造成深部热损伤增加术后穿孔风险。

5. 协助术者处理创面

根据术中切除情况、创面大小和是否即时出血，根据术者要求，使用止血钳电凝止血和（或）止血夹封闭创面，防止术后出血和迟发性穿孔。

（四）标本取出与处理

1. 标本取出

较小标本采用标本收集器或纱布通过吸引通道回收。对于较大标本采用网篮或圈套器回收。

2. 标本处理

（1）核对　准确核对患者信息及部位后，较小标本浸入到 10% 中性甲醛溶液中；标本较大时展平标本，让黏膜层处于自然状态，应用昆虫标本针固定在标本板上，注意固定标本在标记点外，防止出现边缘假阳性，影响判断诊断。

（2）特殊处理　必要时用卢氏碘液或靛胭脂进行染色，观察病变是否完整。

（3）标记　标记口侧、肛侧，用标本尺测量病变直径并留取照片。

（4）及时送检　将固定好的标本完全浸入 10% 中性甲醛溶液中，及时送检。

（五）术中并发症预防及处理

1. 出血

术中出现明确出血点可选择切除器械电凝止血，必要时使用高频止血钳电凝止血，护士需密切配合内镜操作医生有效冲洗，明确出血点、准确夹取，观察无出血后，调试高频电刀为软凝参数，进行止血，或选用合适的组织夹夹闭出血点血管。若不能有效止血，可以采用硬化剂注射或金属止血夹夹闭出血点。

2. 穿孔

EMR 术中发生的穿孔一般较小，多数穿孔病例均可通过金属夹夹闭闭裂口创面进行修补，可避免外科手术。术中配合要点为：根据创面范围，选取合适型号的组织夹。助手须将金属夹两臂钩住创面两侧，在医生吸气缩小创口同时夹闭，缓慢释放，闭合创面。

（六）术后护理

1. 病情观察

术后严格监测大便的颜色、次数、性质及量，严密监测患者血压波动范围。如出现胸痛、腹痛、腹胀、呕血、便血等症状立即通知医生。术后应确保大便稀软顺畅，便秘者可适量应用缓泻剂协助排便，防止用力排便而引发出血。止血夹大约术后 5～7 日即可自行脱落，观察患者有无腹胀、腹痛，如出现轻微腹部疼痛且患者可以耐受，并无腹膜炎体征时为术后正常反应，嘱其精神放松，不要过于紧张；如出现腹部疼痛加重，应立即通知医生进行相关检查，以明确有无穿孔；如确诊穿孔应立即对症处理，必要时行外科手术治疗。

2. 饮食指导

EMR 切除息肉＜10mm，根据手术情况，术后第一天流质食物，如无异常，3 天内半流质食物，1 周内进软质食物。息肉＞10mm、无蒂息肉或创面面积较大者，术后第 1 天禁食，如无异常，3 天内进食流质或半流质食物，2 周内进食软质食物；患者 2 周内禁止食用易产气引发腹部胀气、生硬、辛辣的食物，1 个月内禁食粗纤维食物，防止 2～3 周创面结痂形成初期容易脱落，避免出现迟发性出血。指导患者选择科学健康饮食，防止发生迟发性出血，如出现持续性腹痛、呕血、黑便应及时就诊。

3. 休息与活动

切除息肉＜10mm，3 天内限制活动休息，1～2 周内避免剧烈运动；息肉＞10mm、无蒂息肉或创面面积较大者，卧床休息 2～3 天，2 周内禁止剧烈运动，防止止血夹较早脱离引发出血；1 个月内禁忌从事重体力工作。

4. 术后随访

随访时间为术后 1 个月、6 个月、12 个月，以后每年复查 1 次，2 年内未见局部复发者可视为治愈。

第五节 内镜黏膜下剥离术护理配合

内镜黏膜下剥离术（endoscopic submucosal dissection，ESD）是在内镜下黏膜切除术的基础上发展而来的，具有更高的病变整块切除率及更精确的术后标本切缘评估优势，对符合适应证的病变可获得与外科手术相同的治疗效果。目前 ESD 技术已经成为消化道早期癌内镜治疗的主要手段，具有创伤小、疗效好、费用低等特点。术中配合的助手不仅要熟练掌握 ESD 操作技术规范，还应熟练操作相关仪器设备，与内镜医生的默契配合是 ESD 手术成功的关键。

一、概念与操作流程

（一）概念

ESD 是对消化道不同部位、大小、浸润深度的病变，在进行黏膜下注射后使用特殊电刀将黏膜层与固有肌层之间的组织逐渐分离，使得病变黏膜及黏膜下层完整剥离的内镜治疗方法。所有经内镜切除的标本须规范化病理处理后，根据最终的病理结果决定是否需要追加其他治疗。

（二）操作流程

操作大致分为 5 步：①病灶周围标记；②黏膜下注射，使病灶充分抬举；③部分或环周切开黏膜；④黏膜下剥离，使黏膜与固有肌层完全分离开，一次性完整切除病灶；⑤创面处理，包括创面血管处理与穿孔等的处理（图 6-5-1）。

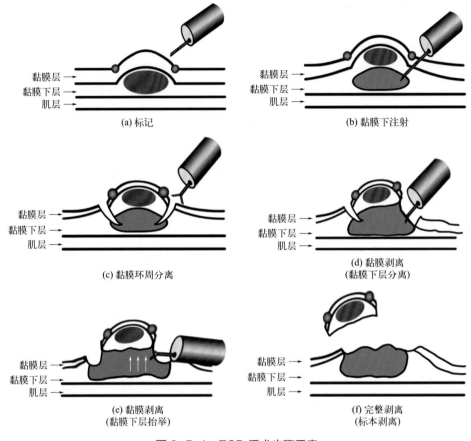

图 6-5-1　ESD 手术步骤示意

二、适应证

1. 早期食管癌及癌前病变

（1）食管鳞癌的适应证

① 绝对适应证。上皮内瘤变；病变局限在上皮层（M1）或黏膜固有层（M2）的 T1a 期食管鳞癌，未发现淋巴结转移的临床证据。

② 相对适应证。病变浸润黏膜肌层（M3）或黏膜下浅层（T1b-SM1，黏膜下浸润深度＜ 200μm），未发现淋巴结转移的临床证据。范围大于 3/4 环周、切除后狭窄风险大的病变，同时有手术禁忌证者可视为内镜下切除术的相对适应证，但应向患者充分告知术后狭窄等风险。

（2）食管腺癌的适应证　癌前病变直径＜ 2cm，可完全切除和组织病理学评估证明良好或中度分化、深度不超过浅层黏膜下层且未发现淋巴结转移的临床证据者。

2. 早期胃癌及癌前病变

（1）绝对适应证 ①未合并溃疡的分化型黏膜内癌（cTla）；②病灶直径＜3cm有溃疡分化型黏膜内癌（cTla）；③胃黏膜高级别上皮内瘤变（high-grade gastric intraepithelial neoplasia，HGIN）。

（2）扩大适应证 病灶直径2cm，无溃疡未分化型黏膜内癌（cTla）。

3. 早期结直肠癌及癌前病变

（1）绝对适应证 直径＞20mm的Is型腺瘤黏膜内癌。

（2）相对适应证 直径＞20mm的向黏膜下层轻度浸润癌（SM1期癌）。

三、禁忌证

（1）患者不配合，未签署知情同意书。

（2）凝血功能不良，正在使用抗凝药者。

（3）一般情况差，生命体征不平稳，无法耐受内镜手术者。

（4）怀疑肿瘤黏膜下深浸润，有脉管浸润风险、淋巴结转移风险者。

（5）肿瘤位置不利于内镜治疗，如内镜控制不充分、内镜治疗操作困难。

（6）对出血、穿孔等并发症的对应处置困难者为内镜下治疗的相对禁忌证。

四、内镜黏膜下剥离术的护理配合

（一）术前护理

1. 患者准备

（1）术前评估 评估生命体征、身高、体重、营养状况等；询问既往病史，如有无高血压、冠心病、心律失常、糖尿病、肝肾功能不全、青光眼等疾病，有无过敏史、腹部手术史等。术前抗凝药物停用规范：详细了解患者术前使用抗凝和抗血小板药物的情况，建议阿司匹林和氯吡格雷至少停用3天，但是对于需要预防严重出血并发症的特殊病例，应按照个体化要求酌情延长停用时间。并按照指南规范，根据实际情况酌情恢复抗凝治疗或替代治疗。

（2）准确核对患者信息及相关检查结果报告 核对患者申请单信息以及血常规、凝血四项、心电图、肺功能、胸部CT等检查结果报告，有效判断有无异常，是否影响手术，发现异常后及时与内镜操作医生和麻醉医生沟通，并协助内镜医师签署知情同意书。

（3）做好患者心理护理　耐心细致地用科普知识性语言告知患者及家属 ESD 手术的相关知识，缓解患者焦虑情绪，增强信心，以利于更好地配合完成治疗。

（4）饮食及消化道准备　①上消化道检查治疗患者，术前 8h 禁食禁水，检查前半小时口服去泡剂、去黏液剂，保证视野清晰；②下消化道检查患者，检查前 4～6h 进行肠道准备，根据肠道要求准备药品，详细告知不同种类清肠药物的服用方法，以保证肠道准备质量。

（5）术前准备　①检查内镜工作站，核对并提取患者信息；②监测生命体征，吸氧，建立静脉通道，必要时留置导尿，做麻醉前准备；③术前用药，根据医嘱，术前 15min 给予解痉药物肌内注射，以减少术中胃肠蠕动及痉挛。注意：对于青光眼、快速性心律失常和严重前列腺增生的患者，应避免使用抗胆碱能药物。

2. 环境及物品准备

① 操作间按非洁净手术间准备。

② 调整内镜主机、手术床、高频电设备、吊塔或操作台车、显示屏、诊疗床、护士台车等使其位置合理，以保证内镜医师操作流程规范有序，提高效率，有效降低出现不良事件的风险。

③ 检查内镜主机、光源、显示屏、超声主机、监护仪、除颤仪、麻醉机、内镜用 CO_2 装置、高频电设备等，应状态良好。

④ 将高频电脚踏板、图像采集脚踏板，注水泵脚踏板等按医生操作习惯有序放置。

⑤ 操作台车铺放无菌治疗单，应布局合理，以方便拿取，提高工作效率。

3. 常用器械及附件准备

图 6-5-2 所示为 ESD 常用器械与用物准备参考。

（1）根据病变和诊治需求准备放大内镜、超声内镜（探头）、灭菌处理后的治疗内镜（孔道内径达 3.2mm 以上的治疗型内镜）。安装内镜、透明黏膜吸套或先端帽，注意先端帽的侧口和物镜对齐，保证冲洗物镜的水可以随时排除，不影响观察。连接附送水接头、内镜用 CO_2 装置，关闭空气按钮，检查气、水及吸引工作状态。

（2）一次性使用高频切开刀　如 OLYMPUS 系列高频切开刀、南微医学黄金刀系列高频切开刀、宾得 -M 射水刀等。

（3）治疗用附件　注射针、组织夹、金属血管夹、高频止血钳、喷洒管、注射器、尼龙绳及释放装置等。

（4）染色剂　靛胭脂、冰醋酸、卢氏碘液、结晶紫、亚甲蓝等。

（5）黏膜下注射液　无菌生理盐水、透明质酸钠、甘油果糖等。

（6）冲洗和供气装置　内镜送水泵、内镜用 CO_2 装置。

（7）高频电设备。

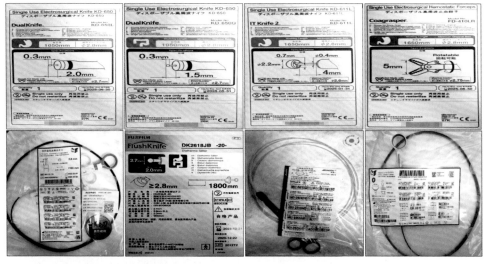

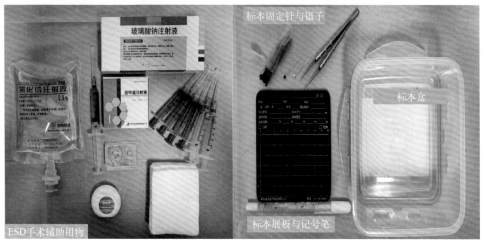

图 6-5-2 ESD 常用器械与用物准备参考图

（8）其他用物 无菌手套及纱布、标本展板、2 号昆虫针、10% 中性甲醛溶液、广口标本瓶、测量卡尺等。

（二）术中配合

如图 6-5-3 所示为肠道 ESD 手术实例。

1. 术中体位

上消化道检查患者常规取左侧卧位，取下活动性义齿，放置并稳妥固定口垫。结直肠 ESD 根据病变位置调整体位。

2. 明确病变边界，放大染色

常规用放大内镜通过电子染色和（或）化学染色观察病变，明确病变边界。

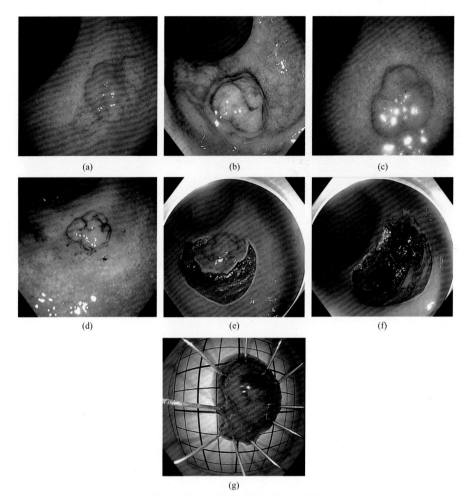

图 6-5-3　肠道 ESD 手术实例

（a）观察病变；（b）、（c）染色；（d）黏膜下注射；（e）环周切开；（f）剥离病灶与创面处理；（g）标本处理

注意：保证清晰的视野是染色内镜的基础。

（1）碘染色　采用 0.6%～1.5% 的卢氏碘液。方法：从食管距门齿 15cm 起，使用喷洒管，自上而下均匀喷洒，着色后须延迟观察 2～3min，正常的鳞状上皮会因为碘和糖原之间的化学反应而变成棕褐色，异型增生细胞和肿瘤性鳞状上皮中的糖原被过度糖酵解代谢消耗而不染或淡染，30s 或 1min 后，淡染区变为不染区。注意：碘液配制浓度应适宜，浓度过高，容易出现食管痉挛或鳞状上皮剥脱。确定边界后，最新研究提示可以使用稀释后的维生素 C 注射液均匀喷洒脱碘。

（2）靛胭脂染色　清洗病灶后，喷洒 0.2%～0.4% 的靛胭脂溶液或预制靛胭脂染色剂，延迟观察。靛胭脂沉积于黏膜表面上的凹陷部位，可清晰显示病变边界和表面结构。注意：应有效去除病变表面的黏液，否则容易造成病变边界更加模糊。精准的浓度配制、均匀染色、延迟观察可获得最佳效果。

（3）冰醋酸染色　1.5% 的冰醋酸染色，有利于表面结构观察，突出显示病灶黏膜的细微结构变化。延迟观察后，肿瘤性病变会快速变红而显示出范围。

（4）结晶紫染色　用 0.05% 的结晶紫染色，病灶处使用专用喷洒管缓慢滴注，异常的肠黏膜、Barrett 腺癌吸收成青紫色。结肠病变直接显色腺管结构。

3. 病变标记

明确病灶边界，护士协助内镜医师在距病灶边缘 3～5mm 处进行电凝标记（根据不同类型高频电设备进行参数设定），操作过程不得伸出刀头。

4. 黏膜下注射

根据病变部位提前配制不同浓度的黏膜下注射液，玻璃酸钠溶液在黏膜下层注射维持时间长，不会迅速弥散导致反复注射，为首选黏膜下注射液。注意：在黏膜下注射液中添加亚甲蓝溶液起指示作用时，颜色不宜过深，宜显示淡蓝色。选取管腔细软的黏膜下注射针（管腔粗硬的注射针可能影响内镜的角度）。于病灶边缘标记点外侧进行多点黏膜下注射，在第一次形成的黏膜隆起边缘进行第二次注射，如此反复形成一个连续的水垫，进行剥离。在剥离过程中，根据术中情况，及时补充注射，防止出现损伤固有肌层，增加穿孔和出血等并发症发生的风险。

5. 黏膜层切开及黏膜下层剥离

沿标记点或标记点外侧缘切开病变周围部分黏膜，再深入切开处黏膜下层切开周围全部黏膜。在进行剥离前判断病灶抬举情况，必要时需反复黏膜下注射维持病灶充分抬举，将黏膜与固有肌层完全剥离，一次完整切除病灶。注意：护士协助判断重力方向和积水位置，准确选择高频电切刀型号，以防穿孔的发生，一般胃黏膜切开使用刀头长度为 2mm，食管和肠黏膜切开使用刀头长度为 1.5mm。配合助手应了解消化道解剖组织结构，根据病变部位和内镜医生操作习惯选择不同品牌、型号的一次高频电刀，术中根据情况及时调整高频电刀的参数，密切配合，剥离过程中必须有意识地预防出血。

6. 术中并发症预防与处理

（1）出血　急性少量出血是指术中创面渗血或喷射性出血持续 1min 以下，能够成功内镜下止血；急性大量出血是指术中活动性渗血或喷射性出血且内镜下止血困难，需中断手术和（或）输血治疗。在 ESD 操作中，预防出血比止血更重要，剥离过程中对发现的裸露血管进行预防性止血是减少出血的重要手段。对较小的黏膜下层血管，可用切开刀电凝止血，对于较粗的血管，用止血钳钳夹后电凝处理。黏膜剥离过程中一旦发生出血，可用冰生理盐水（含去甲肾上腺素）冲洗创面，明确出血点后可用氩等离子体凝固术止血，小血管的渗血可以通过电刀电凝或止血钳电凝处理，而对于明显的活动性出血和动脉出血，可以用止血夹夹闭。

（2）穿孔　准确迅速判断穿孔的指征，若遇术中穿孔，配合护士应协助医生立刻吸净消化道腔内液体，避免过多注气及注水，采用适宜的方法迅速闭合穿孔部位。出现气腹时协助术者进行腹腔穿刺排气，严密观察胸部、腹部及生命体征，术后采取合适体位，结合禁食、充分的胃肠减压、抗感染、抑酸、营养支持等治疗，必要时及早行外科干预。

7. 标本取出与处理

（1）ESD 手术标本取出　ESD 手术切除的标本相对较大，可通过网篮或圈套器辅助取出。

（2）ESD 手术标本处理　展平标本，让黏膜层处于自然状态，应用昆虫标本针固定在标本展板上，注意固定标本在标记点外，防止出现边缘假阳性，影响判断。必要时进行卢氏碘液或靛胭脂进行染色，观察病变是否完整。标记口侧、肛侧，用标本尺测量病变的直径并留存照片。将固定好的标本完全浸入 10% 中性福尔马林中，及时送检。如图 6-5-4 所示为 ESD 手术标本处理示例。

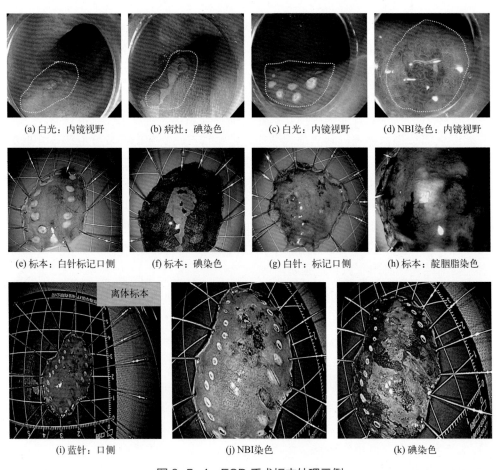

(a) 白光：内镜视野　　(b) 病灶：碘染色　　(c) 白光：内镜视野　　(d) NBI染色：内镜视野

(e) 标本：白针标记口侧　(f) 标本：碘染色　　(g) 白针：标记口侧　　(h) 标本：靛胭脂染色

(i) 蓝针：口侧　　　　　(j) NBI染色　　　　　(k) 碘染色

图 6-5-4　ESD 手术标本处理示例

（三）术后护理

1. 休息与活动

术后嘱患者卧床休息，1～2周内避免剧烈运动及重体力劳动，以防出血。另外对高血压、动脉粥样硬化和凝血机制障碍者，应注意术后随时观察血压，以及大便的颜色、性质、量，术后有出血倾向时应及时给予止血处理。如患者发生急性上消化道出血则应及时通知医生，采取止血补液对症治疗，必要时行内镜下止血及外科手术治疗。

2. 饮食护理

根据患者手术部位及有无穿孔等实际情况，进行饮食护理。一般情况术后禁食24h(如无术中穿孔，可不禁水)，如无异常，第2天进清淡流质食物，连续3天后可进软食，1个月内忌食粗纤维食物，控制饮食量，防止便秘增加腹压，避免使创面愈合不良而出血。必要时使用缓泻剂。

3. 病情观察与护理

观察患者有无腹胀、腹痛，如轻微疼痛患者能耐受，且无腹膜炎体征则属正常反应，嘱其精神不要过于紧张；如疼痛剧烈，应立即通知医生进行相关检查，以明确有无穿孔；如确诊穿孔应立即对症处理，必要时行外科手术治疗。

（四）术后随访

消化道癌前及早癌内镜治疗后，术后3个月、6个月、12个月定期内镜随访，进行肿瘤标志物、影像学检查，无残留和复发的每年连续随访，有残留和复发，视情况继续行内镜下治疗或追加外科手术，制订新的随访计划。

第六节　上消化道狭窄扩张术护理配合

上消化道狭窄常导致患者无法正常进食，长时间狭窄可引起营养不良及机体水、电解质紊乱等。常见病因有炎性狭窄、术后吻合口狭窄、良性或恶性肿瘤性狭窄、外压性狭窄、烧伤后狭窄、食管动力性狭窄（贲门失弛缓症）、发育异常等。通过内镜下治疗，可以良好地解除狭窄部位的通过障碍，并具有创伤小、安全、有效、可重复操作等优点。目前，主要的内镜下治疗措施有经内镜狭窄扩张、经内镜支架置入等。本节主要介绍上消化道狭窄扩张术。

一、适应证

（1）炎性狭窄。

（2）瘢痕狭窄，如化学灼伤后、反流性食管炎所致的瘢痕狭窄。

（3）放疗后、手术后、外伤或异物引起的损伤后的狭窄等。

（4）晚期食管癌或贲门癌狭窄拟放支架前。

（5）贲门失弛缓症等各种良性病变引起的狭窄。

（6）先天性病变，如食管蹼。

二、禁忌证

（1）患者不能合作。

（2）合并严重心肺疾患或患者严重衰竭无法忍受治疗者。

（3）狭窄严重，导引钢丝无法通过，治疗非常困难者视为相对禁忌证。

（4）癌性梗阻者不放支架只扩张无长期疗效且易穿孔者，也属相对禁忌证。

（5）食管灼伤后的急性炎症期，由于黏膜及食管壁炎症、水肿甚至坏死，此期不宜扩张。

（6）手术后瘢痕狭窄者在术后3周内也不宜扩张。

三、术前准备

（一）术前患者准备

（1）与患者及家属沟通，包括扩张的作用、并发症、费用等，取得患者及家属的理解和配合，并签署手术同意书。

（2）向患者解释配合要领，告知患者在术中扩张时由于黏膜轻度撕裂会有少许疼痛和渗血，这是正常的。若有不适可用眼神和肢体语言及时告知。

（3）患者术前禁食12h，以免术中呕吐引起误吸，如果有残留食物则须延长禁食时间。

（二）术前检查

（1）完善术前检查，如食管钡剂造影、胃镜等。操作者应对患者病情做充分的了解，包括狭窄部位、特点及病因。

（2）在病情允许的情况下，行无痛胃镜下检查。

（三）物品及器械准备

1. 一般物品

同普通上消化道内镜检查。

2. 扩张用器械

主要分为两种类型，即探条式扩张器和球囊扩张器。

（1）探条式扩张器　由金属或聚乙烯等材料制作而成。目前国内使用较多的是由硅胶制成的探条式扩张器（Bourgie 扩张探条和 Savary 扩张探条），共由外径不同的 6 根探条和一根导丝组成，外径分别为 5mm、7mm、9mm、11mm、13mm 和 15mm。该扩张器的特点是前端呈锥形，为中空管，可以通过导丝，质软而有韧性，有不透光标志，可在内镜直视下和（或）X 线引导下进行。探条式扩张器一般用于非动力性狭窄、肿瘤性狭窄、吻合口狭窄和炎性狭窄等。

（2）球囊扩张器　有多种型号，目前主要有两种类型。①可经内镜活检管道使用的水囊扩张器，如 Ballon-CRE 型水囊导管或 COOK Eclipse TTC 消化道水囊扩张器。二者均可以通过增加水囊内的压力而改变水囊的直径，外径有 6~20mm，长度有 5~10mm 各种不同规格，可以通过导丝或不能通过导丝。这种水囊扩张器可用于各种狭窄的扩张治疗。②不经内镜活检管道使用的大气囊，有 3 种规格，外径分别为 3cm、3.5cm 和 4cm。该气囊一般有 3 个刻度，在内镜下可以见到，同时也有不透 X 线的标志，扩张时使中间标志位于狭窄处。这种气囊扩张器多用于贲门失弛缓症的扩张治疗。

3. 其他器械

（1）检查导丝是否平直，先端部是否损坏。

（2）压力泵、盐酸利多卡因凝胶、润滑剂、注射用水、注射器等。

（3）除所有操作器械外，必须确保抢救设备能正常工作。

四、术中配合

（一）探条式扩张的护理配合

（1）在内镜、X 线下或两者结合的情况下进行。

（2）常规进入内镜，明确狭窄位置及长度，选用软头硬质导丝递交医生，经活检孔道插入狭窄近端，以防导丝损伤黏膜及管壁。将导丝穿过狭窄段置入胃腔内。如果导丝能进入胃腔长度较长或使用有标志的导丝，这种情况下使用探条式扩张并不都需要 X 线的引导。

（3）保留导丝并退出内镜，此时要保证导丝位置没有移动，然后沿导丝送入扩张探条。送入扩张探条时用力要缓慢。当探条通过狭窄后停留 1~3min，保留导丝并退出探条。

（4）然后根据病变的狭窄程度，从小到大进行逐级扩张。到最后使用的探条，连同导丝一并退出。扩张后应常规进行内镜复查以了解扩张的程度和局部的损伤情况。

（二）水囊式扩张的护理配合

如图 6-6-1 所示为上消化道狭窄球囊扩张术示意。

（1）在内镜直视下对上消化道狭窄处产生一种均匀的横向扩张力。水囊扩张导管是由高弹力性橡胶制成的，具有高强度扩张和回缩功能。

（2）水囊导管能注气也能注水，注水效果优于注气，一般注入无菌水。

（3）操作时先于活检管道注水或在水囊导管涂抹润滑剂，再插入水囊扩张导管。当水囊段插入狭窄口，并且水囊中点位于目标狭窄段时，配合医生用压力泵于水囊内缓慢注水，根据病情需要使压力保持在 3～8atm（1atm=101325Pa），此时水囊扩张直径分别在 12～18mm。保持 2～5min 后抽出水囊中的无菌水，把水囊导管退回活检孔内。该过程可反复多次。观察有无活动性出血及穿孔，对症处理。

（4）由于水囊扩张过程中可能会滑出狭窄段，因此水囊加压时，务必固定好镜身和导管使扩张起来的水囊恰好位于狭窄处，起到扩张狭窄处的作用。水囊加压时患者可感到局部胀痛，减压后缓解，术前应向患者交代清楚，以取得患者配合。

（5）食管静脉曲张硬化治疗后狭窄扩张：由于存在静脉曲张，因此扩张治疗有出血的危险。插镜和放置水囊时动作要轻柔，扩张压力要小，一般直径不超过1.5cm，压力不宜过大。

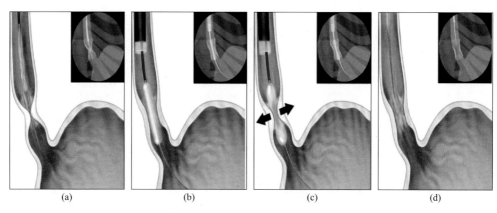

（a）　　　　　　（b）　　　　　　（c）　　　　　　（d）

图 6-6-1　上消化道狭窄球囊扩张术示意

（三）贲门失弛缓症的扩张

（1）通过内镜活检管道置入软头硬质导丝，退出内镜，沿导丝送入气囊，然后再次进镜，在内镜直视下使中间刻度处于贲门狭窄处后进行扩张。

（2）扩张时保持气囊有一定张力的情况下维持 1～3min，间隔 2～3min 后再次扩张。一般要反复扩张 2～3 次。

五、术后护理

（1）同上消化道内镜检查的术后护理。

（2）治疗后应短时间留院观察，注意有无胸痛、气急、咳嗽、发热等症状出现。术后6h如无不适方可离院。

（3）狭窄部的黏膜轻微撕裂而有少量渗血，不需要处理。若出血明显，予局部喷洒止血药物即可。

（4）扩张术可能造成食管撕裂，创伤的修复可能造成食管再狭窄。创伤处理和预防再狭窄可以使用一些药物进行治疗，包括质子泵抑制药、胃黏膜保护药和胃肠促动力药等。

（5）并发症及处理。

① 穿孔。穿孔可以造成剧烈的胸痛、皮下和（或）纵隔气肿等。对于食管小穿孔，可以行内镜下修补，或通过禁食、胃肠减压、肠外营养和抗感染等保守治疗。对于较大的穿孔则应进行外科修补治疗。

② 出血。狭窄扩张后少量的出血较多见。对于表面少量渗血者多可以自行止血，不需要特殊处理。有活动性出血者可以通过内镜下进行止血治疗。局部喷血多是因为扩张造成血管破裂，这种情况多可通过内镜下用止血夹止血。

③ 其他。如发热，可能由吸入性肺炎所致，可进行抗感染治疗。

第七节　上消化道狭窄支架置入术护理配合

上消化道支架置入术是治疗食管狭窄的有效方法之一，具有创伤小、痛苦少的优点，通过内镜下支架置入，可再通狭窄处，缓解梗阻引起的吞咽困难，阻断食管气管瘘，增进患者营养状况和生活质量。近年来，可回收食管支架和生物可降解支架的出现，尤其适用于术后良性吻合口狭窄、扩张治疗后狭窄复发率高、需反复扩张的患者。

一、适应证

（1）不能手术治疗的晚期食管癌、贲门癌引起的食管狭窄，或伴有食管气管瘘、纵隔瘘的患者。

（2）炎症性损伤、放射性损伤、化学腐蚀性损伤、贲门失弛缓症等引起的狭窄。

（3）食管癌、贲门癌术后或放疗引起的瘢痕狭窄及肿瘤复发引起的狭窄。

（4）高龄或伴有其他疾病，一般情况差，不能承受外科开胸手术的食管癌患者。

二、禁忌证

（1）严重心肺系统疾病、恶病质、肝肾功能不良、全身情况差及不能耐受该诊疗项目者。

（2）存在多发性消化道狭窄或梗阻。

（3）颈段高位吻合口狭窄，内镜提示狭窄口侧端距离声门＜2cm。

三、术前准备

（1）常用物品准备　同上消化道狭窄的扩张治疗。

（2）胃镜的准备　①若选择为钳道处释放，以选择超细胃镜较好。推荐奥林巴斯GIF-XP260型胃镜，其前端部仅5.0mm，易通过狭窄段（图6-7-1）。②支架的准备，备好各种类型（记忆合金/不锈钢、覆膜/不覆膜、钳道内释放/钳道外释放、可回收/不可回收）、尺寸（内径/长度）的支架，检查支架外包装有无破损，灭菌日期是否过期。

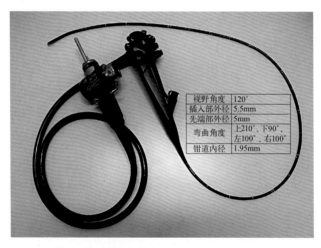

视野角度	120°
插入部外径	5.5mm
先端部外径	5mm
弯曲角度	上210°、下90°、左100°、右100°
钳道内径	1.95mm

图6-7-1　超细胃镜（GIF-XP260，OLYMPUS）

（3）导丝　尽量备好各种不同类型的导丝，如斑马导丝、超滑导丝、钢导丝等，以备不时之需。检查导丝是否平直，先端部有无损坏。

（4）异物钳　准备不同类型的异物钳，可对释放的支架位置进行微调。

四、术中配合

（一）钳道外释放

适用于各种类型的食管狭窄、胃肠吻合口狭窄等易于直接释放支架的病变。

1. 体位

患者取俯卧位，头偏向右侧。

2. 根据患者的情况行扩张后放置或直接放置

目前随着超细胃镜的出现和支架输送系统的改良，大多数狭窄支架可直接通过，无须扩张，而球囊扩张有穿孔的风险，仅用于支架置入困难的病例，不应作为常规操作。

3. 留置导丝

超细胃镜通过病变狭窄段，记录病变段的下缘及上缘距门齿的距离，了解病变段的长度，将硬导丝头端交于医师，经钳道送入十二指肠远端。胃镜无法通过的，可先行扩张后再通过。

4. 定位

X 线透视下留置导丝，通过导丝测量法确定病变范围及长度，选择支架时，一般上下缘均须超过病变部位 2cm。

5. 退镜

留置导丝，配合医师边送导丝边退胃镜，直到把胃镜全部退出。

6. 置入支架

配合医生将导丝穿入支架头端的孔中，向前推进支架置器，进入口腔时，将患者下颌稍向上抬，用浸有盐酸利多卡因凝胶的纱布润滑支架置入器后就势将置入器送入食管内，在 X 线透视下见支架到达病变部，调整支架位置使支架中点基本与病变中点吻合。

7. 支架释放

释放保险帽，在 X 线透视下缓缓退出置入器的外套管释放支架。不同类型支架释放技巧略有不同，须提前熟悉并掌握。

如图 6-7-2 所示为食管支架置入术操作流程与示意。

（二）钳道内释放

适用于胃出口梗阻，包括胃、十二指肠和近端空肠梗阻需置入支架者。

1. 留置导丝

胃镜进到病变上缘，将软头硬质导丝头端交于医师，经钳道送入病变远端。在 X 线透视下确定导丝越过病变部位进入远端肠腔。

2. 造影

沿导丝插入造影管，退出导丝后注入造影剂。在 X 线透视下确定病变部位长度、狭窄程度。选择支架时一般上下端均须超过病变部位 2cm。

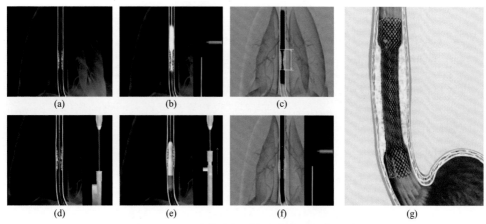

图6-7-2　食管支架置入术操作流程与示意

（a）留置导丝；（b）造影；（c）X线下确认狭窄段；（d）置入支架；（e）支架释放；

（f）支架通畅性测试；（g）食管支架释放示意

3. 插入导丝

在X线透视下再次插入导丝，并尽量深插。

4. 置入支架

钳道内注入润滑剂或支架导管涂抹润滑剂，插入根据病变长度选择的支架。

5. 支架释放

释放保险帽，一边在胃镜下监视支架上端，一边在X线透视下缓缓退出置入器的外套释放支架。待支架完全张开后，将置入器连同导丝一起退出钳道，支架置入完成。

6. 配合医生调整支架

若近端位置不够，可用异物钳在X线透视下牵拉支架；若支架移位太多，则须取出支架重新释放。

五、术后护理

（1）同胃镜检查的术后护理。

（2）治疗后应短时间留院观察，无不适症状后方可离院。

（3）饮食指导。切忌急于进食。补液1～2天后，从流质食物开始，逐步过渡至半流质食物。等支架完全扩张后，方可改为少渣食物，但一定要忌菜叶、糯米等食物。

（4）并发症与处理。

① 胸痛。最为常见，与置入支架的膨胀刺激有关，一般可以忍受。

② 内支架移位。移位后可再次重叠放置。移位至肠道，可通过胃镜尝试取出支架。极少数患者须开腹取出。

③ 内支架阻塞。常因肿瘤生长或食物阻塞引起，可通过胃镜下激光治疗和取出食物解决。

④ 其他。包括胃食管反流、穿孔、出血等。

第八节　下消化道狭窄扩张术护理配合

下消化道狭窄主要见于结肠狭窄，可分为恶性狭窄、良性狭窄和先天性狭窄（结肠隔膜性狭窄）。恶性狭窄多系结肠癌所致；良性狭窄多因炎性病变及术后吻合口狭窄等引起。结肠狭窄患者常有排便困难及伴不全梗阻，结肠镜常不能通过（结肠镜外径 12～13.6mm）。结肠良性狭窄多采用扩张治疗，而扩张目前多采用内镜直视下三级球囊（CRE 球囊）扩张术。

一、适应证

结肠狭窄内镜直视下气囊扩张术的主要适应证为非肿瘤性狭窄、外压性狭窄、结肠术后吻合口狭窄等，也用于肿瘤性狭窄支架或引流管治疗之前的操作，而对于先天性狭窄目前主要是应用手术治疗。

（1）不能手术或不愿手术者的结肠良性狭窄，如吻合口狭窄及各种炎性狭窄。

（2）已明确的结肠梗阻性狭窄拟行肠梗阻导管置入术。

（3）拟行结肠狭窄支架置入术前，恶性肿瘤浸润压迫引起结肠、直肠狭窄或阻塞而致排便不畅、排便障碍。

二、禁忌证

（1）结肠术后吻合口狭窄合并吻合口瘘。

（2）结肠造瘘口狭窄。

（3）婴幼儿先天性狭窄。

（4）重度内痔或肛周静脉曲张出血期急性炎症、溃疡性结肠炎出血期、出血倾向或凝血功能障碍、心肺功能衰竭、疑有小肠广泛粘连性梗阻等。

三、术前器械准备

（1）内镜。结肠镜下狭窄直视气囊扩张术，可以选取常规结肠镜，或是工作钳道为 3.8mm 的胃镜，或是双钳道内镜。

（2）常规备齐吸氧设备、心电监护仪、负压吸引器、抢救设备及药品等。

（3）内镜附属设备，冲洗装置，钢制导丝，各种类型软导丝。

（4）各型号三级扩张球囊及压力泵。

四、术前评估

（1）行常规心电图、超声、血常规、凝血功能、CT 等检查评估患者全部状况，签署治疗前知情同意书。

（2）通过 CT 等检查了解病变部位和周围情况，可以提前用超细胃镜（直径在 5～5.9mm），通过狭窄段，以更明确地了解狭窄段长度以及成角情况。

（3）依据病理证据，进一步与患者及家属沟通确认治疗方案。

（4）必要时遵医嘱给予胃肠减压术，术前禁食 3～5 天，清洁灌肠每天 2～3 次。

五、术中护理

气囊扩张治疗的操作配合介绍如下。

因三级扩张球囊型号比较多，目前用于结肠狭窄的扩张有直视下和 X 线透视下三级扩张球囊。

（1）详细观察病变，选择合适型号的扩张球囊，行基本处理（如活检）后经活检孔道送入扩张气囊并使其骑跨于狭窄段，在直视下行气囊扩张术，扩张时注意压力泵的压力，遵医嘱针对狭窄段进行逐级扩张至相应的直径。

（2）X 线透视下，先经结肠镜活检孔插入导丝，将导丝通过结肠狭窄段远端，再将扩张球囊经导丝引导插入狭窄段并通过狭窄段，向压力泵内吸入少量造影剂，X 线下进行结肠镜下扩张，遵医嘱针对狭窄段进行逐级扩张至相应的直径，以免出现出血、穿孔的风险。

（3）如果狭窄段较窄又成角明显，且导丝不易通过狭窄段远端时，可以选取超细胃镜通过狭窄段，将导丝送至狭窄段远端，再更换结肠镜，将相应规格的气囊插入到结肠镜活检管道内，导丝沿球囊导出，使导丝与结肠镜、球囊保持张力，保持一个轴向直至结肠镜抵达狭窄处，X 线下同上对狭窄段进行扩张治疗。

（4）操作中及时询问患者的不良反应，观察有无腹痛、腹胀等症状。如有腹膜刺激症状时要及时通知医生停止操作。

六、术后护理

（1）术后应禁食 1～2 天，注意观察腹痛、腹胀情况，及时了解有无穿孔等并发症。

（2）观察扩张后大便排出情况，了解患者肛门排气、排便情况，及时发现出血等情况。

第九节　下消化道狭窄支架置入术护理配合

研究报道约 8%～29% 的结肠癌患者以急性肠梗阻为首发表现，部分晚期结肠癌患者因年龄、癌转移程度不能耐受手术或错过手术时机，而采取姑息性治疗，保持排便通畅。随着内镜技术的不断发展，肠道支架置入术已成为解除不能手术的结肠癌所致的梗阻狭窄、减少或避免急诊结肠造瘘术的新技术，术式主要分为内镜直视下支架置入术、X 线透视下支架置入术。

一、适应证

（1）明确的结肠恶性肿瘤致管腔狭窄不能耐受手术、肿瘤转移压迫肠腔致管腔狭窄者。
（2）急慢性肠梗阻需放置支架解除梗阻、择期手术的患者。
（3）病变在结肠距肛门齿状线 3cm 以上者。
（4）明确的结肠肿瘤导致的狭窄、择期手术的患者。

二、禁忌证

（1）恶性狭窄伴消化道急性穿孔，狭窄部位又存在活动期溃疡者。
（2）结肠的狭窄部位存在严重炎症、出血者，周边存在大血管有大出血可能者。
（3）疑有小肠存在梗阻者。
（4）严重心肺功能衰竭、凝血功能障碍、急性心肌缺血、严重心律失常者。

三、术前器械及物品准备

（1）电子肠镜（选用活检孔道直径 3.7mm 及以上的内镜，可直接进行支架置入术）、内镜主机和附属配件（注水泵、纱布、记号笔、润滑剂等）。一般选择在带有 X 光机的诊室或 ERCP 操作间实施。
（2）根据肿瘤狭窄的长度和程度选择合适规格的一体式 TTS 支架（2 个）。
（3）导丝：一般采用黄斑马导丝或其他软体导丝。
（4）双腔造影导管、三腔球囊导管等。

四、术前评估

（1）向患者介绍手术目的、必要性、相关风险及注意事项，消除患者的顾虑。术前签署知情同意书。

（2）术前根据结肠镜检查报告详细了解肠道梗阻程度和梗阻部位，判断狭窄部位的程度。

（3）评估患者身体状况，包括出/凝血时间、血常规、肝肾功能等检查。如果存在血液传染病情况，及时与操作医生和护士沟通，做好防护。

（4）详细了解患者用药情况，如正在服用 NSIADs 类等抗血小板凝集药物，应至少停药 3 天后再进行手术。

（5）为保证视野清晰，提高支架放置的成功率，应及时做好肠道准备。无明显肠梗阻患者可按常规结肠镜检查准备。有肠梗阻者，术前用生理盐水清洁灌肠。禁用甘露糖醇。

（6）术前空腹 6～8h 以上，嘱患者去除身体上金属及影响拍片的物品。

（7）有条件时配备 CO_2 气源及内镜用 CO_2 装置。

五、术中护理配合

（1）协助患者采取常规肠镜检查体位，穿内镜检查专用裤，保护患者隐私，加强安全防护。

（2）操作过程中，注意观察患者神志、面色、生命体征变化，如有异常，立即停止检查，给予对症处理。

（3）术中遵医嘱使用弹、抖反复试探的方法使导丝通过狭窄段远端，并在 X 线下遵医嘱随时调整支架至理想位置。

六、操作方法

（1）协助患者取左侧卧位，术者插入结肠镜至狭窄、梗阻部位。

（2）内镜直视下支架置入操作配合。结肠镜插入狭窄、梗阻部位后观察肠黏膜梗阻情况，观察肠腔有明显的粪水流出间隙，用导丝进行反复试探，导丝顺利通过狭窄段后，保留导丝在狭窄段内，沿导丝送入支架释放装置，在内镜直视下置入支架，观察支架置入时是否通畅，有无阻力，将支架尾端标记点留在距病变远端 1～2cm 处，缓慢释放支架，观察支架位置、膨胀及粪便排出情况。

（3）X 线监视下支架置入操作配合。在 X 线监视下，从活检孔中插入导管或球囊导管带导丝通过狭窄段至远端。

① 采用三腔取石球囊置入导丝，导丝通过狭窄段远端后，可以将少量造影剂注入球囊内，X 线下向肛侧缓慢拉近直到有阻力后，将球囊缩小至初始状态，术

者右手按住球囊外管位置，保持位置不动，退球囊导管，助手随之边退导管边进导丝，内镜直视下观察至球囊前端标记点出现，此时术者右手按住球囊导管的位置至活检管道帽的位置就是狭窄段的距离，测量狭窄段距离并记录。

② 采用双腔导管（一侧为导丝腔，另一侧可注射造影剂）置入导丝，在 X 线透视下进行造影，肠腔未显影部位即是狭窄长度，测量长度选择合适的支架。退出双腔导管，沿导丝送入支架释放装置，观察支架置入时是否通畅，有无阻力；将支架尾端标记点留在距病变远端 1～2cm 处，透视下缓慢释放支架，观察支架位置、膨胀及粪便排出情况。

（4）在 X 线监视下保持导丝原位置，退出导管。

（5）沿导丝置入 TTS 结肠支架，X 线监视下保持导丝张力，使一体式支架顺利通过狭窄段，如狭窄段过窄，可参考结肠狭窄内镜下气囊扩张术一节对狭窄段进行扩张。

（6）如狭窄不严重，无须扩张，可在 X 线监视下调整位置直接放置支架。

七、术后护理

（1）密切观察有无出血、穿孔、感染，发现异常及时报告医师处理。

（2）术后 24h 内行腹部 X 线平片，了解支架位置恢复形态及减压效果，观察有无膈下游离气体。

（3）术后卧床休息 12～24h，禁食 24h。

（4）术后指导患者长期避免进食粗纤维食物，保持每天 1～2 次软便，避免大便干结阻塞支架。

（5）做好健康教育，指导患者定期随访。

第十节 上、下消化道支架取出术护理配合

消化道支架取出多见于消化道各类型良性狭窄行支架置入短期支撑，内镜复查显示扩张良好，症状改善明显后，行支架取出；各种原因引起患者无法耐受支架置入后的症状，要求取出等。常见类型为：食管支架、胆道塑料支架、结肠支架。

一、术前准备

1. 患者准备

上消化道支架取出术同胃镜检查准备，下消化道支架取出术同肠镜检查准备，无法行肠道准备患者可在清洁灌肠后再行支架取出。

2. 术前沟通

了解患者所置入支架的类型、长度、置入位置，以便制订合适的手术方案。充分告知患者及家属支架取出风险及支架取出后可能出现的狭窄再发等情况，签署知情同意书。

3. 完善相关检查

如心电图、凝血功能及麻醉相关检查。

4. 器械准备

（1）内镜　选用活检孔道直径大的内镜（胃镜：活检孔道直径大于 2.8mm；肠镜：活检孔道直径大于 3.7mm）。

（2）取支架器械　器械选择主要根据支架类型、支架是否可回收等情况。主要包括：圈套器、鳄齿异物钳、鼠齿异物钳。辅助器械包括透明吸套或透明帽。若取胆、胰管塑料支架，需备支架回收器（Soehendra)，必要时须行 ERCP 操作后再行取出。

（3）其他器械　内镜冲洗泵等。

二、术中配合

1. 体位

上消化道支架取出操作采取左侧卧位；下消化道支架取出操作采取常规检查体位。

2. 内镜检查

协助内镜医师进镜至目标位置，观察支架置入情况，有无移位、脱落，根据实际情况，按内镜医师要求选用合适的器械。

3. 支架取出操作

（1）食管支架取出　协助医师将内镜置于食管支架上端，观察待取支架的边缘是否存在回收线以及回收能否正常显露；确定回收线后，使用鼠齿异物钳夹取回收线线头，夹紧后缓慢牵拉回收线，注意支架收缩状态，如若支架口侧端收缩良好，根据医师退镜速度，保持异物钳夹紧回收线，将支架回拉至内镜活检口处，跟随内镜一次性退出口腔。注意：回收支架时避免大力牵拉，必要时预先在内镜下松动支架，避免黏膜撕裂和破损引起出血。

（2）胆、胰管支架取出　协助医师进镜至十二指肠降部，观察十二指肠乳头，进一步观察支架情况，若支架完全进入胆、胰管，则退镜再行 ERCP 下行支架取出；若观察发现支架尾端仍留置在乳头外，外观完整，则选用合适的器械取出支架。一般推荐使用圈套器，套取支架尾端 1～2cm，跟随内镜医师退镜操作，收紧圈套器轻轻退至胃腔内，再以纵向角度顺食管方向将内镜和支架取出体外。注意：支架取出后，需仔细检查支架类型、长度和完整度，确认有无残缺件遗落，术后须行腹部 X 线平片，观察体内有无支架残留，必要时行 ERCP 检查。

（3）肠道支架取出　取出方法同食管支架。注意：结肠支架多为不覆膜或部分覆膜，取支架前需观察支架与狭窄段黏膜嵌顿情况，如嵌顿严重，可以行 APC 烧灼治疗，待支架与黏膜分离后，再行取出。取出后，须进一步观察肠道黏膜情况，少量出血为正常情况，对症处理；如出血严重，可行内镜下止血治疗，必要时行外科治疗。

三、术后护理

1. 基础护理

同一般上、下消化道检查。

2. 饮食与活动

患者如在门诊行支架取出术，术中无出血情况，留院观察 30min，无不适即可离院；如术中有少量出血，患者须留院观察至少 1h，禁食 4h 后，逐渐由温凉清水逐渐过渡到流质食物；住院患者如有术中出血，需禁食禁水 4h，卧床休息，严密观察有无术后出血、胸痛等症状，如有发生应报告医生对症处理。

3. 术后随访

术后如出现严重的胸痛、腹痛、呕血或便血等情况，应及时就医对症处理；必要时行内镜下对症处理或外科手术处理。

第十一节　经内镜下隧道技术护理配合

消化内镜隧道技术（digestive endoscopic tunnel technique，DETT）是利用内镜在消化道黏膜下层建立一条黏膜层和固有肌层之间的通道，通过该通道进行黏膜层、固有肌层及消化道管腔外病变的诊疗技术。DETT 原理简单，将消化管道管壁由 1 层变成 2 层（黏膜层与固有肌层），利用黏膜层或固有肌层的完整性隔离消化管腔与人体的其他腔隙，避免气体和消化液的进入，在治疗的同时保证人体结构的完整。DETT 主要包括：隧道法内镜黏膜下剥离术（endoscopic submucosal tunnel dissection，ESTD）、经口内镜食管下括约肌切开术（peroral endoscopic myotomy，POEM）、隧道法内镜黏膜下肿物切除术（submucosal tunnel endoscopic resection，STER）等。ESTD 相对于常规内镜黏膜下剥离术（endoscopic submucosal dissection，ESD）具有剥离速度快、操作时间短的优点。POEM 是利用 DETT 治疗贲门失弛缓症的内科方法，相比外科手术更加微创。STER 治疗固有肌层肿物具有整块切除率高、保证黏膜完整性的优点。本节以 STER 的护理配合为例介绍 DETT 的护理配合。

一、适应证

短径≤ 3.5cm 的食管及贲门固有肌层肿瘤。

二、禁忌证

食管上段固有肌层肿瘤；无法建立隧道或与黏膜层粘连分离困难的肿瘤；患者由于严重心肺功能障碍不能进行内镜操作；凝血功能障碍；隧道部位有大面积瘢痕或存在吻合口；固有肌层肿瘤表面黏膜破溃或怀疑恶性。

STER 术虽然技术成熟，优点多，但是隧道操作空间小，食管黏膜薄，黏膜下血管丰富，操作难度较大，对手术医生及护士配合默契度要求很高；对各类附件、耗材、电刀的使用要求相当精准，稍有不慎就会引起出血、穿孔、黏膜破损。所以，护士应熟知手术的步骤及进程，掌握所有器械的正确使用方法和特点等，以提高工作效率、保障手术的成功。

三、术前准备

（一）患者准备

（1）禁食 24h，禁水 12h。

（2）了解患者的体重、过敏史、现病史、用药史、全身重要脏器功能及各类检查结果等情况。有严重心肺疾病、血液病、凝血功能障碍者不宜行此项手术；血糖不正常者予以术前调整；血白蛋白低于正常者可予以纠正；近期服用阿司匹林、非甾体抗炎药和抗血小板聚集类等药物者，应停用 6～10 天再行手术。

（3）再次评估行 STER 手术患者的检查结果（胃镜、超声胃镜、CT、MRI 等），了解肿瘤大小、位置、起源等。

（4）签署麻醉和手术知情同意书。

（5）心理护理。告知患者拟采用的内镜手术开展情况，减少患者焦虑、恐惧心理，帮助患者尽量以最佳心理状态积极配合治疗。

（二）麻醉前准备

麻醉方式——宜采用全身麻醉及气管内插管。

（1）术前用无菌水或盐水反复漱口。

（2）协助患者松开领口及裤带，取下活动性义齿及眼镜。

（3）术前半小时口服咽部局麻药物、去泡药物和去除胃内黏液药物，药量控制在 50mL 以内。

（4）术前半小时协助麻醉师用药，以放松平滑肌，抑制腺体分泌，增强麻醉效果。

（5）为患者建立静脉通路并连接三通接头，宜用较大直径的留置针。

（6）连接心电监测设备，给予氧气吸入，做好术前氧气储备。

（7）必要时，可选择在综合手术室进行手术。

（三）设备准备

（1）内镜设备　灭菌治疗型内镜和灭菌白色透明黏膜吸套或一次性内镜用透明帽。

（2）高频电设备　根据不同品牌高频电发生器选择适宜工作模式和参数（安装心脏起搏器患者禁止使用高频单极电刀）。

（3）海博刀设备　海博刀同时具有黏膜下注射、切开、剥离、电凝等几大功能，因此可节省更换手术器械的时间，明显缩短手术时间，从而可减少并发症产生（有条件可准备）。

（4）麻醉相关设备　协助麻醉人员校准麻醉机备用。应配备麻醉车气管内插管用品（做好困难插管的评估和准备）、心电监护仪、氧气设备带（两路氧气）、吸引设备带（两路吸引）、静脉注射 / 穿刺用品、输液泵等。

（5）抢救设备　抢救车、除颤仪、胸穿 / 腹穿包、胸腔引流装置等。

（6）水泵　应使用无菌生理盐水或蒸馏水，容器和管道应定时消毒。冲水设备可方便地进行大量无菌生理盐水或蒸馏水冲洗，适当调节水泵流水的速度有助于及时发现出血点，及时止血，从而可保持良好视野以确保解剖结构清晰，并预防手术感染。

（7）CO_2 设备　包括 CO_2 气瓶或中心 CO_2 气源、管道接头、内镜用二氧化碳装置（UCR）、送气管注水瓶和专用送气送水按钮。人体组织对 CO_2 的吸收速度是普通气体的 150 倍，即使手术时间长或出现皮下气肿等症状，CO_2 气体也可在数小时内吸收，加速术后恢复。

（8）手术器械台　铺无菌巾于手术器械台车上，按手术步骤，依次放置所需无菌器械。

（四）手术器械准备

1. 一般器械

按 EMR 器械准备，包括：一次性内镜注射针、高频止血钳、多种型号圈套器等。

2. 手术器械

（1）透明黏膜吸套　选择孔径和长度均适宜的透明黏膜吸套固定于内镜先端部（如 OLYMPUS GIF-Q260J 的内镜选择外径 12.4mm 的透明黏膜吸套）。

（2）黏膜下注射用液　0.1mL 亚甲蓝 +1mL 肾上腺素（根据个人习惯也可选择不用）+100mL 生理盐水（25mg/2.5mL 玻璃酸钠注射液等）。注意无菌操作，现配现用。

（3）ESD 专用高频切开刀　球形刀或 dual knife（KD-650Q/L，OLYMPUS，JAPAN）、钩刀（hook knife，KD-620LR，OLYMPUS，JAPAN）、绝缘刀 IT knife 2（KD-611L，OLYMPUS，JAPAN）、三 角 刀 triangle tip knife（KD-640L，OLYMPUS，JAPAN）、海博刀（Hybrid knife，ERBE，GERMANY）等（图 6-11-1）。护士不仅要了解各种器械的型号、特点、使用方法等，还要了解操作步骤和操作医生的习惯偏好。

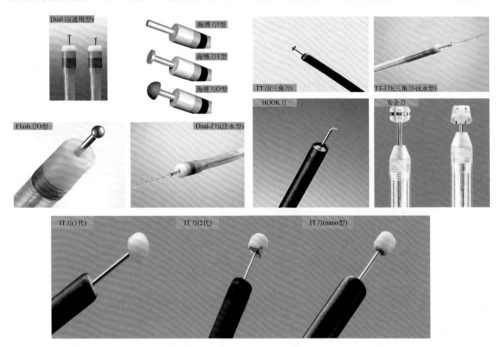

图 6-11-1　常见内镜用电刀

3. 标本取出器械

异物钳、网篮、圈套器等。

4. 隧道口封闭器械

各种型号的缝合夹（尼龙绳可备用）。

5. 其他准备

（1）抗生素　为预防感染，可术前半小时静脉给予抗生素。

（2）纱布、碘伏、酒精和小刷、棉签　各种电切刀、热活检钳等通电使用后常有黑色凝固组织黏附在刀头和瓣内，影响下次使用，护士要及时用酒精纱布或酒精棉签将其清除干净；碘伏棉签可用于清洁内镜镜头。

（3）标本存放用品　10% 中性福尔马林、广口标本存放瓶。

（五）环境和人员准备

STER 作为内镜室的无菌大手术，应安排在较大的房间进行，设备布局应合理，应在洁净手术室进行手术，尽量和普通诊室分开，必要时可在综合手术室进行。手术时间相对要充裕，人员安排要充足。护理配合方面，护士要有独立的操作台，配有专用器械架，也可用车边袋或叠加的无菌治疗巾增加空间。治疗用的附件放置合理，取用交换自如。操作台车的中层可放置充足的备用器械，以备不时之需。

手术房间宜安排 2 名护士，一位为器械护士，必须经过系统的内镜诊疗护理配合培训，临床经验丰富，主要负责手术治疗的配合和器械管理；另一位为巡回护士，主要负责患者的手术前准备、术中病情观察和适时支援器械护士，以及术后交接。

四、术中配合

（一）手术步骤及配合

如图 6-11-2 所示为 STER 手术示例与示意。

1. 定位

用无菌生理盐水反复冲洗消化道，确保食管内清洁，以减少细菌数量。冲洗过程中及时吸引防止液体反流引起误吸；内镜寻找到肿瘤，并准确定位。对于定位困难的贲门周围黏膜下肿瘤（submucosal tumor，SMT），可于肿块外面的黏膜面做少量亚甲蓝或靛胭脂注射以帮助定位，提高手术的效率。

2. 食管黏膜下隧道建立

隧道开口距肿瘤上缘 3～5cm 以上，黏膜下注射液体垫后可选择"倒 T"形或横形开口（食管上段的固有肌层病变选择横形开口更合适），建立隧道方法同POEM，隧道应跨越固有肌层肿瘤至远端 1～2cm，保证足够的操作空间。

3. 切除固有肌层病变

沿病变边缘用电刀逐渐离断与病变相连的肌纤维，完整暴露固有肌层的病变，沿病变边缘逐渐剥离至完整切除。

4. 标本回收和封闭隧道

直径小于 1.5cm 的病变可用透明帽直接吸出，较大的病变应用圈套器或网篮

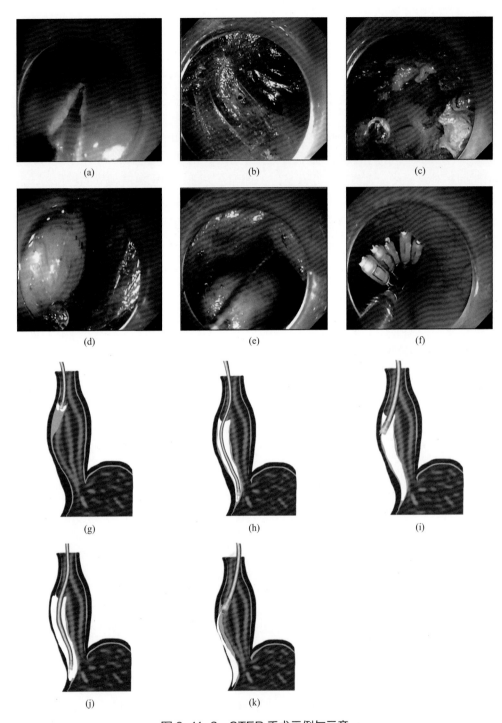

图 6-11-2 STER 手术示例与示意

（a）黏膜切开；（b）建立隧道；（c）、（d）剥离；（e）标本取出；（f）封闭隧道

取出，防止撕裂损伤隧道口黏膜，分块切除的病变应于体外拼接固定。

5. 封闭隧道入口

肿瘤切除后，若食管外膜或胃壁浆膜层完整，可用大量无菌生理盐水反复冲洗黏膜下隧道。以高频止血钳处理出血灶和裸露的小血管。将隧道内液体、气体吸尽，内镜退出黏膜下隧道，应用金属夹或组织夹完整吻缝黏膜切口。

（二）护理配合要点

1. 预防感染

使用灭菌后内镜，前端安装无菌透明黏膜吸套（透明帽侧孔应在活检孔同侧）。术中全程应严格无菌技术操作，保护好各器械；每次更换器械时应使用酒精纱布清理器械前端残留组织及血渍，保证器械的清洁与性能良好。高频电导线接头为术中护士操作时必须接触的部分也是最容易忽略之处，应提前用一次性医用消毒巾消毒好，置于无菌台上，避免随意挂放。瘤体取出后，反复用无菌生理盐水冲洗完整隧道后再缝合隧道口。

2. 保持隧道的完整性

建立隧道的过程中注意避免损伤黏膜面，剥离肿瘤时尽量避免损伤食管外膜或胃壁浆膜层。对于部分瘤体与浆膜紧密粘连的胃黏膜下肿瘤，若无法将瘤体直接剥离，可应用电刀沿瘤体周围切开浆膜，完整切除肿瘤。切除过程中如瘤体突向胃腔外，应使用辅助牵引锚定技术固定瘤体，避免切除的肿瘤落入胸腹腔内。同时注意切缘的止血，避免游离腹腔内的出血。

3. 保持视野的清晰

预防出血和及时止血是关键，护士要及时清除刀头的焦痂，以免影响刀头切割性能。及时止血的要点是通过冲水迅速判断出血点位置，同时调整电凝的功率，快速电凝止血。必要时，可采用碘伏棉签清洁镜头，保持视野清晰，护士要熟悉整个手术步骤，充分掌握操作细节和要领，与操作医生充分沟通，了解医生的想法并对其指令做出预判和迅速应答。

4. 巡回护士配合要点

（1）术前配合麻醉师进行三方核查，协助气管内插管，全身麻醉。

（2）气管内插管后。协助麻醉师放入口垫，连同气管导管用胶布固定。

（3）协助摆放患者体位，根据手术要求和术者习惯，协助麻醉师完成体位摆放。

（4）垫无菌巾于患者胸前，形成一相对无菌区，避免镜身在操作时被周边环境污染，并可保护患者的上衣及颈部不受操作时喷溅的血液及体液污染。

（5）粘贴负极板于患者肌肉组织厚实区域（单片负极板的长轴对着电流方向，双片电极板的中轴线对准电流来的方向），术前取下所有金属饰品。

（6）术中严密监测患者生命体征，出现异常情况，配合麻醉医生处理。

（7）术中协助器械护士拿取手术器械，清理刀头焦痂及镜头。

（8）术中紧急情况处理。除去麻醉意外，术中食管黏膜损伤或穿孔后，早期出现的较为严重的并发症有皮下气肿、气胸、胸腔积液、气腹、大出血等［但随着隧道内镜操作技术的提高以及 MDT（多学科会诊）的发展，并发症的发生率较低］。

① 皮下气肿、气胸、胸腔积液。术中若出现气道压增高，颜面部、颈部、前胸下握雪感明显，则警惕皮下气肿或气胸。胸腔积液常与气胸相伴发生，常发生于手术时间长的患者。轻度的气胸和积液如不伴发热，可以自行吸收。严重时可行胸腔闭式引流术继续引流，促进压缩的肺组织扩张。

② 气腹。若出现板状腹，则考虑气腹，可以用腹腔穿刺针或 20G 注射器针头于右下腹穿刺，持续排气，减轻腹压。确认无气体自排气针中排出时再拔除，并处理穿刺点。

③ 大出血。术中难以处理的动脉或静脉大出血尤其是浆膜面断端的血管出血，需根据情况进行紧急备血和输血，必要时配合转运至外科手术。

（9）术后器械处理

① 器械护士负责内镜和器械的处理。内镜和非一次性使用的器械按照《软式内镜清洗消毒技术规范》（WS 506—2016）的要求进行及时清洗、消毒和保养。一次性使用的器械按照医疗废弃物的处理规范进行处理。

② 巡回护士负责配合麻醉护士对患者实施气管内插管全身麻醉后苏醒护理，患者苏醒后送回病房，与病房护士做好无缝对接。

③ 巡回护士协助内镜医师固定手术标本并标记后及时送病理科检查。

（三）术后护理

1. 体位与活动

全麻未清醒时予去枕平卧，头偏向一侧。患者完全清醒后予半卧位，减少酸性胃液反流对病变部位的刺激。术后早期活动必须适当，避免用力或增加腹压的动作，如用力大便、提重物等，防止钛夹提早脱落造成出血、愈合延迟等。

2. 饮食护理

术后禁食 1 天，第 2 天如无胸闷、气急、腹痛，B 超检查无胸腔或盆腹水可进流质食物，忌烫及辛辣等刺激性食物。

3. 用药护理

遵医嘱给予质子泵抑制剂抑制胃酸分泌、抗生素预防感染、止血等治疗，为保证发挥药物的最大疗效，用药时掌握时间按时应用，以减轻胃酸对创面的刺激，促进创面早日愈合。

4. 并发症的早期发现及预防

术后给予心电监测，密切观察血氧饱和度、血压、心率和呼吸的变化。注意有无胸闷、气急、发绀，有无腹痛、腹胀和腹膜炎体征。及时报告医生处理，如有必要，可行急诊内镜下治疗及其他干预措施（如胸腔闭式引流）。

5. 出院指导

告知患者术后 2 周内要吃软、烂、细、无刺激性食物，忌食粗纤维食物。适量活动，避免劳累和受凉。嘱患者遵医嘱定时、定量服药，按时复查，观察创面愈合情况、病变有无残留和复发。

6. 资料整理

术后标本的病理结果及时告知患者并将病历归档。

第十二节　贲门失弛缓症内镜下治疗护理配合

贲门失弛缓症（achalasia）是由胃食管结合部（esophagogastric junction，EGJ）神经肌肉功能障碍所致的功能性疾病。其主要特征是食管缺乏蠕动，食管下括约肌（lower esophagus sphincter，LES）高压和对吞咽动作的松弛反应减弱。临床表现为吞咽困难、胸骨后疼痛、食物反流以及因食物反流误吸入气道所致咳嗽、肺部感染等症状，严重影响患者生活质量。治疗贲门失弛缓症的方法主要有药物治疗、内镜治疗及外科手术治疗。由于内镜技术具有安全有效性高、创伤少等特点，成为贲门失弛缓症主要的治疗手段。内镜下治疗方式主要有：内镜下肉毒毒素注射（endoscopic botulinum toxin injection，EBTI）、内镜下气囊扩张术（endoscopic pneumatic dilation，EPD）、经口内镜食管下括约肌切开术（peroral endoscopic myotomy，POEM）。由于 POEM 创伤小、恢复快、疗效好，目前已成为治疗贲门失弛缓症的首选治疗方法。本节主要介绍 POEM 及护理配合。

一、适应证

（1）绝对适应证　特发性贲门失弛缓症。
（2）相对适应证　其他食管动力性疾病，如弥漫性食管痉挛等。

二、禁忌证

（1）绝对禁忌证　合并严重凝血功能障碍、严重器质性疾病等无法耐受手术者；食管黏膜下层严重纤维化而无法成功建立黏膜下隧道者。
（2）相对禁忌证　食管下段或食管胃结合部有明显炎性病变或巨大溃疡者。

三、术前准备

(一) 患者准备

(1) 患者一般情况的评估,包括术前血常规、凝血功能、肝肾功能情况和服用抗凝药物情况及其他系统的基础疾病等。对于高风险患者术前须进行麻醉风险评估。

(2) 术前评估患者病情,主要包括临床症状、胃镜检查、食管测压和上消化道造影等。

(3) 向患者及家属说明手术的目的、方法、并发症等,取得患者及家属的理解和配合并签署手术同意书。

(4) 术前禁食48h以上,必要时术前置胃管于食管腔内,长度为距门齿约35cm,给予生理盐水冲洗食管,一次50～100mL,反复冲洗,直至抽出的液体澄清无食物残渣。食管黏膜水肿严重者可改用10%氯化钠溶液冲洗,其高渗透作用可吸附出黏膜内多余水分,减轻水肿,避免术中出血。

(5) 为降低术后感染发生,在遵循抗生素使用规范的情况下,术前根据患者实际情况使用抗生素。

(二) 设备及器械准备

(1) 灭菌治疗型胃镜,灭菌注水泵(瓶内盛灭菌注射用水)。

(2) 高频电设备 根据设备类型、术者习惯以及不同的内镜切开刀选择电凝、电切的模式。如使用海博刀,根据不同电刀类型提前设置好相关参数。

(3) CO_2 气泵 术前检查二氧化碳气瓶或中心气源是否充足,检查气泵各项功能,术前关闭内镜气泵。

(4) 手术附件 透明黏膜吸套或一次性使用透明帽、一次性内镜注射针、热活检钳、高频止血钳、各类型金属夹、一次性高频切开刀(根据术者要求准备)。

(5) 黏膜下注射液 液体选择及配制浓度参考ESD手术。

(6) 其他 急救设备及物品。

四、术中护理配合

(一) 患者护理

(1) 核对患者的基本信息,术前常规检查结果,术前内镜、食管测压、影像学检查结果,手术知情同意书等。

(2) 术前须留置静脉留置针,建立静脉通道。

(3) POEM手术麻醉方式宜采用经气管内插管的全身麻醉,执行三方核查制度。术前协助麻醉医生进行插管麻醉后，取仰卧位或左半卧位，具体体位可参考术前影像结果。

（4）术中严密观察患者神色及生命体征，注意保暖。

（二）手术步骤与配合

如图 6-12-1 所示为 POEM 手术示例与示意。

1. 食管黏膜层切开

进镜后，吸净食管腔内潴留的液体和食物残渣，距 EGJ 上方约 10cm 处行食管黏膜下注射，沿右后壁纵行切开黏膜层约 1.5～2.0cm，充分显露黏膜下层。注射前检查内镜注射针的完好性和灵活性，使用注射液预先排空针管内空气，遵医嘱出针注射，注射完毕后立即将针芯收回，避免划伤黏膜。

2. 建立"隧道"

用切开刀沿食管黏膜下层自上而下分离，边注射边分离，在黏膜下层和肌层之间形成一纵向隧道，横向剥离范围约为食管腔的 2/5，剥离黏膜直至 EGJ 下方 2～3cm。黏膜下层分离过程中避免黏膜层特别是胃底部位的破损和穿孔。由于胃食管连接部血管较丰富，操作容易导致出血，护士提醒医生进行此处剥离时不宜过快，遇见较大血管时预先用热活检钳止血。

3. 环形肌切开

内镜直视下，应用切开刀从隧道入口下方 2cm 处开始，沿着食管前壁或后壁，自上而下、由浅入深纵向切开环形肌，切开肌层至 EGJ 下方 2cm 以上，对于创面出血点或小血管随时电凝止血。护士在送入内镜切开刀时，注意刀伸出长度。

4. 闭合隧道入口

将黏膜下隧道内和食管腔内气液体吸净，用无菌生理盐水冲洗创面并用高频止血钳电凝创面出血和小血管，退镜至黏膜层切口，用多枚金属夹由远及近夹闭切口。

五、术后护理

（1）术后绝对卧床 24h，指导患者取半卧位，以减少胃食管反流的发生。

（2）术后严密观察病情。观察呼吸、心率、血压、血氧饱和度等生命体征；观察颈部和胸前皮下有无气肿；观察有无腹痛、腹胀、呕血及黑便。

（3）遵医嘱给予质子泵抑制剂和抗生素，术后疼痛应采用镇痛药进行适当控制。

（4）术后禁食 48h，术后 72h 应进行内镜检查和上消化道造影，在确认无穿孔和其他不良事件后可进食少量温凉流质食物，术后 1 周进食半流质食物，再逐

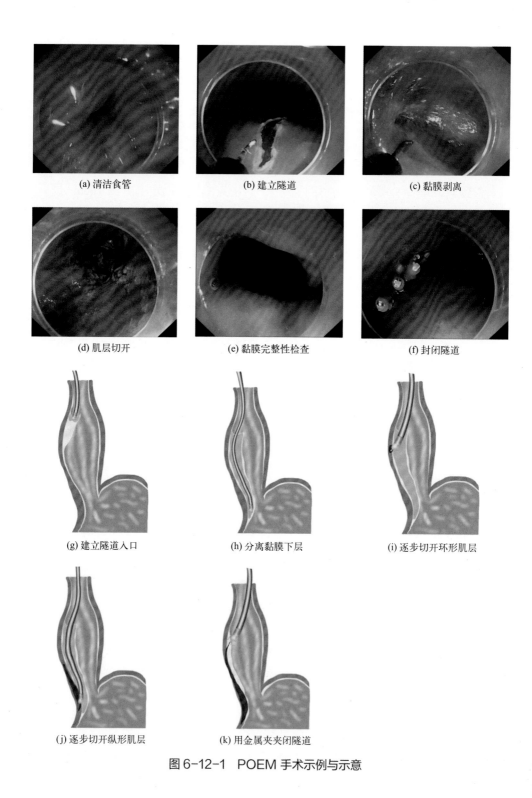

(a) 清洁食管　　　　(b) 建立隧道　　　　(c) 黏膜剥离

(d) 肌层切开　　　　(e) 黏膜完整性检查　　　　(f) 封闭隧道

(g) 建立隧道入口　　　　(h) 分离黏膜下层　　　　(i) 逐步切开环形肌层

(j) 逐步切开纵形肌层　　　　(k) 用金属夹夹闭隧道

图 6-12-1　POEM 手术示例与示意

步过渡到正常饮食；少食多餐，并嘱患者餐后 2～3h 不要平卧，采取半卧位或斜坡卧位，防止发生反流。

（5）术后 1 个月、3 个月、6 个月复查胃镜、食管测压、食管造影，以后每年随访，随访需要比较术前和术后食管症状、饮食量和体重变化。

第十三节　胃镜下空肠营养管置入术护理配合

胃镜下空肠营养管置入术是一种通过胃镜引导将空肠营养管送至十二指肠或空肠上段的方法，其导管终端不在胃内，从而避免了由于胃排空障碍而导致的呛咳、严重的肺部感染、反流误吸等并发症。空肠营养管，即鼻肠管，是目前建立肠内营养通道的重要手段之一。胃镜引导下置管具备可直视、快速、高效、简便等优点，已成为主流且成熟的置管方法。

一、适应证

（1）吞咽和咀嚼困难、意识障碍或昏迷者。
（2）急性胰腺炎、短肠综合征、肠道炎性疾病、消化道瘘。
（3）高代谢状态、慢性消耗性疾病。
（4）纠正和预防手术前后营养不良。

二、禁忌证

（1）肠梗阻，肠道缺血，肠坏死，肠穿孔。
（2）严重腹胀或腹腔间室综合征。
（3）严重腹胀、腹泻，经一般处理无改善的患者，建议暂时停用肠内营养。

三、术前准备

（一）患者准备

（1）完善患者血常规、凝血功能、心肺功能以及 CT 检查。
（2）评估患者的病程、症状评分、既往治疗史。
（3）向患者及家属讲解治疗方法、效果、可能的并发症及处理方法，取得患者及家属的有效配合。签署胃镜下空肠营养管置入术知情同意书。
（4）禁食、禁饮 48h 以上，必要时术前用生理盐水冲洗食管或内镜下清除食管内残留内容物，避免影响视野及出现麻醉后误吸和感染。

（二）器械准备

（1）常规用物　同上消化道内镜检查常规用物。

（2）器械与设备准备　胃镜、内镜工作站、心电监护仪、氧气装置、负压吸引装置、麻醉相关设备、空肠营养管（例如复尔凯螺旋形鼻肠管）、异物钳等。

四、术中配合

（一）患者护理

（1）核对患者基本信息及诊疗项目，核查检查资料，确认知情同意书签署情况。

（2）患者于术前 30min 口服去泡剂，术前 5～10min 口服利多卡因胶浆或达克罗宁胶浆。

（3）再次向患者说明检查目的和大致过程，并交代术中注意事项，解除患者焦虑和恐惧，取得合作。

（4）必要情况下可行麻醉条件下置管术，患者按麻醉内镜护理准备。

（二）术中操作配合

如图 6-13-1 所示为胃镜下空肠营养管置入术示例。

（1）测量长度　患者取半坐位或半卧位，测定肠管插入长度（取胸骨剑突经鼻尖至耳垂的距离再加 15～20cm），标记好该长度在鼻肠管上的位置。

（2）置入鼻肠管　鼻肠管头部涂抹少许液状石蜡，从鼻腔缓慢插入，插至咽喉部时嘱患者做吞咽动作，直至插入胃内。对于单纯性胰腺炎患者由护士经鼻插入营养管约 80cm。部分患者的鼻肠管可直接插入十二指肠降段。

（3）进镜　经口进胃镜至胃内，观察鼻肠管在胃内的状态。

① 如鼻肠管在胃内成袢，则经活检管道插入异物钳，夹住鼻肠管头端固定，回拉鼻肠管将其拉直。再用异物钳夹住营养管头端，跟随内镜轻柔推送鼻肠管至十二指肠降段以下，松开异物钳退至胃腔，用异物钳钳夹营养管管身，向前推送胃镜和鼻肠管至十二指肠降段，如此反复 3～4 次即可将营养管送至十二指肠悬韧带以下 20～40cm。

② 对于复杂的、弯曲较大或存在食管狭窄性病变，胃手术后吻合口狭窄，以及陈旧性十二指肠球部溃疡致球部狭窄等致使胃镜难以通过的病例，须将导丝从鼻肠管头端插入，用活检钳夹住导丝头端向远端推送，使活检钳及导丝通过狭窄段松开并退出活检钳，向远端继续推送导丝（尽可能置入深处），再沿导丝推送营养管通过狭窄段。确认营养管在胃内未成袢，体外留置长度适中。由护士固定鼻肠管，边吸气边后退胃镜。

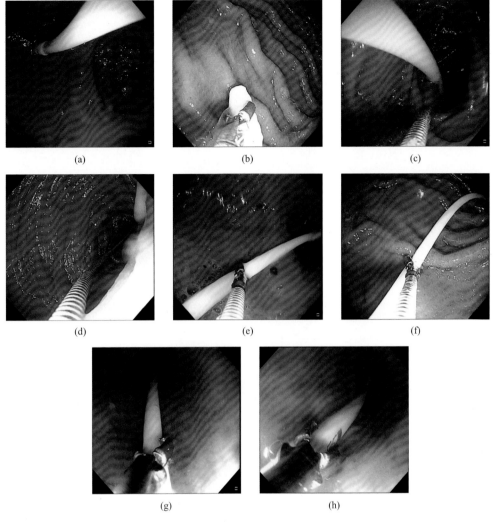

图 6-13-1　胃镜下空肠营养管置入术示例

（a）置入空肠营养管；（b）异物钳抓取头端；（c）、（d）置管于十二指肠降部远端；

（e）在胃窦部抓取营养管置入合适长度；（f）确认管身位于胃体大弯侧；

（g）、（h）保持食管段营养管取直无盘曲

（4）退镜　退镜后，护士床旁预处理胃镜后悬挂于镜架上。

（5）退导丝　通过引导钢丝末端向管道内注入 25～50mL 生理盐水，润滑管路，避免管饲营养液滞留阻塞管路。冲洗后，退出导丝，使螺旋形鼻肠管头端自然弯曲成螺旋状。

（6）固定　用胶带将鼻肠管固定在患者的鼻部，避免将管道挤压到鼻腔壁上。

（7）退镜后处置　同胃镜退镜后处置。

五、术后护理

（一）病情观察

置管后观察患者腹部情况、有无食物反流和消化道出血等症状，胰腺炎患者置管后监测 3h、24h 血淀粉酶。观察治疗效果，记录 24h 出入量。按医嘱定期监测电解质、肝肾功能、血脂、血糖、尿常规。

（二）鼻肠管常规护理

（1）固定　管道的体外部分应在鼻翼及脸颊做好二次固定，每班测量管道体外部分的长度，并做好记录；嘱患者在活动及翻身时幅度要小，用手扶鼻管，以免鼻肠管脱出。

（2）管道护理　保持空肠管的通畅，避免管道堵塞。每 24h 用 20mL 温水以脉冲式冲管，营养泵持续输注，速度宜大于 50mL/h；口服药物尽量选液体剂型，如为片剂应研碎，注意配伍禁忌；按医嘱及相关规范定时更换鼻肠管。

（3）口腔护理　保持口腔清洁，每天给予口腔护理 2 次，抬高床头，防止误吸。

第十四节　内镜逆行胰胆管造影介入治疗（ERCP、EST、ENBD）护理配合

内镜逆行胰胆管造影术（endoscopic retrograde cholangio pancreatography，ERCP）是一种重要的诊断技术，用于检测胆胰疾病，经过多年的发展，现已成为胰胆管疾病诊断的"金标准"。ERCP 介入技术也已成为微创治疗胆胰疾病的主要手段之一。目前，ERCP 技术已经发展到以介入治疗操作为主的阶段，包括内镜下乳头括约肌切开术（endoscopic sphincterotomy，EST）、内镜下鼻胆管引流术（endoscopic naso-biliary drainage，ENBD）以及其他基于造影联合 EST 的介入技术。本节主要介绍 EST、ENBD 技术的护理配合。图 6-14-1 所示为 ERCP 示意与 ENBD 示例。

一、适应证

1. EST 的适应证

① 清除肝外胆管内异物，如清除胆总管结石、胆道蛔虫、胆管内坏死性癌栓、胆道内黏液（黏液性肿瘤）等。通过扩大十二指肠乳头开口，方便异物取出。

② 解除胆总管末端的梗阻，如用于胆总管下良性狭窄、胆总管下端胰头部壶腹部肿瘤、由于开口狭窄而排泄不畅的胰腺炎、Oddi 括约肌功能障碍等。

③ 急性化脓性胆管炎。

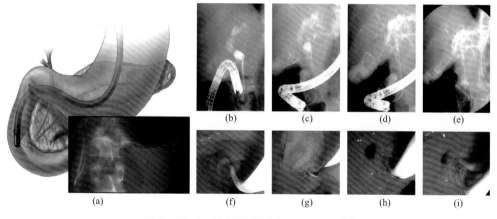

图 6-14-1　ERCP 示意与 ENBD 示例

④ 急性梗阻性胆源性胰腺炎。

⑤ 胆漏的减压治疗。

⑥ 胰腺分裂伴副乳头开口狭窄者可行副乳头切开。

⑦ 其他。内镜治疗前的必要步骤，如胆道球囊扩张、置入大口径的胆管支架、同期多根支架引流、胆道子母镜检查等。

2. ENBD 的适应证

① 急性化脓性梗阻性胆管炎。

② 原发或继发性肿瘤所致的胆管梗阻。

③ ERCP 后或碎石后预防结石嵌顿及胆管感染。

④ 肝胆管结石所致的胆管梗阻。

⑤ 急性胆源性胰腺炎。

⑥ 创伤性或医源性胆管狭窄或胆瘘。

⑦ 硬化性胆管炎可在胆管引流的同时行药物灌注，胆管结石可行灌注药物溶石治疗，胆管癌可行腔内化学治疗等。

二、禁忌证

1. EST 的禁忌证

① 内镜逆行胆管引流术（endoscopic retrograde biliary drainage，ERBD）的禁忌证。

② 凝血机制严重障碍不能纠正者，有出血疾病的患者。

③ 胆总管下端狭窄范围超过肠壁段，狭窄段不能完全切开的患者为相对禁忌证。

④ 严重肝硬化、门脉高压的患者易发生严重并发症为相对禁忌证，应谨慎。

⑤ 安装心脏起搏器者应慎用。

2. ENBD 的禁忌证

① 急性胰腺炎或慢性胰腺炎急性发作。

② 急性胃炎、急性胆道感染。

③ 对碘过敏，不能使用抗胆碱药物。

④ 心肺功能不全，频发心绞痛者，食管或贲门狭窄而内镜不能通过者，小儿，或意识不清不能配合者、不能耐受咽部异物及鼻黏膜损伤者。

⑤ 有严重食管静脉曲张并有出血倾向者、贲门撕裂出血者。

三、术前准备

1. 患者的准备

（1）术前常规检查心电图、胸片、血常规、肝肾功能、电解质、凝血时间等。患者术前常规禁饮禁食 6～8h，取下义齿及金属物品，穿无纽扣及拉链的衣服，不宜穿得太厚。建立静脉通道，以便必要时给药。拟行 EST 患者，术前 1 周内应停用阿司匹林和类固醇类药物，服用华法林者须改用低分子肝素或普通肝素。有出血倾向者应纠正凝血功能。有胆管炎或胆汁淤积者，术前可适量应用抗生素。

（2）核对患者基本信息，确认诊疗项目及相关检查结果，向患者及其家属解释手术的目的、必要性与可能出现的并发症，以及术中配合的要点与术后的注意事项，取得患者与家属的同意与配合，并签署知情同意书。

（3）术前 10～20min 口服去泡剂，给予肌内注射解痉剂、镇静剂（遵医嘱）。

（4）患者采取俯卧位，头偏向右侧，右肩下可置斜坡垫，放置带固定带的口垫，治疗巾或毛巾垫于口下。

（5）连接各类导线，给予心电监测、吸氧。观察患者生命体征，正常则可进镜操作。必要时，可麻醉下行 ERCP 诊疗操作。

2. 内镜准备

十二指肠镜 JF-260V（活检孔径 3.7mm，OLYMPUS，JAPAN）或 TJF-260V（活检孔径 4.2mm，OLYMPUS，JAPAN），带有卡槽的抬钳器（可固定导丝，提高操作效率）。

3. 辅助设备准备

（1）检查主机、光源、视频监视器、内镜影像系统等，确保功能正常，正确安装先端帽，以防止脱落。

（2）检查镜面是否清晰，送气送水、吸引是否正常，调节白平衡。

（3）开启 X 线机测试，确保透视、摄片功能正常工作。

（4）高频电发生器、心电监护仪、氧气设备、吸引装置、抢救设备和抢救物

品等确保能正常使用

4. 附件准备

各类型造影导管、高频切开刀（针状刀、双腔／三腔乳头切开刀等）、导丝、各类型及型号扩张探条、扩张球囊等，必要时备异物钳、各类型金属夹。

5. 其他

如麻醉下行 ERCP，协助麻醉师准备药物及器械；非麻醉下行 ERCP，需准备镇痛镇静药物、解痉药物等。配备造影剂及生理盐水、各型号注射器及上消化道检查用物等。

四、术中配合

1. ERCP 的术中配合

（1）安置患者于俯卧位，头偏向右侧，协助医生进镜找到十二指肠乳头。

（2）将注满生理盐水的造影导管或三腔乳头切开刀递予医生，从活检孔道进入并对准乳头开口进行胆管插管，成功后试抽胆汁，确保有胆汁抽出时在 X 线监视下注入造影剂，速度不宜过快。胆道造影成功后，明确诊断并根据病变问题，如结石、肿瘤、良性狭窄，采用不同的治疗方法，如 EST 取石联合 ENBD 治疗、EPBD（内镜下十二指肠乳头括约肌扩张术）联合取石碎石治疗或扩张探条行胆道扩张治疗等。

2. 导丝置入的配合

（1）将导丝通过造影导管或三腔高频切开刀插入胆管内合适的位置，保留导丝。

（2）退出造影导管或三腔乳头切开刀，此时应注意医护的默契配合，医生外拉导管和护士内插导丝保持相同速度，避免导丝滑脱或结袢。注意：导丝交换过程，护士需认真观察显示器中导丝的运动情况，实时与医生交流，并保持相对速度进行操作。

3. EST 术中配合

（1）完成 ERCP 后，在导丝引导下将切开刀送入乳头开口，切开刀钢丝前 1/3 插入乳头开口内，调整内镜前端的深度及角度，适当拉刀弓，利用抬钳器逐渐抬起切开刀，使刀丝稳妥地紧贴于乳头组织。

（2）再次检查高频电导线与切开刀连接情况，注意负极板与患者接触是否良好，根据不同高频电设备选择合适参数（如，ERBE 高频电设备，选择 ENDO CUT I 模式等），直视下对乳头逐层切开。切开过程不断调整方向，保持切线在 11～12 点位置，护士要适当调节刀弓的松紧度，开始刀弓张力不可过大，避免拉链式切开或不可控制切开，应"先松后紧"逐渐拉起，刀弓张力也不宜过小，避免无效切开，导致乳头开口处过度电凝，诱发术后胰腺炎。注意：在十二指肠乳头切开时，配合护士不能擅自改变刀弓张力，尤其是切开到顶端时应特别当心，避免过度和快速切开而引起出血和穿孔。

① 在十二指肠乳头切开过程中，因使用内镜混合电切模式会使刀丝处形成焦痂，影响电切效果，故应及时用无菌纱布清除刀丝上的焦痂后再使用。

② 乳头切开后，判断切口的大小，可进行绷紧刀弓进出试验。

③ 切开的长度需根据结石的大小、胆管的粗细和乳头隆起部分的长度综合决定，以"合适"为原则。理论上，乳头整个隆起部均可切开，但如果结石较小或用于支架置入，一般仅需做小切开（把第一个缠头皱襞切开）。

④ 肠蠕动时刀弓张力过大易损伤肠壁，故应及时放松刀弓，待肠蠕动停止，视野清晰后再拉起刀弓进行切开。

⑤ 切开前，切记勿将切开刀与高频电导线连接；切开结束后，也应立即断开高频电导线，避免误踩高频电脚踏引起严重并发症。

4. ENBD 术中配合

如图 6-14-2 所示为 ENBD 术胆管引流管经鼻交换示例。

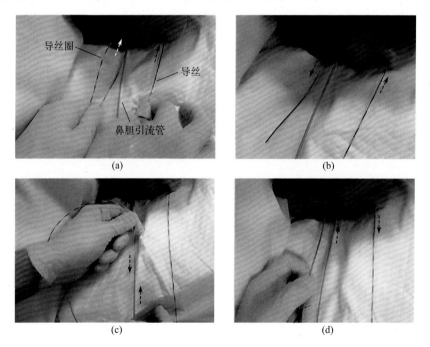

图 6-14-2 ENBD 术胆管引流管经鼻交换示例

（1）根据目标胆管的部位选择合适造型的鼻胆管，顺着导丝向肝内插入鼻胆管，医生插入鼻胆管的同时，护士向外拉导丝，速度要一致，拉导丝的速度不宜过快，如果太快，就会将导丝拉出乳头外。

（2）注意观察导丝有无断裂、残留。

（3）鼻胆管到达所需位置后，先退出部分导丝，在 X 线透视下边进鼻胆管，边退内镜。

（4）当内镜退出口腔外时将导丝完全退出鼻胆管，然后护士一手固定住靠近口侧的鼻胆管，另一手将内镜钳道内的鼻胆管拉出。注意保持口腔侧鼻胆管无移位。

（5）进行鼻胆管口鼻转换时，将鼻胆管或导丝折成半圆的圈，经口腔伸入到咽喉部，再从鼻腔插入转换管进入到圈内，拉出口外，将鼻胆管末端插入转换管腔内，一手送鼻胆管，另一手拉鼻胆管，将鼻胆管拉出后连接负压引流器，并用胶布妥善固定。注意鼻胆管有无在口腔内打折或打圈。必要时，可使用专用口鼻交换器械。

（6）X 线透视下，确保鼻胆管在目标胆管中。

五、术后护理

（一）EST 术后护理

（1）安静卧床休息 1～2 天，3 天后可室内活动，1 周内禁止频繁较剧烈的活动。

（2）术后检查血尿淀粉酶、血常规、肝功能等。遵医嘱予止血、抑酸、抑酶、抗感染及补液治疗。

（3）密切观察生命体征变化，监测血压、体温、脉搏等，密切观察有无恶心、呕血、腹痛、黑便等症状。

（4）禁食 2～3 天，根据临床症状、血淀粉酶、血常规结果决定是否开放饮食，先进流质食物、软质食物 1 周后逐渐恢复正常饮食。

（5）术后常见并发症观察　如出血、胰腺炎、胆管炎、穿孔等，须及时发现，报告医生对症处理。

（二）ENBD 术后护理

1. 一般护理

（1）嘱患者卧床休息，禁食 24h，重症患者应适当延长禁食时间，禁食期间应做好患者口腔护理，保持口腔清洁。

（2）密切观察患者的生命体征和腹部情况，并遵医嘱予术后 3h 和次晨抽血查血淀粉酶，若淀粉酶正常且无明显的症状体征者，可于次日进食清淡流质食物，如米汤、面汤等。逐步过渡至低脂半流质食物，1 周后可恢复正常饮食。

（3）做好心理护理，建立良好的护患关系，以利于观察并发症，促进患者康复。

2. 鼻胆管的护理

（1）留置鼻胆管的目的是降低胆管内压力，引流胆汁及残余碎石，解除胆道梗阻。

（2）术后应告知患者及其家属留置鼻胆管的目的和重要性，注意保护引流管，翻身及下床活动时应妥善固定，将鼻胆管固定于鼻翼及耳郭，注意留有足够体外鼻胆管长度，便于患者活动，避免牵拉引流管，防止引流管脱出、打折、扭曲。做明显标记，便于观察导管有无脱出。保持鼻胆管引流通畅，每日更换引流袋，观察并记录引流液的性状、颜色、量。及时发现问题，告知医生，并遵医嘱进一步治疗。

（3）鼻胆管放置不宜超过 1 周，引流数日后，如患者体温、血常规、血淀粉酶等正常，无腹痛、腹胀，黄疸消退，3 天后即可拔管。如胆汁量过多则要延长引流时间，胆管内有残余结石则需行胆道造影。

（4）鼻胆管引流期间应做好鼻腔护理，保持鼻腔的清洁与舒适。

第十五节　超声内镜引导下介入治疗护理配合

超声内镜检查术（endoscopic ultrasonography，EUS）是集内镜与超声于一体的检查技术，内镜可以直接观察腔内黏膜表面，同时进行实时超声扫描，可以明确病变部位、病变性质、病变累及的消化道管壁层次、病变周围及邻近脏器与组织受累情况（图 6-15-1）。随着消化内镜技术的不断发展，超声内镜检查技术和设备的不断更新，超声内镜引导细针穿刺抽吸 / 活检术（endoscopic ultrasound-guided fine needle aspiration/biopsy，EUS-FNA/B）、超声内镜引导腹腔神经丛损毁术（endoscopic ultrasound-guided celiac plexus neurolysis，EUS-CPN）及碘粒子置入术已被广泛应用于临床。超声内镜引导下各种介入性操作不仅要求操作医生具备相当

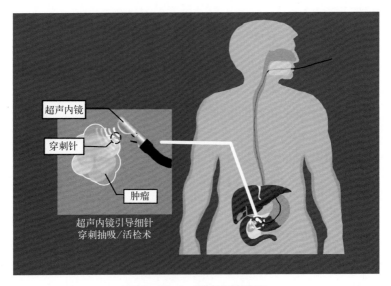

超声内镜

穿刺针

肿瘤

超声内镜引导细针
穿刺抽吸/活检术

图 6-15-1　超声内镜诊疗

水平的内镜、超声影像学及解剖学知识，同时需要有专业内镜护士做好术前准备、术中配合、术后护理。

内镜超声引导细针穿刺抽吸 / 活检术，是在超声内镜所显示的超声图像引导下，通过细针穿刺吸取或切割收集病变组织，进行病理学、细胞学等化验分析的技术，本节主要介绍内镜超声引导细针穿刺活检术的护理配合（图 6-15-2）。

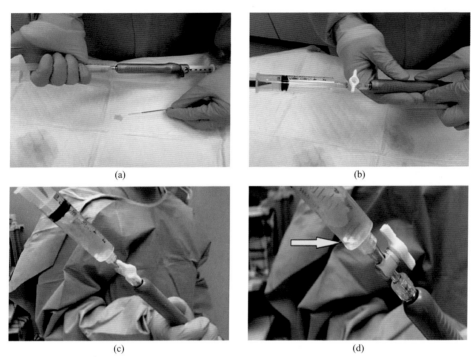

(a)　　　　　　　　　　　　　(b)

(c)　　　　　　　　　　　　　(d)

图 6-15-2　EUS-FNA/B

一、适应证

（1）消化道黏膜下肿物或肠壁外肿物。

（2）淋巴结定性及确定临床分期。

（3）消化道毗邻脏器——肝、胆、胰腺上的病变。

二、禁忌证

（1）上消化道大出血处于休克等危重状态。

（2）临床可疑消化道穿孔。

（3）严重心肺疾病、脑卒中急性期等无法耐受检查。

（4）有出血倾向，凝血功能异常，或合并胸腹主动脉瘤等疾病。

（5）腔内腐蚀性损伤的急性期。

（6）重度食管狭窄、高度脊柱畸形等。

（7）巨大食管憩室、重度食管静脉曲张。

（8）精神疾患或严重智力障碍等无法配合检查。

三、术前准备

（一）患者准备

穿刺当日禁食、禁水 6h(同胃镜检查)；如行麻醉下检查，其要求同麻醉下上消化道内镜检查。

（1）停用阿司匹林肠溶片、华法林、低分子肝素等对凝血功能有影响的药物；患者检查前行凝血功能、血常规、血生化检查。

（2）询问患者有无心脑血管疾病、药物过敏史等，如有以上情况术前应及时与检查医生取得联系。

（3）检查前取下活动性义齿，以免误吸、误咽；向患者做好解释工作，减轻其紧张情绪，以取得患者配合。

（4）讲解检查中配合要点，如超声内镜进入食管入口时做吞咽动作，恶心时做深呼吸。

（5）术前完善 CT、MRI，必要时先行胃镜及环扫超声内镜检查。

（6）检查前充分向患者及家属交代穿刺相关风险及并发症，获取其知情同意，并签署知情同意书。

（7）患者检查当天由直系亲属陪同。

（二）术前用药

（1）操作前 15～20min 服用去泡剂。

（2）术前 5～10min 含服利多卡因胶浆，含于咽部 1min 后缓慢咽下。

（3）因穿刺时间长，患者耐受度较差，故内镜下穿刺操作常于麻醉或镇静下进行。须按麻醉内镜检查要求准备，术前应对患者进行静脉留置针穿刺，一般选用右手大血管。

（三）器械准备

（1）超声主机准备　主要有 EU-M30、EU-M2000、EU-C2000、Aloka-Prosoundα5、Aloka-Prosoundα10、EU-ME 1/EU-ME 2（OLYMPUS，JAPAN）。

（2）穿刺用超声内镜　一般常用线阵扫描型超声内镜。目前常用的有 GF-UC2000P-OL5、GF-UCT2000-0L5、GF-UCT240-AL5、GF-UCT260AL5、GF-UE260-

AL5（OLYMPUS，JAPAN）。注意：使用前需将超声内镜连接主机和图像处理器，调试功能，确保内镜功能良好、图像清晰。

（3）水囊安装　根据需要安装超声内镜水囊。

① 将水置于专用推送器中，使其大孔径一端橡皮圈卡到超声内镜前端小凹槽内，最后拔出推送器将水囊小孔径一端橡皮圈卡到超声内镜前端小凹槽内。

② 安装完毕后按压注水按钮向水囊内注无气水，使水囊直径在3cm以内。如发现水囊边缘渗水可调整水囊位置，如有漏水应重新更换，如水囊注水后出现明显偏心状态，可用手指指腹轻轻按压校正。同时注意水囊内有无气泡存在，若有气泡存在，应将超声内镜头端部朝下，反复吸引、注水将水囊内气泡吸尽。

（4）穿刺针　常用穿刺针有 OLYMPUS、WILSON COOK 等品牌。

① OLYMPUS 穿刺针型号。EUS-FNA：NA-220H-8022；EBUS-TBNA：A-201SX-4022 等。

② WILSON COOK 穿刺针型号。EUS-FNA：ECHO-3-22；EUS-FNA（Procore）：ECHO-HD-22-C；EBUS-TBNA：ECHO-HD-22-EBUS-O 等。

（5）其他物品　装有生理盐水 10mL、5mL 注射器各 2 个，无菌手套，无菌穿刺包（无菌布、中单）。

（6）收集标本物品　10% 中性福尔马林、防漏标本瓶、细胞液基标本瓶、无菌针头、防脱载玻片（载玻片上需标有患者姓名、病案号、部位序列号）、95% 乙醇。

（7）辅助人员　器械护士、巡回护士。

四、术中配合

随着内镜穿刺技术的不断发展，内镜下穿刺技术的分类也有很多种，目前常用的有 3 种，即慢针抽吸法、负压抽吸法、湿式穿刺法。

（一）慢针抽吸法

（1）打开穿刺包戴无菌手套，取出无菌中单铺至操作台，一巡回护士备抽满生理盐水注射器 5mL 一支及穿刺针。

（2）协助测量病灶大小，计算穿刺距离，选择规格适宜的穿刺针。

（3）将穿刺针外鞘管至刻度 0 并递交给医生，协助取下内镜活检阀门，将穿刺针缓慢经活检钳道插入，待针鞘完全插入后旋转末端固定于内镜活检口处，刻度朝向医生。

（4）协助医生开启超声多普勒，了解病灶周围血流分布，避开血管，选择最佳的穿刺路径，根据病变情况调节外鞘管长度，根据病变范围调节进针长度。

（5）穿刺至肿瘤组织后，护士拔出针芯约2cm，在医生穿刺的同时将针芯缓慢拔出并形成微小负压，拔针芯的速度与穿刺速度一致，待穿刺结束时针芯同时被拔出，约穿刺20次，穿刺结束后医生将穿刺针外鞘管调至刻度0，护士取下穿刺针。

（二）负压抽吸法

（1）详细护理配合（1）～（4）项同慢针抽吸法。

（2）穿刺至肿瘤组织后，护士先将针芯往里推后再拔出，迅速连接并打开负压注射器，观察有无新鲜血液流出，如有则判定穿刺针头位于血管内，应重新选择穿刺点进行穿刺，如无则判定穿刺针头端位于肿瘤组织内。

（3）协助医生在病变处反复穿刺，穿刺结束后关闭负压，医生将穿刺针外鞘管调至刻度0，护士取下穿刺针。

（三）湿式穿刺法

原理是采用无菌生理盐水代替空气，达到针尖抽吸压力大的效果。

（1）详细护理配合（1）～（4）项同慢针抽吸法。

（2）检查负压注射器有无缺损，将负压注射器内抽3mL生理盐水，排净空气备用。

（3）穿刺至肿瘤组织后，护士将穿刺针芯拔出，负压注射器接在穿刺针上，将注射器中的盐水灌入针孔内，至针尖出一滴盐水止，关闭负压注射器，按需将负压注射器抽至相应刻度（5～10mL）。观察负压空针内有无新鲜血液流出，如有则判定穿刺针头位于血管内，应重新选择穿刺点进行穿刺；如无则判定穿刺针头端位于肿瘤组织内，协助医生反复穿刺，穿刺结束后关闭负压，医生将穿刺针外鞘管调至刻度0，护士取下穿刺针。

五、标本收集

标本收集在穿刺整个过程中，起着至关重要的作用，一般分3种检验方法，即涂片、病理、细胞学检查。医生根据穿刺收集标本的量来确定穿刺的次数。

（1）标本的收集由巡回护士协助医生在无菌台面完成。

（2）协助医生将穿刺针芯送回穿刺针管道内，将穿刺物推送少许至载玻片上，医生一般采取涂抹式，用无菌针头以标本为中心进行画圆式涂抹，半干燥后放入盛有95%乙醇溶液的载玻片收集瓶内。

（3）组织条收集至含有10%中性福尔马林的病理瓶内。

（4）组织液收集在细胞液基瓶内。如果负压空针内有穿刺物，推入细胞液基瓶中送实验室进行细胞学分析。

六、术后护理

（1）患者护理 用平车将患者推至复苏室内，给予输液、吸氧，监测血压、脉搏、呼吸，观察患者有无腹痛、腹胀等症状。向患者及家属交代术后注意事项，如卧床休息，禁食、禁水24h以上等。待患者完全清醒、生命体征平稳后离开。

（2）严密观察患者生命体征 术后1h内每15min测量一次体温、脉搏、呼吸、血压，然后每30min测量一次，直至患者清醒。

（3）注意观察有无并发症发生 如截瘫、肠缺血性坏死、气胸、腹胀、腹泻、体位性低血压、感染等。

第十六节 小肠镜下介入治疗（止血、息肉切除术、异物取出、注射标记）

目前，由于双气囊小肠镜（double-balloon enteroscope，DBE）和胶囊内镜检查术（capsule endoscopy，CE）的快速发展，小肠检查作为消化道内镜诊治的盲区也消除了。该技术使得占消化道全长3/4的小肠如同胃和结肠一样可在镜下直视，使以往一些需要外科手术或腹腔镜治疗的小肠疾病得以在小肠镜下实施微创治疗。近年来，多项DBE下的微创介入治疗技术已在临床实施，包括止血、息肉电切、小肠异物内镜下取出、小肠内镜下注射标记等。本节主要介绍小肠镜下常见介入治疗的护理配合。

一、适应证

（1）止血术适应证 适用于常见的小肠出血，如广泛黏膜下渗血、多发血管畸形等。

（2）息肉切除术适应证 常用于切除小肠息肉，如增生性息肉、错构瘤息肉、炎性息肉和出血性息肉等。

（3）异物取出术适应证 ①异物位于十二指肠降段以下及回肠末端近端；②异物未穿透消化道管壁或刺入壁外血管，X线检查未提示小肠穿孔征象。

（4）注射标记适应证 ①外科手术前需内镜定位病变部位；②小肠镜口肛侧检查汇合定位。

二、禁忌证

同小肠镜检查禁忌证。

三、术前准备

1. 患者准备

常规按麻醉内镜检查要求准备。

（1）停用阿司匹林肠溶片、华法林、低分子肝素等对凝血功能有影响的药物；患者检查前完善心电图、凝血功能、血常规、血生化检查。

（2）询问患者有无心脑血管疾病、药物过敏史等，如有以上情况术前应及时与检查医生取得联系。

（3）检查前取下活动性义齿以免误吸、误咽；向患者做好解释工作，减轻其紧张情绪以取得患者配合。

（4）检查前充分向患者及家属交代治疗相关风险及并发症，获取其知情同意，并签署知情同意书。

2. 药物及器械准备

（1）药物　去甲肾上腺素、肾上腺素、凝血酶溶液、0.9% 氯化钠注射液、10% 氯化钠溶液、蒸馏水、亚甲蓝、靛胭脂、纳米碳悬浮液、印度墨汁等。

（2）内镜及设备（图 6-16-1）　小肠镜（常见型号有 EN-450T5、EN-450P5）、双气囊小肠镜专用外套管。

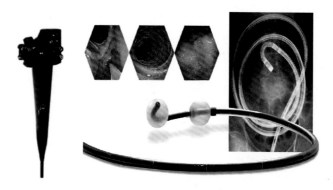

图 6-16-1　双气囊小肠镜

（3）辅助器械　一次性内镜注射针、圈套器、金属夹、高频止血钳、氩气导管、热活检钳、高频电设备、喷洒导管、异物钳、网篮或网兜。

3. 其他

内镜主机及消化道内镜检查基础用物（同胃肠镜检查用物）。

四、术中配合

如图 6-16-2 所示为双气囊小肠镜及其操作原理示意。

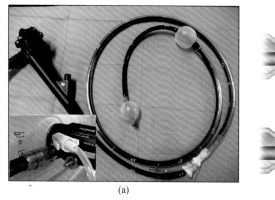
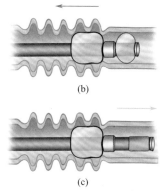

(a)　　　　　　　　　　　　　　　(b)
(c)

图 6-16-2　双气囊小肠镜及其操作原理示意

（一）内镜下小肠镜止血术的配合

1. 药物喷洒止血

其原理是在内镜直视下喷洒各种止血药以达到止血的效果，适用于病灶渗血的处理，对于出血量大且视野不清者，也可用于预处理使视野清晰，便于实施后续的相应处理。具体方法为双气囊内镜检查确定出血部位、病变性质、病变范围及有无活动性出血，见活动性渗血病灶后先冲洗表面渗血血块，随后在内镜直视下向出血灶喷洒止血药物，如去甲肾上腺素（4mg/50mL）或凝血酶溶液（5000U/40mL）。注意：护士在协助医生进行递送喷洒管时，切记勿折叠导管；喷洒时保持匀速喷洒，切忌大力喷洒，防止药物溢出和喷溅。

2. 氩等离子体凝固术

按医生要求调整好参数，将氩气导管经内镜活检管道递送，当导管从活检孔伸出到内镜前端时，在距出血部位3～5mm处进行APC治疗，直至组织发白凝固、出血停止；观察数分钟，确认渗血停止。注意：操作过程中，切勿折损氩气导管。

3. 电凝止血

协助医生完成双气囊内镜检查，确定出血部位、病变性质、病变范围及有无活动性出血；冲洗病灶，充分暴露病灶；保证高频电发生器和电极连接正确，插入电凝电极（如电凝探头或高频止血钳等）使之伸出内镜前端，探头对准出血灶，轻压病灶中心，反复电凝数次直至局部黏膜凝固发白、出血停止；冲洗创面，观察1～2min确定出血停止即可。

4. 注射止血

协助医生完成双气囊内镜检查，确定出血部位、病变性质、病变范围及有无活动性出血；冲洗病灶，充分暴露病灶；插入注射针至出血灶，轻轻刺入出血灶周围黏膜下层，缓慢注射肾上腺素溶液，至局部组织隆起发白；冲洗创面，观察

1~2min 确定出血停止即可。注意：注射前要排气，注射时应有一定的阻力，否则提示注射针可能穿透小肠壁至腹腔。

5. 物理止血

物理止血是利用金属止血夹对出血血管进行钳夹或对其周围组织夹闭缝合时所产生的机械力达到止血目的。协助医生完成双气囊内镜检查，确定出血部位、病变性质、病变范围及有无活动性出血；冲洗病灶，充分暴露病灶；将止血夹插入活检孔道至出血灶处，对准出血部位后释放止血夹，冲洗创面，观察 1~2min 以确定出血停止。必要时可使用多枚止血夹以保证止血效果。注意：使用止血夹时，避免暴力操作，防止切割损伤小肠黏膜或肠壁，避免引起出血和穿孔等并发症。

（二）内镜下小肠息肉切除术的配合

（1）定位 协助医生完成双气囊内镜检查，观察息肉，冲洗息肉表面（必要时加去泡剂）黏液，进行染色等。

（2）黏膜下注射 正常小肠黏膜厚度仅为 3~4mm，直接圈套和灼烧切除易造成小肠穿孔或迟发性穿孔，因此应在黏膜下注射后再行 EMR 切除。

（3）电切 根据息肉大小选择合适规格的圈套器或热活检钳；圈套器套取息肉后，收紧，配合医生完成切除。必要时也联合其他器械（热活检钳、尼龙绳套扎器等）切除。

（4）标本收集 协助医生采取合适方法收集息肉标本。较小息肉可利用纱布在吸引管道口收取；较大息肉可利用网篮或网兜套取后随镜取出。息肉较多时，可利用外套管气囊固定肠道后，更换常规内镜分次取出。

（三）内镜下小肠异物取出术的配合

（1）定位 协助医生完成双气囊内镜检查，发现异物即停止进镜，同时观察异物所在部位、大小、形态、数目、有无嵌顿、有无引起黏膜损伤等，从而确定取出异物的最佳方案。

（2）异物抓取 协助医生选用合适器械抓取异物，抓取时力求抓牢，圈套或钳夹异物时常选择异物的边缘，使异物的长轴与肠管纵轴、镜身一致。

（3）异物取出 将异物拉至外套管内，将外套管、内镜、异物一并拉出，若不能将异物拉至外套管内，则要缓慢退镜，使异物跟随内镜拉出。

（四）小肠镜下注射标记术的配合

如图 6-16-3 所示为双气囊小肠镜注射标记术示例。

（1）定位 协助医生完成双气囊内镜检查，循腔进镜，边观察边进镜，当医生无法继续进镜或发现病变部位后停止进镜。

（2）注射 将注射针从活检孔道送入，穿刺需标记部位的黏膜下层，先注入微量空气，见到有黏膜下隆起后，连接装有染色剂（推荐使用纳米碳混悬液）的注射器，注入标记液，注射结束后，退出注射针，观察注射处有无出血。注意：因小肠壁薄，应防止深部注射和加压快速注射；需要先注气确保有黏膜下隆起后才可继续注入染色剂，否则可能会注入腹腔或溢液影响肠腔观察。

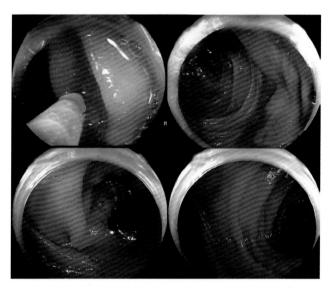

图 6-16-3　双气囊小肠镜注射标记术示例

五、术后护理

（1）治疗完毕后，转运患者至复苏室观察，密切关注患者生命体征，待完全苏醒后转运回病房。

（2）术后严密观察患者有无腹痛、便血等情况，一旦发生出血、穿孔等情况，须及时联系医生对症处理，必要时行急诊外科手术干预。

（3）出血及息肉切除患者须禁食 1～2 天，根据情况逐渐由流食过渡到正常饮食；异物取出患者如无特殊不适，可正常饮食。

第十七节　经皮内镜胃造瘘术护理配合

经皮内镜胃造瘘术（percutaneous endoscopic gastrostomy，PEG）是在内镜辅助下使用非手术的方法建立经皮穿刺进入胃腔的通路，并在胃内放置胃造瘘管，利用造瘘管进行肠内营养输注或进行姑息性胃肠减压的一种内镜技术。PEG 操作具有简单易行、创伤小、恢复快、并发症少、经济实惠等优点，适合长期肠内营养，并且可提高患者的生活质量。

一、适应证

（1）中枢神经系统疾病（如脑卒中、脑外伤、植物人状态等）导致吞咽障碍。

（2）头颈部肿瘤（鼻咽、口腔）放疗或手术前后。

（3）食管穿孔、食管瘘、食管广泛瘢痕形成。

（4）呼吸功能障碍行气管切开、气管内插管，需长时间管饲。

（5）有正常吞咽功能，但摄入不足，如烧伤、获得性免疫缺陷综合征（AIDS）、厌食、骨髓移植后。

（6）胆汁引流肠道再利用（有胆外瘘、胆汁外引流）。

（7）腹部手术后胃瘫、胃肠郁积。

（8）重症胰腺炎、胰腺囊肿、胃排空障碍（空肠营养管）。

（9）各种原因所致持续、顽固呕吐（肿瘤化疗等）。

（10）恶病质等其他不能进食疾病。

二、禁忌证

1. 相对禁忌证

（1）活动性胃炎、消化性溃疡。

（2）既往腹部手术史。

（3）胃静脉曲张、门静脉高压症、腹水。

（4）脊柱后凸、脊柱畸形。

（5）腹膜透析治疗。

（6）胃腔过小、巨大裂孔疝。

（7）严重精神病、神经性厌食。

（8）内镜检查时无法清楚识别胃壁。

2. 绝对禁忌证

（1）无法纠正的凝血功能障碍。

（2）明确的腹腔脏器增大。

（3）严重的腹膜炎。

三、术前准备

（一）患者准备

（1）了解患身体状况、生命体征、既往史、过敏史，完善常规检查，尤其是凝血功能的检查。

（2）向患者及家属讲明手术的必要性和风险性及手术的成功率，取得家属的理解和同意后，签署手术同意书。

（3）术前 12h 禁食，6h 禁饮。鼻饲患者此时间段内停止鼻饲。

（4）局部麻醉的患者置管前向患者解释 PEG 的目的、方法及注意事项，告知术中可能出现恶心、腹痛、腹胀等不适，可以通过深呼吸缓解，向其介绍配合术者置管的方法，以消除其紧张、恐惧心理。

（5）建立静脉通道，保持静脉通路畅通。不宜全身麻醉的、清醒且有吞咽功能的患者术前 10min 口服局部麻醉药。遵医嘱适量应用镇静剂及解痉剂。

（6）患者体位　通常先取左侧位进镜，穿刺置管时转为仰卧位，头胸部抬高 45° 以防止误吸。还要充分暴露胸腹部，选择置管穿刺的位置时，应该注意避开外科手术的瘢痕，瘢痕可能会使置管困难。

（7）备齐急救药品，确保各种抢救及检查仪器性能良好。

（二）器械准备

（1）常规物品　同胃镜检查常规准备设备。

（2）PEG 器械包　一次性 PEG 造瘘包内含无菌物品有造瘘管、穿刺针、手术切开刀、弯钳、缝合针和缝线、圈套器、润滑油、洞巾、纱布、棉球、剪刀。

（3）其他器械　治疗台、治疗车、利多卡因、5mL 注射器、皮肤消毒剂、消毒棉签、抗生素软膏、胶带、记号笔、两路吸引装置、氧气装置、心电监护仪。必要时准备好无菌止血钳和剪刀。

（三）环境准备

诊疗室内光线调节功能正常，腹壁穿刺定位点需要借助内镜灯光来确定。

四、术中配合

（一）患者监护

（1）给予患者持续低流量吸氧，有效提高其血氧饱和度，减少心肺意外的发生。

（2）密切观察患者神志、面色及生命体征等情况以及手术过程中的反应，及时向术者报告患者生命体征的变化；安慰鼓励患者使其配合，保证治疗顺利完成。

（3）根据术者指令协助患者调整体位；及时吸引口腔分泌物，防止误吸。

（二）PEG 操作步骤与配合

如图 6-17-1 所示为 PEG 置管术操作示意。

（1）术前物品检查　检查造瘘包的完整性及有效期。查看造瘘包内的物品是否齐全，备齐造瘘所用物品。

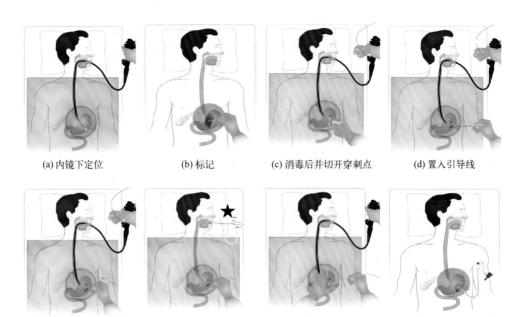

| (a) 内镜下定位 | (b) 标记 | (c) 消毒后并切开穿刺点 | (d) 置入引导线 |
| (e) 经内镜取出引导线 | (f) 体外将PEG管与引导线固定 | (g) 经穿刺点拉出PEG管 | (h) 体外留置合适长度并固定 |

图 6-17-1 　PEG 置管术操作示意

（2）铺无菌台　打开 PEG 包，将所需器械依次排放好，注意无菌操作。

（3）定位　按常规进镜，并向胃内注气，因注气使胃腔充盈，胃前壁与腹壁紧密接触；将室内灯光调暗，根据胃镜在腹壁的透光点，用手指按压后部腹壁，胃镜下可见到胃前壁压迹。一般穿刺部位选择在左上腹距左肋缘下 4～8cm 处，以体前壁为佳，该区域血管也较少。触诊腹壁，确认没有脏器阻挡胃的穿刺通道。

（4）标记穿刺点　用皮肤消毒剂消毒整个腹部，戴无菌手套，从穿刺点向腹壁各层注入局麻药物（2% 利多卡因），在腹部铺好无菌孔巾，漏出穿刺点。

（5）穿刺置管　协助医师在皮肤穿刺点做小切口（约 0.5～1cm）直至皮下，将 PEG 套管穿刺针从切口处垂直刺入胃腔，退出针芯，沿套管插入环形导丝进入胃腔。

（6）导丝牵引　护士将 PEG 包内配套圈套器递予术者，术者经胃镜活检孔插入圈套器至胃腔，在胃腔内套紧环形导丝，将胃镜连同圈套器和环形导丝一起从口腔退出。

（7）造瘘管牵引　协助医师将环形导丝与造瘘管前端导管的环形导丝连接（呈"8"字形环扣）。

（8）造瘘置管　协助医师牵拉腹壁外的导丝，在胃镜的直视下，缓慢将造瘘管经口送入胃腔并经腹壁开口处轻轻拉出，直至造瘘管蘑菇头紧贴胃壁。

（9）体外固定　协助医师将腹壁外造瘘管留出适当长度（13～15cm）后剪断，

用硅胶腹壁固位盘片将造瘘管导管固定在腹壁，再用无菌敷料覆盖在切口处，最后用胶带加固，必要时可用腹带包扎辅助恢复，连接调节开关及三通接头即可。全程注意无菌操作，防止术后切口感染。

五、术后护理

（一）患者护理

（1）术后患者保持头部抬高或侧卧位直到完全清醒。

（2）术后遵医嘱适当应用抗生素及止血药物。

（二）PEG 管饲护理

（1）初次管饲时间　患者清醒后，首次管饲应在术后 6～12h 进行。管饲前须先注入 50mL 温凉生理盐水（35～40℃为宜），管饲后 4h 再次注入 50mL 温凉生理盐水冲洗管道。如无不适，可管饲营养液。昏迷患者应在 24h 后进行管饲，并注意管饲速度。

（2）管饲体位　清醒患者取坐位或半卧位，昏迷患者抬高床头 30°，以防止食物反流和吸入性肺炎。

（3）管饲物　宜采用半流质或流质食物，从流质食物到半流质食物，酸碱食物要隔开，避免化学反应致结晶堵塞管路。

（4）管饲的量和间隔时间　每次管饲前要确认造瘘管是在胃内，须判断胃内有无潴留物。管饲量为 100～300mL，注意要少量多餐，间隔 4～6h 1 次，管饲前后要注入 30～50mL 温开水，保障管路通畅。

（5）注意事项　每次在管饲前应用 50mL 注射器抽吸，以检查胃内食物潴留情况。如果食物潴留超过 50mL，就不应再注入食物，并且报告术者。

（6）管饲注射器的处理　使用温水充分灌洗注射器，并将其风干，妥善储存备下次使用。

（三）伤口的护理

（1）造瘘术完成后，切口的无菌敷料在 24h 内应每 4h 检查 1 次，如有脓性或血性分泌物污染，应及时更换。术后 2 周内伤口局部用皮肤消毒剂消毒，用无菌纱布覆盖，隔天换药一次，直至造瘘管周围切口闭合，没有分泌物排出。

（2）窦道形成后，每天用棉签或小块纱布蘸取柔和的肥皂和温水由里至外做环形运动清洁瘘口，清洁后再用皮肤消毒剂消毒伤口周围。

（3）每次管饲均应检查伤口周围有无异常压痛或红肿等迹象。

（4）保持造瘘口周围皮肤清洁、干燥，防止感染。

（四）PEG 导管的护理

（1）妥善固定 PEG 导管，严防脱落。

（2）保持 PEG 管通畅，每次灌注营养液后用温开水冲洗导管，如需喂饲药物，必须充分捣碎溶解后方可注入，并用温开水冲洗导管。

（3）长时间停止喂养时，至少每 8h 应冲洗 PEG 导管 1 次以防堵塞。

（4）需要长期置管者，应定期更换，每 7～12 个月更换 1 次。

（五）健康指导

（1）指导并培训患者或家属如何喂饲；对于意识欠清患者，嘱家属注意防止非计划拔管。

（2）指导并培训家属及患者如何识别并发症，一旦患者有呛咳、发热、局部皮肤感染、意外脱管等应立即就诊，以免造成严重的不良后果。

（3）嘱咐患者及家属要定期到医院复查及按时更换新的导管。

第十八节　内镜下抗反流黏膜切除术

内镜下抗反流黏膜切除术（anti-reflux mucosectomy，ARMS）是一种内镜微创新技术，其针对一过性食管下括约肌松弛这一主要致病机制，巧妙利用 ESD/EMR 术后创面瘢痕组织增生及收缩的现象，通过使用 ESD/EMR 技术切除食管齿状线上下约 3cm 的新月形黏膜，诱导贲门附近瘢痕形成，从而缩紧贲门，增加食管下括约肌压力，重塑抗反流阀瓣，从而达到减少反流的目的（图 6-18-1）。ARMS 手术方式有以下优点：其一，ESD/EMR 是内镜治疗技术中成熟度高的通用技术，与内镜下腔内折叠术、黏膜缝合术及 Stretta 射频消融术等治疗方法相比，无须用专用或特殊器械。其二，手术风险低、并发症少，该术式只剥离黏膜层，与外科手术相比，该术式不会改变胃食管结合部解剖结构；与磁力珠放置、黏膜下层置入各种材料的假体相比，不会在体内遗留任何异物，因此，术后潜在并发症风险低。

一、适应证

（1）具有反流症状、经胃镜或 24h 食管 pH 值监测证实为胃食管反流病（GERD）。

（2）质子泵抑制剂规律治疗 8 周疗效欠佳或不愿长期服药。

二、禁忌证

（1）曾接受过胃底折叠术等外科手术治疗，正常解剖结构已改变。

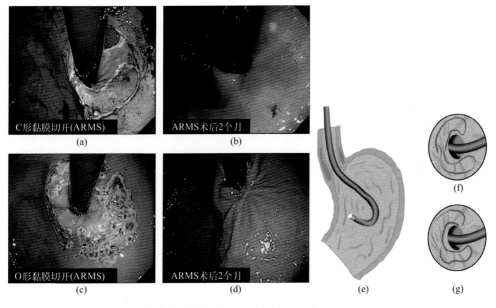

图 6-18-1　ARMS 手术示例与示意

（2）食管裂孔疝直径＞ 3cm。

（3）严重心肺疾病无法耐受手术。

（4）其他上消化道检查禁忌证。

三、术前准备

（一）患者准备

同 ESD 手术。

（二）器械物品准备

同上消化道内镜检查。

（三）手术器械

同 ESD/EMR 手术。

四、术中配合

（一）患者体位

同 ESD 手术。

（二）手术步骤与护理配合

1. 标记

协助医生完成内镜检查，观察目标范围内黏膜情况，确认有无糜烂、溃疡及出血，如无特殊，协助医师使用内镜用高频电刀于拟切除范围进行电凝标记。注意：根据不同高频电设备选择合适电凝参数，标记过程切勿推出刀头，以免损伤黏膜及误伤食管和胃底。

2. 黏膜下注射

完成标记后，协助医生选用合适的内镜用黏膜注射针和黏膜下注射液（配制方法同 ESD 手术），于标记点外侧黏膜下多点注射，至黏膜充分抬举。注意：黏膜下注射液宜选用维持时间长的溶液，同时联合指示剂（推荐使用亚甲蓝注射液）进行合适浓度配制；注射时须观察黏膜隆起情况，连续注射时要采用合适注射速度和力度，避免黏膜注射不均导致黏膜破损，延长手术时间。

3. 黏膜切开

黏膜下注射完成后，协助医师，使用内镜下高频电刀于标记点外侧环形切开黏膜，并逐步剥离黏膜下层至贲门及小弯侧 1/2～3/4 环周黏膜完全剥离，保留大弯侧 1/4～1/2 环周黏膜，黏膜剥离长度以 3cm 为宜（食管侧 1cm、贲门处 2cm），呈现新月形；如使用圈套器进行 EMR 术，则行分片切除以上范围（切除贲门近 2/3 环周）黏膜。注意：切除过程中，以电刀或圈套器进行电凝止血处理即时活动出血点和小血管，以防术后出血。

五、术后护理

1. 病情观察

术后严密观察病情，如出现胸痛、腹痛、呕血、便血等情况，须立即通知医生处理，必要时行急诊内镜处理或外科手术干预。

2. 饮食与活动

术后禁食 24～48h，卧床休息；根据患者一般情况，如无特殊由流质食物（3 天）恢复到软质食物（1 周）；术后 2 周内禁食易引起反酸、呕吐等食物，1 个月内禁食粗纤维食物，防止伤口愈合不良引发出血。

3. 药物治疗

遵医嘱给予质子泵抑制剂治疗 3 天、抗生素治疗 1 天以及营养支持治疗。患者离院后仍须口服质子泵抑制剂及黏膜保护剂 2 个月。

4. 随访与复查

患者出院后，须观察自己持续性胸痛、腹痛、呕血、黑便等情况，出现上述情况须及时就诊。术后 3 个月至半年须复查内镜、24h 食管 pH 值以及进行胃食管反流病自测量表（Gerd Q 量表）评分。

第十九节　胃镜下胃石碎石取石术护理配合

胃石症即存在于胃内的结石，由于摄入某种植物成分及某些矿物质（如碳酸钙制剂、铋剂等），或误吞入毛发、异物，在胃内凝结成团块。根据其病变来源主要分为植物性胃石、毛发性胃石、药源性胃石和奶源性胃石。既往已有研究已证实碳酸饮料作为一线治疗药物对植物性胃石症的安全性与有效性，经碳酸饮料治疗后胃石仍未缩小或症状未减轻者可行胃镜下机械碎石。胃镜下碎石取石术是通过一系列治疗器械（包括手动碎石设备及专用圈套器、电动液压碎石设备等）进行碎石后再行取石的内镜技术。本节主要介绍植物性胃石行内镜下手动碎石及取石的护理配合。

一、适应证

各种原因导致的胃内结石，主要见于空腹进食柿子、软枣、山楂、糯米糕等。

二、禁忌证

严重的心肺疾病不能耐受胃镜；脊柱严重畸形；胃石过大无法碎石；伴有结石相关溃疡出血；毛发性结石（因碎石困难）。

三、术前准备

（一）患者准备

（1）术前禁食 6～8h 以上。必要时可先行可乐溶石治疗 2～3 天。

（2）完善患者血常规、凝血功能、心肺功能、CT 等检查。

（3）评估患者的病程、饮食史、既往病史。

（4）向患者及家属讲解治疗方法、效果、可能的并发症及处理方法，取得患者及家属的有效配合并签署知情同意书。

（二）器械准备

（1）基础设备及附件　胃镜、内镜工作站、心电监护仪、氧气装置、负压吸引装置、麻醉相关设备。

（2）治疗附件　内镜下手动碎石器及加压手柄、内镜下碎石套圈内芯（不同尺寸大小）、碎石网篮、取石网篮及网兜、各类型金属夹等。必要时备高频设备及止血器械。

（3）其他　急救相关设备及物品、药品。

四、术中配合

（一）患者护理

（1）核对患者基本信息及诊疗项目，核查检查资料，确认知情同意书签署情况。

（2）患者于术前30min口服去泡剂，术前5～10min口服2%利多卡因胶浆。

（3）再次向患者说明检查目的和过程，并交代术中注意事项，解除患者焦虑和恐惧，取得合作。

（4）患者取左侧卧位，头部垫适宜的枕头，解松领扣和裤带，使头略向后仰，使咽喉部与食管成一直线。取下活动义齿及眼镜，颌下铺防水垫巾并放置口垫。

（5）患者拟行麻醉下内镜碎石取石术，术前准备同麻醉内镜检查的要求。

（二）术中操作配合

基本步骤同内镜下异物取出，须注意对于不同大小的胃石需要重复操作数次，忌暴力操作和盲目配合。图6-19-1所示为胃镜下胃石碎石取石示例。

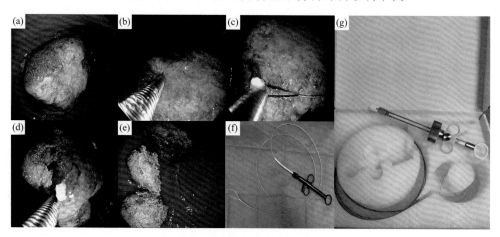

图6-19-1　胃镜下胃石碎石取石示例
（a）内镜下估测胃石大小；（b）安装胃石碎石器并测试；（c）套取结石；（d）、（e）碎石；
（f）取石网兜；（g）碎石器（手柄＋外鞘＋内芯）

1. 进镜

协助医师插入胃镜，观察胃石位置、大小及形态，根据结石的大小和形态选择适当碎石取石器械。

2. 碎石器械选择

（1）对于体积较小、质地软的胃石可选用圈套器多次圈套碎石，再联合可乐溶石治疗以排除结石。

（2）对直径＜4cm的质地软的胃石，直接选用网篮或网兜套取后随镜取出。

（3）对直径＞4cm的质地坚硬的胃石可以先用碎石器分次机械切割，再适当使用圈套器将其进一步切割成直径2cm左右的碎块，或在胃内注射碳酸氢钠注射液溶解小结石，再用取石网篮或圈套器粉碎或取出。

3. 退器械、退镜

治疗结束，协助医生退出治疗器械及床旁预处理内镜。

（三）注意事项

胃石巨大无法套入套圈的患者，建议先喝可乐；胃石伴发溃疡，需要取活检的患者，一般在碎石之后取活检，要避免取活检时出血，出血不利于视野内的操作。

五、术后护理

（1）术后流质食物，根据患者情况可继续口服可乐。

（2）给予抑酸制剂、碳酸氢钠口服，尽量保持胃内的中性环境。避免给予铝镁制剂等胶状制剂，因其不利于结石的溶解。

（3）术后3天后复查胃镜，观察结石的消失情况。

第二十节　射频消融术护理配合

内镜射频消融术（endoscopic radiofrequency ablation，ERFA）是指在消化内镜直视下将不同类型射频消融电极贴敷于消化道扁平黏膜病变处，通过射频电流使局部组织发生凝固性坏死而消除病变的一种内镜微创治疗技术（图6-20-1）。其治疗原理是通过极性变换率很高的射频电流使病变组织升温，使细胞内外水分蒸发、组织干燥，以致蛋白质变性而发生无菌性坏死。射频治疗对神经、肌肉无兴奋刺激作用，安全性好。导线在工作中不会发热，也不会损伤内镜设备。射频治疗在实际操作中，操作简单，价格相对低廉，是一种安全、高效、经济、值得推广的治疗方法。本节主要介绍ERFA的护理配合。

一、适应证

（1）用于治疗消化道平坦型上皮内瘤变和巴雷特食管（Barrett esophagus，BE），

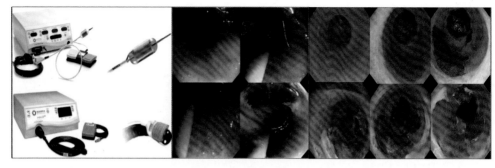

图 6-20-1　射频消融术治疗示例

局限于黏膜层病变。

（2）消化道毛细血管扩张性病变（包括胃窦毛细血管扩张症、放射性直肠炎等）。

二、禁忌证

（1）严重心肺疾病不能耐受消化内镜检查。

（2）怀疑消化道穿孔。

（3）消化道急性腐蚀性炎症。

（4）患者拒绝接受该治疗。

三、术前准备

（一）患者准备

（1）术前须完善血常规、凝血功能、心电图、胸片等检查。对服用抗凝药物的患者，须评估原发病风险，酌情停药。

（2）术前禁食 8h；术前 10min 口服西甲硅油 10mL，减少胃内黏液的附着，利于治疗时的视野清晰。患者取左侧卧位，双腿弯曲，取出义齿，松开衣领和腰带，摆好治疗体位。

（3）术前 15min 注射解痉剂，以减轻食管蠕动。注意：伴严重心脏病、胃肠道机械性狭窄、重症肌无力、青光眼、前列腺增生的患者禁用或慎用。

（4）拟行镇静 / 麻醉 ERFA 的患者，术前准备同麻醉内镜检查要求。

（二）器械及附件准备

（1）内镜及治疗附件　电子胃镜（活检管道直径 2.7～3.7mm)、射频治疗仪主机及射频导管、喷洒管、金属止血夹、一次性内镜专用注射针。

（2）药物　生理盐水、肾上腺素、去甲肾上腺素等。

（3）其他　急救设备及物品。

四、术中护理配合

（一）设备检查

射频治疗仪主机开机自检，调整好参数，将射频治疗仪的负极板贴于患者的双下肢肌肉丰富区域。

（二）定位

协助医师进行内镜检查，观察食管黏膜情况；协助医师使用喷洒管进行卢氏碘液喷洒染色以定位。

（三）射频治疗

将射频电极经内镜活检孔道插入，使消融电极及巴雷特食管黏膜上皮同时处于内镜图像的 12 点钟方向，同时向胃镜适当注气，使射频治疗电极直接接触、压迫病灶，启动脚踏开关，选择合适功率，电极于病灶表面来回或平行移动，时间 3～5s，直至病灶呈灰白色。治疗范围略大于病变范围。

（四）治疗策略

（1）全周型 BE，每 4 周进行一次治疗，共进行 2～3 次，每次治疗范围不超过食管环周的 1/2。

（2）舌型和岛型 BE 则尽量 1 次达到化生黏膜的完全凝固。

（3）BE 长度超过 4cm，以相同的治疗间隔时间分 2 次或多次进行。

（五）退镜、退器械

治疗结束，协助医生退出治疗器械及床旁预处理内镜。

（六）注意事项

（1）避免在食管蠕动、视野不清时盲目烧灼，尽量减少对正常黏膜组织的损伤。

（2）治疗过程中注意观察，患者若出现胸骨后剧烈疼痛，应暂停操作，观察病情变化以防食管穿孔。

（3）术中严密观察患者面色、呼吸、脉搏、血压变化。如果出现出血或休克应立即停止操作，配合医生进行抢救。

五、术后护理

1. 饮食护理

术后应禁食 24h，适当静脉补液，根据病情逐步恢复饮食。

2. 药物治疗

术后给予抑酸制剂治疗，可应用常规剂量质子泵抑制剂，每日2次，服用2周。

3. 疼痛护理

术后疼痛的患者，可按需予以镇痛药物口服；如果不能完全缓解疼痛，可联合双氯芬酸钠栓剂予以镇痛处理。

4. 病情观察

严密观察病情，如出现胸痛、腹痛、呕血、黑便等，应及时行相关检查（如急诊胃镜、X线或CT检查）并对症处理。

参考文献

[1] 左刚，孙昱，季尚玮，等 . 结肠支架的临床应用进展 [J]. 中国实验诊学，2018, 03: 562-566.

[2] 朱佳，赵莹，孙婷，等 . 经鼻胃镜下行空肠营养管置入术的临床应用 [J]. 辽宁医学杂志，2010, 24(01): 13-15.

[3] 周艳，邵月春 . 经内镜逆行胰胆管造影的术中配合及护理 [J]. 中国实用护理杂志，2014, 30(6): 2.

[4] 周平红，钟芸诗，李全林 . 中国消化道黏膜下肿瘤内镜诊治专家共识（2018 版）[J]. 中华消化杂志，2018, 38(8): 519-527.

[5] 周磊，张旭，曹海龙 . 急性胰腺炎内镜下螺旋型鼻空肠营养管放置方法探讨 [J]. 中华全科医学，2016, 14(08): 1305-1307.

[6] 周海斌，杨建锋，吕文，等 . 3 种消化内镜介入治疗方法应用于恶性结肠梗阻外科手术前的疗效比较 [J]. 浙江医学，2021 (21): 2284-2288.

[7] 中华医学会肿瘤学分会早诊早治学组 . 中国食管癌早诊早治专家共识 [J]. 中华肿瘤杂志，2022, 44(10): 1066-1075.

[8] 中华医学会肿瘤学分会早诊早治学组 . 中国结直肠癌早诊早治专家共识 [J]. 中华医学杂志，2020, 100(22): 1691-1698.

[9] 中华医学会消化内镜学分会小肠镜和胶囊内镜学组 . 中国小肠镜临床应用指南 [J]. 现代消化及介入诊疗，2018, 23(5): 672-678.

[10] 中华医学会消化内镜学分会消化内镜隧道技术协作组，中国医师协会内镜医师分会，北京医学会消化内镜学分会 . 中国食管良恶性狭窄内镜下防治专家共识（2020，北京）[J]. 中华消化内镜杂志，2021, 38(03): 173-185.

[11] 中华医学会消化内镜学分会外科学组，中国医师协会内镜医师分会消化内镜专业委员会，中华医学会外科学分会胃肠外科学组 . 中国消化道黏膜下肿瘤内镜诊治专家共识（2018 版）[J]. 中华胃肠外科杂志，2018, 21(8): 841-852.

[12] 中华医学会消化内镜学分会食管胃静脉曲张学组 . 消化道静脉曲张及出血的内镜诊断和治疗规范试行方案（2009 年）[J]. 中华消化内镜杂志，2010, 27(01): 1-4.

[13] 中华医学会消化内镜学分会 ERCP 学组，中国医师协会消化医师分会胆胰学组，国家消化系统疾病临床医学研究中心 . 中国 ERCP 指南（2018 版）[J]. 中华消化内镜杂志，2018, 35(11): 37.

[14] 中华医学会消化内镜学分会，中国医师协会内镜医师分会，北京医学会消化内镜学分会，等 . 消化内镜隧道技术专家共识（2017，北京）[J]. 中华胃肠内镜电子杂志，2018, 35(1): 1.

[15] 中华医学会外科学分会脾及门静脉高压外科学组 . 肝硬化门静脉高压症食管、胃底静脉曲张破裂出血诊治专家共识（2019 版）[J]. 中华外科杂志，2019, 57(12): 885-892.

[16] 中华医学会肝病学分会，中华医学会消化病学分会，中华医学会消化内镜学分会 . 肝硬化门静脉高压食管胃静脉曲张出血的防治指南 [J]. 中华肝脏病杂志，2022, 30(00): 1-15.

[17] 中华人民共和国国家卫生健康委员会医政医管局 . 食管癌诊疗指南（2022 年版）[J]. 中华消化外科杂志，2022, 21(10): 1246-1268.

[18] 中国医院协会介入医学中心分会 . 食管癌支架置入临床应用专家共识 [J]. 中华介入放射学电子杂志，2020, 08(04): 291-296.

[19] 中国医师协会外科医师分会胃食管反流病专业委员会 . 成人胃食管反流病外科诊疗共识（2020 版）[J]. 中华胃食管反流病电子杂志，2021(01): 1-8.

[20] 中国医师协会超声内镜专家委员会 . 中国内镜超声引导下细针穿刺抽吸/活检术应用指南（2021, 上海）[J]. 中华消化内镜杂志，2021, 38(5): 24.

[21] 中华医学会消化内镜学分会病理学协作组 . 中国消化内镜活组织检查与病理学检查规范专家共识（草案）. 中华消化杂志，2014, 34(09): 577-581.

[22] 智发朝，山本博德 . 双气囊内镜学 [M]. 北京：科学出版社，2008.

[23] 郑丽颖 . 内镜直视下放置鼻空肠营养管的配合及护理 [J]. 中国继续医学教育，2016, 8(33): 241-243.

[24] 郑丽梅，陈治熙，陈亮任 . 不同方法治疗肝硬化并发食管胃底静脉曲张效果研究 [J]. 深圳中西医结合杂志，2020, 30(10): 2.

[25] 赵燕平，王春秀，杨谷安，等 . 经内镜逆行胰胆管造影治疗老年胆总管结石 107 例的护理 [J]. 护理与康复，2013(3): 2.

[26] 赵伟，王毓麟 . 消化内镜黏膜下注射药物相关研究进展 [J]. 国际医药卫生导报，2022, 28(05): 625-628.

[27] 赵茜茜，李中跃 .2018 年欧洲儿童胃肠病学、肝病学和营养协会波尔图炎症性肠病组关于儿童炎症性肠病内镜检查指导意见解读 [J]. 临床儿科杂志，2020, 38(05): 395-399.

[28] 赵丽霞，郑士蒙，刘丹，等 . 内镜支架置入新技术治疗幽门良性狭窄的初步观察（含视频）[J]. 中华消化内镜杂志，2021, 38(06): 483-486.

[29] 赵静，穆晓煜 . 内镜下注射组织胶硬化剂治疗食道胃底静脉曲张的护理配合及效果观察 [J]. 世界最新医学信息文摘，2020 (17): 2.

[30] 赵海英，宗晔，马海莲，等 . 内镜超声引导下弹簧圈联合组织粘合剂栓塞治疗合并自发分流道的胃底静脉曲张的临床研究 [J]. 中华消化内镜杂志，2018, 35(8): 3.

[31] 张宗明，邓海，张翀，等 . 结直肠良恶性梗阻诊治策略 [J]. 世界华人消化杂志，2017, (29): 2597-2604.

[32] 张振强，周玉良，潘祝彬，等 . 双气囊小肠镜在儿童不明原因下消化道出血中的诊疗价值 [J]. 中国医药导报，2022, 19(27): 5.

[33] 张瑞峰 . 胃镜下圈套器联合可口可乐治疗胃石症 6 例 [J]. 内蒙古医学杂志，2020, 52(06): 710-711.

[34] 张妮娜，杨天，吕瑛，等 . 内镜下抗反流黏膜切除术治疗质子泵依赖性胃食管反流病的短期疗效观察 [J]. 中华消化内镜杂志，2022 (02): 142-145.

[35] 张娜，彭春艳，张峰，等 . 肝硬化食管胃静脉曲张破裂出血行规律内镜下治疗的临床价值 [J]. 中华消化内镜杂志，2022, 39(5): 4.

[36] 中国医师协会介入医师分会 . 中国门静脉高压经颈静脉肝内门体分流术临床实践指南（2019 版）[J]. 中华医学杂志，2019, 99(45): 3534-3546.

[37] 张利，张荣春，罗辉，等 . 十二指肠恶性狭窄金属支架置入术后再次金属支架置入的影响因素研究 [J]. 中华消化内镜杂志，2015, 32(2): 92-95.

[38] 张灿灿 . 预防肝硬化食管胃底静脉曲张患者再次出血的临床护理标准研究 [J]. 中国标准化，2021 (18): 3.

[39] 张兵 . 结肠支架置入术在结肠癌性梗阻的临床应用 [J]. 中国实用医药，2019, 11: 32-33.

[40] 苑克丽，唐彤宇，李玉琴，等 . 氩离子凝固术后腹腔游离气体二例：穿孔还是积气？[J]. 中国医师进修杂志，2018, 41(2): 172-173.

[41] 袁开胜，徐伟，汪忠红，等 . 探条联合球囊扩张治疗食管胃吻合口狭窄的疗效 [J]. 中国继续医学教育，

2020, 36: 126-131.

[42] 袁芳 . 内镜黏膜下剥离术治疗消化道不同部位癌前病变及早癌的护理 . 国际护理学杂志, 2017, 36(5): 633-635.

[43] 于莲珍, 施瑞华, 凌亭生, 等 . 食管癌术后良性吻合口狭窄的内镜治疗探讨 [J]. 中华消化内镜杂志, 2005, 22(06): 404-405.

[44] 叶晓丹, 王小忠, 许选, 等 . 内窥镜直视下球囊扩张治疗对食管狭窄患者临床疗效及生活质量评分的影响 [J]. 中国医学装备, 2022, 05: 125-128.

[45] 杨寿芳, 宋雅琼 . 内镜食管扩张术及支架植入术治疗食管狭窄的护理体会 [J]. 微创医学, 2018, 05: 691-692.

[46] 杨丽, 胡祖霞, 席惠君, 等 . 一体式支架释放失败的紧急处理一例 [J]. 中华消化内镜杂志, 2019, 36(9): 694-695.

[47] 杨诚 . 内镜下高频电切术、氩离子凝固术和黏膜切除术对胃结肠息肉的治疗效果 [J]. 临床医学研究与实践, 2018, 3(15): 2.

[48] 玄君 . 内镜下综合治疗胃石症临床体会 [J]. 智慧健康, 2020, 6(04): 138-139.

[49] 许迎红, 卞秋桂, 施瑞华 . 内镜下经口隧道技术切除食管固有肌层肿瘤的护理 [J]. 实用临床医药杂志, 2015, 19(2): 16-19, 26

[50] 许田英, 李明明 . 对比内镜下机械碎石与中药排石汤治疗植物性胃石症的临床疗效 [J]. 中国医药指南, 2020, 18(06): 148-149.

[51] 许琳惠, 任建庄, 段旭华, 等 . 使用刚性引导技术行支架置入术治疗结直肠癌梗阻的疗效分析 [J]. 中华结直肠疾病电子杂志, 2020, (3): 277-282.

[52] 徐美东, 周平红, 姚礼庆, 等 . 隧道内镜治疗学 [M]. 上海: 复旦大学出版社, 2017.

[53] 徐菱遥, 杨丙信, 杨黎冰, 等 . 内镜下消化道支架置入术治疗消化道狭窄的临床效果 [J]. 临床医学研究与实践, 2020, 34: 111-113.

[54] 徐佳昕, 蔡明琰, 刘斌, 等 . 氩离子凝固术在消化内镜治疗中的应用 [J]. 中华消化内镜杂志, 2017, 34(8): 5.

[55] 徐佳昕, 李全林, 周平红 . 经口内镜下肌切开术治疗贲门失弛缓症的 "中山规范"[J]. 中华胃肠外科杂志, 2019, 22(07): 613-618.

[56] 熊英, 令狐恩强, 陈倩倩, 等 . 内镜建立食管黏膜下隧道手术技巧的经验总结 [J]. 中华消化内镜杂志, 2016, (4): 205-207.

[57] 邢玲 . 内镜下高频电切术、氩离子束凝固术及黏膜切除术治疗结肠息肉的有效性和安全性 [J]. 中国内镜杂志, 2020, 26(12): 29-34.

[58] 谢韵琴, 吴文玉 . 食管癌患者金属支架置入术的护理 [J]. 中国基层医药, 2010, 17(05): 710-711.

[59] 小山恒男, 陈佩璐, 钟捷 . 胃癌 ESD 术前诊断 [M]. 沈阳: 辽宁科学出版社, 2015.

[60] 项平, 徐富星 . 消化道早癌内镜诊断与治疗 [M]. 上海: 上海科技出版社, 2019.

[61] 席慧君, 傅增军 . 消化内镜护理培训教程 [M]. 2 版 . 上海: 上海科学技术出版社, 2022.

[62] 吴以龙 . 胃石切割碎石器治疗胃内巨大柿石症 18 例 [J]. 中华消化内镜杂志, 2011 (06): 344-345.

[63] 吴细明 . 结肠术后梗阻内镜水囊扩张和支架治疗临床研究 [C]. 第九届国际治疗内镜和消化疾病学术会议, 2008.

[64] 吴文明, 刘晓峰 . 圈套器外固定联合导丝引导法协助胃镜下鼻空肠营养管置入一例[J]. 中华消化内镜杂志, 2018, 35(12): 941-942.

[65] 吴梅, 王玉梅, 刘奇 . 胃镜下经鼻空肠营养置管术的临床效果及术后并发症发生率观察 [J]. 中国医疗器械信息, 2020, 26(09): 93-94.

[66] 吴莉君, 王巧燕, 王亚妮 .1 例内镜黏膜下隧道肿瘤剥离术致食道穿孔的观察与护理 [J]. 实用临床医药杂志, 2015, 19(14): 180-181.

[67] 吴海露，陈璐，未明，等．糖皮质激素预防食管内镜黏膜下剥离术术后狭窄效果及机制研究 [J]. 中华医学杂志，2022, 102(20): 1506-1511.

[68] 文晓冬，丁述兰，王丽青．1 例高位食管支架取出术配合及护理体会 [J]. 实用临床护理学电子杂志，2017, 06: 178-179.

[69] 温必盛，杨维忠，崔光锐，等．双气囊小肠镜在老年不明原因消化道出血疾病临床诊断中的应用 [J]. 2019, 39(18): 4467-4470.

[70] 魏舒纯，姜柳琴，李璇，等．内镜下抗反流黏膜切除术治疗难治性胃食管反流病的临床价值初探 [J]. 中华消化杂志，2019 (11): 774-777.

[71] 王智杰，柏愚．《中国结直肠癌癌前病变和癌前状态处理策略专家共识》解读 [J]. 中华消化内镜杂志，2022, 39(01): 35-38.

[72] 王志强，王向东，等．全覆膜可取出金属支架治疗难治性食管良性狭窄 [J]. 中华消化内镜杂志，2005, 06: 376-379.

[73] 王振文，朱亮．2019 年《欧洲胃肠内镜学会指南：ERCP 相关不良事件》解读 [J]. 中国循证医学杂志，2020, 20(06): 634-642.

[74] 王玥，葛贤秀，邓雪婷，等．辅助牵引在胃内镜黏膜下剥离术中的研究现状．中华消化杂志，2022, 42(05): 356-360.

[75] 王媛，惠双，万里新，等．不同类型食管支架置入治疗食管癌 - 食管气管瘘的疗效及安全性 [J]. 实用癌症杂志，2021, 01: 76-79, 88.

[76] 王媛，宋传芳，邓洋，等．组织粘合剂联合介质在肝硬化胃底静脉曲张出血中的应用 [J]. 现代消化及介入诊疗，2020 (011): 025.

[77] 王依，吴伟丹，尹慧斐．黏膜下隧道内镜切除术后并发症 43 例的护理 [J]. 中国乡村医药，2018, 25(20): 71, 80.

[78] 王晓琳，刘俊乐，米卫东，等．高龄患者经皮内镜引导下胃造瘘术的麻醉管理 [J]. 中华医学杂志，2013 (45): 3629-3631.

[79] 王晓丹．胃石症行无痛胃镜胃石取出术的围术期护理要点分析 [J]. 中国医药指南，2019 (24): 212-213.

[80] 王淑萍，李丽，陈萃，等．老年胆道恶性肿瘤患者内镜下射频消融治疗的围术期护理 [J]. 护士进修杂志，2019, 34(02): 176-179.

[81] 王青霞，宋文，颜春英．消化内镜专科护理 [M]. 北京：化学工业出版社，2022.

[82] 王巧英，谭学明，卓红燕，等．经口和经鼻胃镜引导下鼻空肠营养管置入术的对比研究 [J]. 现代医学，2021, 49(11): 1328-1330.

[83] 王萍，徐敏珍，钟芸诗，等．内镜治疗胃肠道恶性梗阻的护理 22 例 [J]. 中国实用护理杂志，2004, 20(1): 11-12.

[84] 王军民，朱新影，赵文娟．分节顺应性全腹膜可回收食管支架与传统食管支架用于食管恶性狭窄的前瞻性对比研究 [J]. 中华消化内镜杂志，2020, 37(07): 506-509.

[85] 王建坤，马丽梅，范志宁．抗食管支架移位措施的研究进展 [J]. 中华消化内镜杂志，2016, 33(1): 62-65.

[86] 王海霞．护理配合在消化道早癌内镜下黏膜剥离术中的应用价值 [J]. 中国药物与临床，2019, 11: 1919-1921.

[87] 汪少飞，洪江龙，鲍峻峻，等．消化道重建术后胆胰疾病患者经内镜逆行性胰胆管造影术诊治进展 [J]. 肝胆外科杂志，2022 (003): 30.

[88] 万义鹏，黄晨恺，郭贵海，等．自膨式金属支架治疗难治性急性食管静脉曲张破裂出血的研究进展 [J]. 中华消化内镜杂志，2018, 35(4): 3.

[89] 万小雪，阳桂红，彭春艳，等．胆管内移位塑料支架取出术的护理配合 [J]. 护士进修杂志，2016, 01: 82-83.

[90] 唐玉芬，何玉琦，鄂怡达，等．探条扩张或扩张联合支架置入术治疗小儿化学烧伤性食管狭窄的特征分

析及效果评价 [J]. 中华消化内镜杂志，2022, 03: 235-238.

[91] 汤晓怀，殷宜粉 . 内镜下食管支架取出 20 例、重置入 18 例分析 [J]. 中外健康文摘，2013 (20): 17.

[92] 谭玉勇，张洁，王强，等 . 内镜下切开术与球囊扩张治疗乙状结肠及直肠术后难治性吻合口良性狭窄的对比研究 [J]. 中华消化内镜杂志，2016, 33(12): 5.

[93] 谭玉勇，李陈婕，刘德良 . 自膨式金属支架治疗难治性食管静脉曲张出血的研究进展 [J]. 中华消化内镜杂志，2022, 39(5): 3.

[94] 孙萍胡，王维红，包震飞，等 . 内镜下抗反流黏膜切除术治疗难治性胃食管反流病初探 [J]. 中国内镜杂志，2020 (07): 20-24.

[95] 孙健云，吴琼，夏会，等 . 内翻法成功取出非覆膜金属支架 2 例 [J]. 中华消化内镜杂志，2022, 05: 411-413.

[96] 孙家春 . 探析不明原因消化道出血患者实施双气囊小肠镜检查的护理配合 [J]. 世界最新医学信息文摘，2016 (45): 2.

[97] 孙超，朱滢，陈功，等 . 内镜下机械碎石治疗植物性胃石症疗效 [J]. 中华消化病与影像杂志（电子版），2018, 8(05): 206-209.

[98] 宿英英，潘速跃，高亮，等 . 神经系统疾病经皮内镜下胃造口喂养中国专家共识 [J]. 肠外与肠内营养，2015, 22(03): 129-132.

[99] 宋燕明，张丽，李丹 . 内镜下硬化剂联合组织胶治疗食管胃底静脉曲张的配合及术后护理 [J]. 现代消化及介入诊疗，2018, 23(A02): 1.

[100] 松井敏雄，松本主之，青柳邦彦 . 小肠镜所见及疾病诊断 [M]. 沈阳：辽宁科学技术出版社，2013.

[101] 时之梅，陆蕊，黄慧，等 . 胆管塑料支架末端位于乳头内取出方法探讨 [J]. 中华消化内镜杂志，2011, 28(12): 704-705.

[102] 盛基尧，刘水，杨永生，等 . 肝硬化门静脉高压症食管胃静脉曲张出血诊疗进展 [J]. 中华外科杂志，2020, 58(10): 808-812.

[103] 沈宏，季峰 . 无 X 射线监视内镜下消化道支架置入治疗消化道狭窄的疗效和安全性 [J]. 浙江大学学报（医学版），2018, 06: 643-650.

[104] 沈光贵，姜小敏，鲁卫华，等 . X 线及内镜引导下放置鼻空肠营养管在危重患者中的应用效果比较 [J]. 中国全科医学，2012, 15(29): 3396-3398.

[105] 尚辉辉，焦莉，宋文先 . 食管良性狭窄的萨氏探条扩张与球囊扩张治疗效果比较 [J]. 临床消化病杂志，2018, 03：186-190.

[106] 任书瑶，王其立，朱宏斌，等 . 抗反流黏膜切除术治疗难治性胃食管反流病的进展 [J]. 中华消化内镜杂志，2022 (10): 848-851.

[107] 任利利，李敏 . 钛夹牙线牵引辅助技术在内镜下鼻空肠营养管置入术的护理配合 [J]. 中华消化病与影像杂志（电子版），2021, 11(06): 303-304.

[108] 秦秀敏，房永利，李迪，等 . 不同内镜下空肠营养管置入术在儿童中的效果对比 [J]. 中华胃肠内镜电子杂志，2021, 8(02): 56-60.

[109] 齐志鹏，李全林，钟芸诗，等 . 中国消化道黏膜下肿瘤内镜诊治专家共识（2018 版）解读 [J]. 中华胃肠外科杂志，2019, 22(7): 609-612.

[110] 齐志鹏，李全林，钟芸诗，等 . 复旦大学附属中山医院经口内镜下肌切开术（POEM）治疗贲门失弛缓症诊疗规范（v1.2018)[J]. 中国临床医学，2018, 25(2): 4.

[111] 彭全斌，吴文通，洪益平，等 . 内镜下射频消融术治疗胃食管反流病疗效的影响因素分析 [J]. 中国基层医药，2021, 28(09): 1338-1342.

[112] 庞莉，陈卿奇，郭殿华，等 . 食管支架置入术治疗食管瘘 1 例并发移位的处理分析 [J]. 胃肠病学，2021, 03: 190-192.

[113] 潘雯，刘超，任涛，等 . 内镜下射频消融术联合药物治疗藏区巴雷特食管患者的临床研究 [J]. 中华胃食管反流病电子杂志，2020, 7(01): 46-53.

[114] 穆晨, 张晗, 李薆, 等. 两种内镜辅助下鼻空肠营养管置入方式研究 [J]. 现代消化及介入诊疗, 2020, 25(08): 1036-1040.

[115] 毛易燊, 贾慧, 沈红璋, 等. 全覆膜自膨式金属支架和多根塑料支架治疗良性胆管狭窄的对比研究 [J]. 中华消化内镜杂志, 2022, 39(3): 6.

[116] 马振霆. 经皮内窥镜引导下胃造口术在重症患者中的应用 [J]. 中国实用医刊, 2016, 43(17): 61-62.

[117] 马文莉. 透明帽联合斑马导丝法治疗植物性胃结石的临床疗效分析 [D]. 兰州: 兰州大学, 2022.

[118] 吕璧华, 潘威进, 李敏. 内镜下氩离子束凝固术治疗多种消化病的评价 [J]. 浙江临床医学, 2008, 10(1): 66.

[119] 刘应欢, 冯刚, 饶正伟, 等. 医用胶+硬化剂+空气注射或联合套扎治疗食管胃底静脉曲张的护理相关危险因素及防范措施 [J]. 现代医药卫生, 2021, 37(9): 4.

[120] 刘洋, 刘平, 吴淼淼, 等. 结肠支架联合新辅助化疗对无远处转移的急性左侧恶性结直肠梗阻患者的短期和长期预后影响 [J]. 中华医学杂志, 2019, 99(30): 2348-2354.

[121] 刘雪. 胃镜序贯治疗和 5% 碳酸氢钠溶液用于胃石症患者治疗中的临床效果 [J]. 中国医疗器械信息, 2021, 27(01): 132-134.

[122] 刘歆阳, 何梦江, 郜娉婷, 等. 中外消化内镜微创切除十年发展史的文献循证可视化分析 [J]. 中华消化内镜杂志, 2022, 39(4): 274-280.

[123] 刘晓东, 崔星亮, 赵建军. 不同治疗方案在肝硬化食管静脉曲张破裂出血中的应用比较 [J]. 现代消化及介入诊疗, 2020, 25(2): 4.

[124] 刘辉, 刘明, 江华. 《中国成年患者营养治疗通路指南》解读: 食管支架 [J]. 肿瘤代谢与营养电子杂志, 2022, 04: 414-417.

[125] 刘恒岩, 于健春, 康维明. 经皮内窥镜引导下胃造口术的欧洲肠外肠内营养学会指南解读 [J]. 中华临床营养杂志, 2011 (01): 39-46.

[126] 刘海琴. 针对性护理在不明原因消化道出血患者实施双气囊小肠镜检查中的临床效果 [J]. 临床医学研究与实践, 2018, 3(2): 2.

[127] 令狐恩强. 消化内镜隧道技术的建立和发展 [J]. 中华胃肠内镜电子杂志, 2022, 9(1): 2.

[128] 令狐恩强. 消化内镜术中出血及固有肌层损伤度分级 [J]. 中华胃肠内镜电子杂志, 2021 (1): I0001

[129] 令狐恩强. 内镜下黏膜切除术后病变的残留与对策 [J]. 中华消化内镜杂志, 2011, 28(02): 61-62.

[130] 令狐恩强. 2009 静脉曲张及出血的内镜诊断和治疗规范试行方案注解 [J]. 中华腔镜外科杂志, 电子版, 2011, 4(05): 331-333.

[131] 林霖, 屈振南. 内镜逆行胰胆管造影术在不同类型困难胆管结石中的诊疗体会 [J]. 中国内镜杂志, 2022 (007): 28.

[132] 廖俊敏, 杨深, 张雅楠, 等. 吻合口狭窄指数及狭窄处食管直径对内镜下球囊扩张治疗食管狭窄的诊疗意义 [J]. 中华小儿外科杂志, 2021, 05: 385-391.

[133] 梁红兰, 刘晓, 梁克, 等. 内镜直视下放置空肠营养管的临床应用及护理 [J]. 齐齐哈尔医学院学报, 2013, 34(02): 290-291.

[134] 李兆申, 令狐恩强, 王洛伟. 中国消化道疾病内镜下射频消融术临床应用专家共识（2020, 上海）[J]. 中华消化内镜杂志, 2020, 37(2): 6.

[135] 李英妮, 薛军花. 内镜下逆行胰胆管造影术后胆道出血的因素分析与护理措施 [J]. 血栓与止血学, 2022, 28(1): 3.

[136] 李隆松, 柴宁莉, 令狐恩强, 等. 射频消融术联合内镜下黏膜剥离术治疗食管早癌 1 例 [J]. 中华胃肠内镜电子杂志, 2016, 3(04): 181-183.

[137] 李珑, 陈晓莉, 王佩茹, 等. 黏膜下隧道内镜食管肿瘤切除术的护理新进展 [J]. 世界华人消化杂志, 2015, (34): 5416-5422.

[138] 李莉, 张文辉, 吴静. 全覆膜金属支架在难治性食管静脉曲张破裂出血中的应用 [J]. 中华消化内镜杂志, 2018, 35(2): 3.

[139] 李佳，王东旭，张震 . 内镜下组织胶联合硬化剂注射和套扎术治疗食管胃底静脉曲张的临床效果 [J]. 现代消化及介入诊疗，2021, 26(6): 5.

[140] 李花林，孙大勇，彭阳，等 . 胃镜下和谐夹联合缝线快速放置鼻空肠营养管的应用分析 [J]. 现代消化及介入诊疗，2020, 25(04): 524-526.

[141] 李迪 . 内镜射频消融术在食管疾病中的应用 [D]. 苏州：苏州大学，2016.

[142] 李琛，余志金，王学群 . 不同食管支架置入手术方式应用于晚期食管癌患者的临床对比研究 [J]. 现代消化及介入诊疗，2022, 02: 201-205.

[143] 李爱琴，汤姗，杨浪，等 . 隧道技术中内镜配件两种灭菌方法效果比较 [J]. 现代消化及介入诊疗，2020, 25(4): 521-523.

[144] 雷甜甜，杨鼎瑜，陆清，等 . 食管癌支架置入术后移位原因分析及处理 [J]. 中华胃肠内镜电子杂志，2016, 3(3): 132-136.

[145] 邝胜利，白冰，梁宝松，等 . 胃镜下牵线法置入双腔营养管的临床应用 [J]. 中华消化内镜杂志，2020, 37(08): 593-595.

[146] 鞠辉，王光兰，刘希双，等 . 胃镜下机械碎石治疗胃石症 45 例 [J]. 中华消化内镜杂志，2008(07): 379.

[147] 晋明渊，吴华星，徐爱军，等 . 胃镜下经鼻空肠营养管置管术的技术探讨 [J]. 中华消化内镜杂志，2012 (01): 46-48.

[148] 金泽，贺学强，曹立军，等 . 双气囊小肠镜下电凝止血术在上消化道出血中的临床应用 [J]. 现代消化及介入诊疗，2021, 026(006): 706-709.

[149] 姜彤，安慧玲，郝兰婕，等 . 内镜辅助下双导丝引导空肠营养管置管的护理配合 [J]. 河北医药，2012, 34(09): 1435.

[150] 江志伟，汪志明，李国立，等 . 经皮内镜下胃 / 空肠造口术在胃大部切除术后患者中的应用 [J]. 中华消化内镜杂志，2006 (04): 278-280.

[151] 江志伟，黎介寿，汪志明，等 . 经皮内镜下空肠造口治疗恶性肿瘤术后胃排空障碍 [J]. 中华普通外科杂志，2006 (06): 423-424.

[152] 贾康妹，王晓伟 . 内镜黏膜下隧道肿瘤切除术的护理 [J]. 实用医药杂志，2015 (7): 651-652.

[153] 季峰，胡裕耀，焦春花，等 . 经胃镜活检孔道快速放置空肠营养管在危重患者中的应用 [J]. 中华消化内镜杂志，2009 (08): 430.

[154] 黄燕，韩成艳，马娟，等 . 圈套器联合棉线改良型牵引辅助技术在内镜黏膜下剥离消化道早癌的护理体会 [J]. 中华消化病与影像杂志（电子版），2021, 05: 229-232.

[155] 黄唯 . 内镜联合 X 线肠道支架置入对结肠癌伴急性肠梗阻临床疗效分析 [D]. 蚌埠：蚌埠医学院，2022.

[156] 黄思霖 . 隧道内镜技术用于治疗消化道肿瘤的系列临床研究 [D]. 广州：南方医科大学，2017.

[157] 黄丹丹，吕志发，刘勤芬 . 双气囊小肠镜检查中的护理配合 [J]. 当代护士（学术版），2019, 026(005): 104-107.

[158] 虎金朋，白飞虎，周燕，等 . 内镜下射频消融术在消化系统疾病中的应用 [J]. 中华消化病与影像杂志（电子版），2019, 9(2): 4.

[159] 贺德志，郑研艳，王小彤，等 . 内镜下抗反流黏膜切除术和贲门缩窄术治疗胃食管反流病的临床疗效对比 [J]. 中华消化内镜杂志，2020 (08): 553-557.

[160] 何晓勇，全凤琴，玛依沙拉·塞克参拜 . 内镜下扩张治疗重度腐蚀性食管狭窄患儿的护理 [J]. 护理学杂志，2013, 21: 24-25.

[161] 何刚 . 内镜下结肠支架术临床应用及并发症护理 [J]. 天津护理，2012, 04: 270-271.

[162] 郝凤亮，乔凤元，赵云丽 . 两步法内镜下置入分段超顺应食管支架治疗食管癌性狭窄 55 例分析 [J]. 临床消化病杂志，2021, 01: 55-56.

[163] 国家消化系统疾病临床医学研究中心（上海），中华医学会消化内镜学分会，中国医师协会内镜医师分会消化内镜专业委员会，等 . 消化内镜高频电技术临床应用专家共识（2020，上海）[J]. 中华消化内

镜杂志，2020, 37(07): 456-465.

[164] 国家消化系统疾病临床医学研究中心（上海），中华医学会消化内镜学分会，中国抗癌协会肿瘤内镜专业委员会，等 . 中国结直肠癌癌前病变和癌前状态处理策略专家共识 [J]. 中华消化内镜杂志，2022, 39(01): 1-18.

[165] 国家消化系统疾病临床医学研究中心（上海），国家消化道早癌防治中心联盟，中华医学会消化内镜学分会，等 . 中国早期结直肠癌筛查流程专家共识意见（2019，上海）[J]. 中华医学杂志，2019, 99(38): 2961-2970.

[166] 国家消化系统疾病临床医学研究中心，中华医学会消化内镜学分会，中国医师协会消化医师分会 . 胃内镜黏膜下剥离术围术期指南 [J]. 中华内科杂志，2018, 57(2): 84-96.

[167] 国家消化内镜专业质控中心，国家消化系统疾病临床医学研究中心（上海），国家消化道早癌防治中心联盟，等 . 中国内镜黏膜下剥离术相关不良事件防治专家共识意见（2020，无锡）[J]. 中华消化内镜杂志，2020, 37(06): 390-403.

[168] 国家癌症中心中国结直肠癌筛查与早诊早治指南制定专家组 . 中国结直肠癌筛查与早诊早治指南（2020，北京）[J]. 中华肿瘤杂志，2021, 43(01): 16-38.

[169] 郭雨栋，唐秀芬，祁紫娟，等 . 内镜黏膜下剥离术治疗直肠神经内分泌瘤的疗效及思考 [J]. 中华消化内镜杂志，2022, 39(07): 564-567.

[170] 郭权，范晓通，赵芯，等 . 内镜黏膜下剥离术后内镜复查依从性的现状研究 [J]. 中华消化内镜杂志，2022, 39(01): 46-52.

[171] 郭建英 . 内镜直视下食管支架置入术治疗晚期食管癌的临床护理 [J]. 中国基层医药，2011, 18(02): 281-282.

[172] 龚晓蓉，叶秀杰，陈学清，等 . 非 X 线下超细内镜引导肠道支架置入术在晚期结直肠癌中的应用 [J]. 现代消化及介入诊疗，2021, 26(8): 969-972.

[173] 冯拥璞，高野，辛磊，等 . 隧道内镜技术的临床应用进展 [J]. 中华消化内镜杂志，2021, 38(03): 248-252.

[174] 董培雯，王一平，吴俊超，等 . 内镜下射频消融术在早期食管鳞癌及癌前病变治疗中的应用进展 [J]. 中华消化内镜杂志，2018, 35(09): 689-692.

[175] 陈磊，朱振，朱海杭，等 . 抗反流黏膜切除术治疗不伴有食管裂孔疝的难治性胃食管反流病的疗效分析 [J]. 中华普通外科杂志，2022 (02): 99-103.

[176] 陈兰兰，韩文 . 门静脉高压食管胃底静脉曲张破裂出血内镜下治疗现状 [J]. 国际消化病杂志，2018, 38(5): 4.

[177] 陈科全，叶秀杰，许研，等 . 急诊胃镜辅助下结肠支架置入术在左半结肠癌急性肠梗阻中的应用 [J]. 中华生物医学工程杂志，2021, 27(06): 688-691.

[178] 陈科全，许研，叶秀杰，等 . 超细鼻胃镜辅助胃窦直视法空肠营养管置入术的应用 [J]. 现代消化及介入诊疗，2022, 27(04): 413-416.

[179] 陈虹羽，金晓维，银新，等 . 内镜下应用氩离子束凝固术修剪金属支架的效果及安全性分析 [J]. 中国内镜杂志，2020, 26(4): 4.

[180] 陈汉卿，吕宾 . 结肠支架的临床应用 [J]. 中华消化内镜杂志，2009, 11: 616.

[181] 柴宁莉，熊英，翟亚奇 . 消化内镜隧道技术专家共识（2017，北京）[J]. 中华消化内镜杂志，2018 (1): 1-14.

[182] 曹明辉 . 胃镜碎石治疗胃石症的临床观察及护理对策探讨 [J]. 实用临床护理学电子杂志，2018, 3(25): 8-13.

[183] 曹会霞 . 内镜下贲门缩窄术与抗反流黏膜切除术治疗胃食管反流病有效性、安全性研究 [D]. 承德：承德医学院，2022.

[184] 蔡明琰，成婧，徐美东，等 . 内镜抗反流黏膜切除术治疗难治性胃食管反流病一例 [J]. 中华消化内镜杂志，2018 (04): 286-287.

[185] 北京市科委重大项目《早期胃癌治疗规范研究》专家组 . 早期胃癌内镜下规范化切除的专家共识意见

（2018，北京）[J]. 中华消化内镜杂志，2019, 36(6): 381-392.

[186] 薄元恺，张金宝，谷春雨，等. 胃镜下圈套碎石器治疗巨大胃石的技巧和并发症预防 [J]. 中华消化内镜杂志，2011(01): 45-46.

[187] Becq A, Camus M, Rahmi G, et al. Emerging indications of endoscopic radiofrequency ablation[J]. United European Gastroenterology Journal，2015, 3(4): 313-324.

[188] Facciorusso A, Gkolfakis P, Tziatzios G, et al. Comparison between EUS-guided fine-needle biopsy with or without rapid on-site evaluation for tissue sampling of solid pancreatic lesions: A systematic review and meta-analysis[J]. Endoscopic Ultrasound，2022, 11(6): 458-465.

[189] May A. Double-balloon enteroscopy[J]. Gastrointestinal Endoscopy Clinics of North America, 2017, 27(1): 113-122.

[190] Adler D G, Siddiqui A A. Endoscopic management of esophageal strictures[J].Gastrointest Endosc, 2017, 86: 35-43.

[191] Aihara H, Dacha S, Anand G S, et al. Core curriculum for endoscopic submucosal dissection (ESD)[J]. Gastrointest Endosc，2021, 93: 1215-1221.

[192] Veitch A M, Radaelli F, Alikhan R, et al. Endoscopy in patients on antiplatelet or anticoagulant therapy: British Society of Gastroenterology (BSG) and European Society of Gastrointestinal Endoscopy (ESGE) guideline update[J]. Gut，2021, 70(9): 1611-1628.

[193] ASGE Technology Committee, Aslanian H R, Sethi A, et al. ASGE guideline for endoscopic full-thickness resection and submucosal tunnel endoscopic resection[J] .VideoGIE，2019, 4：343-350.

[194] Baars J E, Theyventhiran R, Aepli P, et al. Double-balloon enteroscopy-assisted dilatation avoids surgery for small bowel strictures：A systematic review[J]. 世界胃肠病学杂志 (英文版)，2017 (45): 8073-8081.

[195] Cha B H, Park M J, Baeg J Y, et al.How often should percutaneous gastrostomy feeding tubes be replaced? A single-institute retrospective study[J].BMJ Open Gastroenterology，2022, 9(1): e000881.

[196] Bortolotti M. Is patient satisfaction sufficient to validate endoscopic anti-reflux treatments?[J]. World J Gastroenterol，2022, 28: 3743-3746.

[197] Buxbaum J L, Freeman M, Amateau S K, et al. American Society for Gastrointestinal Endoscopy guideline on post-ERCP pancreatitis prevention strategies：summary and recommendations[J]. Gastrointestinal Endoscopy，2023, 97(2): 153-162.

[198] Chai N-L, Li H-K, Linghu E-Q, et al. Consensus on the digestive endoscopic tunnel technique[J].World J Gastroenterol，2019, 25: 744-776.

[199] Chandrasekhara V, Khashab M A, Muthusamy V R, et al. Adverse events associated with ERCP[J]. Gastrointestinal Endoscopy，2017, 85(1): 32-47.

[200] Chou C-K, Chen C-C, Chen C-C, et al. Positive and negative impact of anti-reflux mucosal intervention on gastroesophageal reflux disease[J]. Surg Endosc, 2023, 37(2): 1060-1069.

[201] Löser C, Aschl G, Hébuterne X, et al. ESPEN guidelines on artificial enteral nutrition-percutaneous endoscopic gastrostomy (PEG)[J]. Clinical nutrition (Edinburgh, Scotland)，2005, 24(5): 848-861.

[202] Chung M J, Park S W, Kim S, et al. Clinical and technical guideline for endoscopic ultrasound (EUS)-guided tissue acquisition of pancreatic solid tumor: korean society of gastrointestinal endoscopy (KSGE)[J]. Clinical Endoscopy，2021, 54(2): 161-181.

[203] Contini S, Scarpignato C. Caustic injury of the upper gastrointestinal tract: a comprehensive review[J]. World J Gastroenterol，2013, 19: 3918-3930.

[204] Hsu C Y, Lai J-N, Kung W-M, et al. Nationwide prevalence and outcomes of long-term nasogastric tube placement in adults[J]. Nutrients，2022, 14(9): 1748.

[205] Domagk D, Oppong K W, Aabakken L, et al. Performance measures for ERCP and endoscopic ultrasound：

a European Society of Gastrointestinal Endoscopy (ESGE) Quality Improvement Initiative[J]. Endoscopy，2018, 50(11): 1116-1127.

[206] Dougherty M, Runge T M, Eluri S, et al.Esophageal dilation with either bougie or balloon technique as a treatment for eosinophilic esophagitis: a systematic review and meta-analysis[J]. Gastrointest Endosc, 2017, 86: 581-591.

[207] Strand D S, Law R J, Yang D, et al. AGA clinical practice update on the endoscopic approach to recurrent acute and chronic pancreatitis: expert review[J]. Gastroenterology, 2022, 163(4): 1106-1114.

[208] Wolf D S, Dunkin B J, Ertan A. Endoscopic radiofrequency ablation of Barrett's esophagus[J]. Surgical technology international, 2012, 22: 83-89.

[209] Dumonceau J M, Deprez P H, Jenssen C, et al. Indications, results, and clinical impact of endoscopic ultrasound (EUS)-guided sampling in gastroenterology: European society of gastrointestinal endoscopy (ESGE) clinical guideline - updated january 2017[J]. Endoscopy, 2017, 49(7): 695-714.

[210] El-Asmar K M, Youssef A A, Abdel-Latif M. The effectiveness of combined balloon and bougie dilatation technique in children with impassable esophageal stricture[J]. J Laparoendosc Adv Surg Tech A, 2021, 31: 724-728.

[211] Saygili F, Saygili S M, Oztas E. Examining the whole bowel, double balloon enteroscopy：Indications, diagnostic yield and complications[J]. World Journal of Gastrointestinal Endoscopy，2015, 7(3): 246-252.

[212] Falcão D, Alves-Silva J, Archer S, et al. Tunneling and clip-with-line techniques for successful long circumferential esophageal endoscopic submucosal dissection[J]. Endoscopy, 2022, 54: E981.

[213] Ferrada P, Patel M B，Poylin V, et al. Surgery or stenting for colonic obstruction: A practice management guideline from the Eastern Association for the Surgery of Trauma[J]. J Trauma Acute Care Surg, 2016, 80: 659-664.

[214] Fiori E, Lamazza A, Sterpetti A V, et al. Endoscopic stenting for colorectal cancer: Lessons learned from a 15-year experience[J]. J Clin Gastroenterol, 2018, 52(5): 418-422.

[215] Fugazza A, Repici A. Endoscopic management of refractory benign esophageal strictures[J]. Dysphagia，2021, 36: 504-516.

[216] Manes G, Paspatis G, Aabakken L, et al. Endoscopic management of common bile duct stones: European society of gastrointestinal endoscopy (ESGE) guideline[J]. Endoscopy，2019, 51(5): 472-491.

[217] Zaninotto G, Bennett C, Boeckxstaens M, et al.The 2018 ISDE achalasia guidelines[J]. Diseases of the Esophagus, 2018, 31(9): 1-29.

[218] García I A, Díaz A S, Bahena S M, et al. Validity of insertion depth measurement in double-balloon endoscopy[J]. Endoscopy, 2012, 44(11): 1045-1050.

[219] Garg R, Mohammed A, Singh A, et al. Anti-reflux mucosectomy for refractory gastroesophageal reflux disease: a systematic review and meta-analysis[J]. Endosc Int Open, 2022, 10: E854-E864.

[220] Geng Z-H, Zhou P-H, Cai M-Y. Submucosal tunneling techniques for tumor resection[J]. Gastrointest Endosc Clin N Am，2023, 33: 143-154.

[221] Gkolfakis P, Siersema P D, Tziatzios G, et al. Biodegradable esophageal stents for the treatment of refractory benign esophageal strictures[J]. Ann Gastroenterol，2020, 33: 330-337.

[222] Hassan G M, Laporte L, Paquin S C, et al. Endoscopic ultrasound guided fine needle aspiration versus endoscopic ultrasound guided fine needle biopsy for pancreatic cancer diagnosis: A systematic review and meta-analysis[J]. Diagnostics (Basel, Switzerland), 2022, 12(12): 2951.

[223] Gonsalves N P, Aceves S S. Diagnosis and treatment of eosinophilic esophagitis[J]. J Allergy Clin Immunol, 2020, 145: 1-7.

[224] Gralnek I M, Camus D M, Garcia-Pagan J C, et al. Endoscopic diagnosis and management of esophagogastric

variceal hemorrhage: European Society of Gastrointestinal Endoscopy (ESGE) Guideline[J] .Endoscopy, 2022, 54: 1094-1120.

[225] Gupta S, Lieberman D, Anderson J C, et al. Recommendations for follow-up after colonoscopy and polypectomy: A consensus update by the US Multi-Society Task Force on Colorectal Cancer[J]. Gastroenterology, 2020, 158: 1131-1153.

[226] Inoue H, Shiwaku H, Iwakiri K, et al. Clinical practice guidelines for peroral endoscopic myotomy[J]. Digestive endoscopy: official journal of the Japan Gastroenterological Endoscopy Society, 2018, 30(5): 563-579.

[227] Hassan C, Wysocki P T, Fuccio L, et al. Endoscopic surveillance after surgical or endoscopic resection for colorectal cancer: European Society of Gastrointestinal Endoscopy (ESGE) and European Society of Digestive Oncology (ESDO) Guideline[J]. Endoscopy, 2019, 51: 266-277.

[228] Homan M, Hauser B, Romano C, et al. Percutaneous endoscopic gastrostomy in children: An update to the ESPGHAN position paper[J]. Journal of Pediatric Gastroenterology & Nutrition, 2021, 73(3): 415-426.

[229] Hong S P, Kim T I. Colorectal stenting: An advanced approach to malignant colorectal obstruction[J]. World Journal of Gastroenterology, 2014, 20(43): 16020-16028.

[230] Hunt R, Armstrong D, Katelaris P, et al. World gastroenterology organisation global guidelines: GERD global perspective on gastroesophageal reflux disease[J]. J Clin Gastroenterol, 2017, 51: 466-478.

[231] Isayama H, Nakai Y, Itoi T, et al. Clinical practice guidelines for safe performance of endoscopic ultrasound/ ultrasonography-guided biliary drainage: 2018[J]. Journal of Hepato-Biliary-Pancreatic Sciences, 2019, 26(7): 249-269.

[232] Ishihara R, Arima M, Iizuka T, et al. Endoscopic submucosal dissection/endoscopic mucosal resection guidelines for esophageal cancer[J]. Dig Endosc, 2020, 32: 452-493.

[233] Iwakiri K, Fujiwara Y, Manabe N, et al. Evidence-based clinical practice guidelines for gastroesophageal reflux disease 2021[J]. J Gastroenterol, 2022, 57: 266-285.

[234] Lam J, Chauhan V, Lam I, et al. Colorectal stenting in England: a cross-sectional study of practice[J]. Annals of the Royal College of Surgeons of England, 2020, 102(6): 451-456.

[235] Wilmskoetter J, Simpson A N, Simpson K N, et al. Practice patterns of percutaneous endoscopic gastrostomy tube placement in acute stroke: Are the guidelines achievable?[J]. Journal of stroke and cerebrovascular diseases: the official journal of National Stroke Association, 2016, 25(11): 2694-2700.

[236] Lee J H, Kedia P, Starropoulos S N, et al. AGA clinical practice update on endoscopic management of perforations in gastrointestinal tract: Expert review[J]. Clinical gastroenterology and hepatology : the official clinical practice journal of the American Gastroenterological Association, 2021, 19(11): 2252-2261.

[237] Zhang Y M, Bergman J J, He S, et al. Outcomes from a prospective trial of endoscopic radiofrequency ablation of early squamous cell neoplasia of the esophagus[J]. Gastrointestinal Endoscopy, 2011, 74(6): 1181-1190.

[238] Buxbaum J L, Freeman M, Amateau S K, et al. American Society for Gastrointestinal Endoscopy guideline on post-ERCP pancreatitis prevention strategies: methodology and review of evidence[J]. Gastrointestinal Endoscopy, 2022, 97(2): 163-183.

[239] Buxbaum J L, Fehmi S M A, Sultan S, et al. ASGE guideline on the role of endoscopy in the evaluation and management of choledocholithiasis[J]. Gastrointestinal Endoscopy, 2019, 89(6): 1075-1105.

[240] Esteban J M, González-Carro P, Gornals J B, et al. Economic evaluation of endoscopic radiofrequency ablation for the treatment of dysplastic Barrett's esophagus in Spain[J]. Revista espanola de enfermedades digestivas : organo oficial de la Sociedad Espanola de Patologia Digestiva, 2018, 110(3): 145-154.

[241] Josino I R, Madruga-Neto A C, Ribeiro I B, et al. Endoscopic dilation with bougies versus balloon dilation in esophageal benign strictures: Systematic review and meta-analysis[J]. Gastroenterol Res Pract, 2018, 201: 5874870.

[242] Jung H-K, Tae C H, Song K H, et al. 2020 Seoul consensus on the diagnosis and management of gastroesophageal reflux disease[J]. J Neurogastroenterol Motil, 2021, 27: 453-481.

[243] Karstensen J G, Ebigbo A, Bhat P, et al. Endoscopic treatment of variceal upper gastrointestinal bleeding: European Society of Gastrointestinal Endoscopy (ESGE) Cascade Guideline[J]. Endosc Int Open, 2020, 8: E990-E997.

[244] Katz P O, Dunbar K B, Schnoll-Sussman F H, et al. ACG clinical guideline for the diagnosis and management of gastroesophageal reflux disease[J]. Am J Gastroenterol, 2022, 117: 26-56.

[245] Khashab M A, Vela M F, Thosani N, et al. ASGE guideline on the management of achalasia[J].Gastrointestinal Endoscopy, 2020, 91(2): 213-227.

[246] Kitano M, Yamashita Y, Kamata K, et al. The asian federation of societies for ultrasound in medicine and biology (AFSUMB) guidelines for contrast-enhanced endoscopic ultrasound[J]. Ultrasound in Medicine & Biology, 2021, 47(6): 1433-1447.

[247] Klingler M J, Landreneau J P, Strong A T, et al. Endoscopic mucosal incision and muscle interruption (MIMI) for the treatment of Zenker's diverticulum[J]. Surg Endosc, 2021, 35: 3896-3904.

[248] Kohn G P, Dirks R C, Ansari M T, et al. SAGES guidelines for the use of peroral endoscopic myotomy (POEM) for the treatment of achalasia[J]. Surgical Endoscopy, 2021, 35(5): 1931-1948.

[249] Korean Association for the Study of the Liver (KASL). KASL clinical practice guidelines for liver cirrhosis: Varices, hepatic encephalopathy, and related complications[J]. Clin Mol Hepatol, 2020, 26: 83-127.

[250] Herrero L A, van Vilsteren F G, Pouw R E, et al. Endoscopic radiofrequency ablation combined with endoscopic resection for early neoplasia in Barrett's esophagus longer than 10 cm[J]. Gastrointestinal Endoscopy, 2011, 73(4): 682-690.

[251] Laine L, Barkun A N, Saltzman J R, et al. ACG clinical guideline: upper gastrointestinal and ulcer bleeding[J]. Am J Gastroenterol, 2021, 116: 899-917.

[252] Lam A K, Nagtegaal I D. Committee for the development of the ICCR dataset for endoscopic resection of the esophagus and esophagogastric junction, pathology reporting of esophagus endoscopic resections: Recommendations from the international collaboration on cancer reporting[J]. Gastroenterology, 2022, 162: 373-378.

[253] Lee J K, Agrawal D, Thosani N, et al. ASGE guideline on the role of endoscopy for bleeding from chronic radiation proctopathy[J]. Gastrointest Endosc, 2019, 90: 171-182.

[254] Lee K J , Kim S W , Kim T I , et al. Evidence-based recommendations on colorectal stenting: A report from the stent study group of the korean society of gastrointestinal endoscopy[J]. Clinical Endoscopy, 2013, 46(4): 355-367.

[255] Liang S-W, Wong M-W, Yi C-H, et al. Current advances in the diagnosis and management of gastroesophageal reflux disease[J]. Tzu Chi Med J, 2022, 34: 402-408.

[256] Liu Q Y, Gugig R, Troendle D M, et al. The roles of endoscopic ultrasound and endoscopic retrograde cholangiopancreatography in the evaluation and treatment of chronic pancreatitis in children: A position paper from the north American society for pediatric gastroenterology, hepatology, and nutrition pancreas committee[J]. Journal of pediatric gastroenterology and nutrition, 2020, 70(5): 681-693.

[257] Lucendo A J, Molina-Infante J. Esophageal dilation in eosinophilic esophagitis: risks, benefits, and when to do it[J]. Curr Opin Gastroenterol, 2018, 34: 226-232.

[258] Barret M, Pioche M, Terris B, et al. Endoscopic radiofrequency ablation or surveillance in patients with Barrett's oesophagus with confirmed low-grade dysplasia: a multicentre randomised trial[J]. Gut, 2021, 70(6): 1014-1022.

[259] Vaezi M F, Pandolfino J E, Yadlapati R H, et al. ACG clinical guidelines: Diagnosis and management of achalasia[J]. The American Journal of Gastroenterology, 2020, 115(9): 1393-1411.

[260] Mine T, Morizane T, Kawaguchi Y, et al. Clinical practice guideline for post-ERCP pancreatitis[J]. Journal of Gastroenterology, 2017, 52(9): 1013-1022.

[261] Modayil R, Stavropoulos S N. A western perspective on "New NOTES" from POEM to full-thickness resection and beyond[J]. Gastrointestinal Endoscopy Clinics of North America, 2016, 26(2): 413-432.

[262] Moole H, Jacob K, Duvvuri A, et al. Role of endoscopic esophageal dilation in managing eosinophilic esophagitis: A systematic review and meta-analysis[J]. Medicine (Baltimore), 2017, 96: e5877.

[263] Ohmiya N, Nakamura M, Tahara T, et al. Management of small-bowel polyps at double-balloon enteroscopy[J]. Annals of translational medicine, 2014, 2(3): 30.

[264] Wang N, Chai N, Li L, et al. Comparison of endoscopic radiofrequency ablation and argon plasma coagulation in patients with gastric low-grade intraepithelial neoplasia: A large-scale retrospective study[J]. Canadian Journal of Gastroenterology & Hepatology, 2022, 2022: 2349940.

[265] Nagahara A, Shiotani A, Iijima K, et al. The role of advanced endoscopy in the management of inflammatory digestive diseases (upper gastrointestinal tract)[J]. Dig Endosc, 2022, 34: 63-72.

[266] Wang N, Chai N, Tang X, et al. Clinical efficacy and prognostic risk factors of endoscopic radiofrequency ablation for gastric low-grade intraepithelial neoplasia[J]. World Journal of Gastrointestinal Oncology, 2022, 14(3): 724-733.

[267] Skrobić O, Simić A, Radovanović N, et al. Significance of Nissen fundoplication after endoscopic radiofrequency ablation of Barrett's esophagus[J]. Surgical Endoscopy, 2016, 30(9): 3802-3807.

[268] Wang A Y, Hwang J H, Bhatt A, et al. AGA clinical practice update on Surveillance After Pathologically Curative Endoscopic Submucosal Dissection of Early Gastrointestinal Neoplasia in the United States: Commentary[J]. Gastroenterology, 2021, 161: 2030-2040.

[269] Ono H, Yao K, Fujishiro M, et al. Guidelines for endoscopic submucosal dissection and endoscopic mucosal resection for early gastric cancer (second edition)[J]. Dig Endosc, 2021, 33: 4-20.

[270] Oude N R, Zaninotto G, Roman S, et al.European guidelines on achalasia: United European Gastroenterology and European Society of Neurogastroenterology and Motility recommendations[J]. United European Gastroenterology Journal, 2020, 8(1): 13-33.

[271] Pimentel-Nunes P, Dinis-Ribeiro M, Ponchon T, et al. Endoscopic submucosal dissection: European Society of Gastrointestinal Endoscopy (ESGE) Guideline[J]. Endoscopy, 2015, 47: 829-854.

[272] Polkowski M, Jenssen C, Kaye P, et al. Technical aspects of endoscopic ultrasound (EUS)-guided sampling in gastroenterology: European Society of Gastrointestinal Endoscopy (ESGE) Technical Guideline-March 2017[J]. Endoscopy, 2017, 49(10): 989-1006.

[273] Zhong Q, Liu Z, Yuan Z, et al. Efficacy and complications of argon plasma coagulation for hemorrhagic chronic radiation proctitis[J]. World Journal of Gastroenterology, 2019, 13: 1618-1627.

[274] Ravich W J. Endoscopic Management of Benign Esophageal Strictures[J]. Curr Gastroenterol Rep, 2017, 19: 50.

[275] Rey J F, Beilenhoff U, Neumann C S, et al. European Society of Gastrointestinal Endoscopy (ESGE) guideline: the use of electrosurgical units[J]. Endoscopy, 2010, 42: 764-772.

[276] Richter J E. Endoscopic treatment of eosinophilic esophagitis[J]. Gastrointest Endosc Clin N Am, 2018, 28: 96-110.

[277] Rodrigues-Pinto E, Pereira P, Ribeiro A, et al. Risk factors associated with refractoriness to esophageal dilatation for benign dysphagia[J]. Eur J Gastroenterol Hepatol, 2016, 28: 684-688.

[278] de Santiago R E, Albéniz E, Estremera-Arevalo F, et al. Endoscopic anti-reflux therapy for gastroesophageal reflux disease[J]. World J Gastroenterol, 2021, 27: 6601-6614.

[279] Roman S, Pandolfino J E , Kahrilas P J . Gastroesophageal reflux disease[M]. Hoboken: John Wiley & Sons, Ltd, 2015.

[280] Roveron G, Antonini M, Barbierato M, et al. Clinical practice guidelines for the nursing management of percutaneous endoscopic gastrostomy and jejunostomy (PEG/PEJ) in adult patients[J]. Journal of Wound, Ostomy & Continence Nursing, 2018, 45(4): 326-334.

[281] He S, Bergman J, Zhang Y, et al. Endoscopic radiofrequency ablation for early esophageal squamous cell neoplasia: report of safety and effectiveness from a large prospective trial[J]. Endoscopy, 2015, 47(5): 398-408.

[282] Lopes S, Tavares V, Mascarenhas P, et al.Oral Health Status of Adult Dysphagic Patients That Undergo Endoscopic Gastrostomy for Long Term Enteral Feeding[J]. International Journal of Environmental Research and Public Health, 2022, 19(8): 4827.

[283] Sabharwal T, Morales J P, Irani F G, et al. Quality improvement guidelines for placement of esophageal stents[J]. Cardiovasc Intervent Radiol, 2005, 28: 284-288.

[284] Sami S S, Haboubi H N, Ang Y, et al.UK guidelines on oesophageal dilatation in clinical practice[J]. Gut, 2018, 67: 1000-1023.

[285] Seo H S, Choi M, Son S-Y, et al. Evidence-based practice guideline for surgical treatment of gastroesophageal reflux disease 2018[J]. J Gastric Cancer, 2018, 18: 313-327.

[286] Sharzehi K, Sethi A, Savides T. AGA clinical practice update on management of subepithelial lesions encountered during routine endoscopy: Expert review[J]. Clin Gastroenterol Hepatol, 2022, 20: 2435-2443.

[287] Shaukat A, Kaltenbach T, Dominitz J A, et al. Endoscopic recognition and management strategies for malignant colorectal polyps: Recommendations of the US multi-society task force on colorectal cancer[J]. Gastroenterology, 2020, 159: 1916-1934.

[288] Shimamura Y, Fujiyoshi Y, Fujiyoshi M R A, et al. Evolving field of third-space endoscopy: Derivatives of peroral endoscopic myotomy[J]. Dig Endosc, 2023, 35: 162-172.

[289] Slater B J, Collings A, Dirks R, et al. Multi-society consensus conference and guideline on the treatment of gastroesophageal reflux disease (GERD)[J]. Surg Endosc, 2022.

[290] Spaander M C W, van der Bogt R D, Baron T H, et al. Esophageal stenting for benign and malignant disease: European Society of Gastrointestinal Endoscopy (ESGE) Guideline - Update 2021[J]. Endoscopy, 2021, 53: 751-762.

[291] Stephant S, Jacques J, Brochard C, et al. High proficiency of esophageal endoscopic submucosal dissection with a "tunnel+clip traction" strategy: a large french multicentric study[J]. Surg Endosc, 2023, 37(3): 2359-2366.

[292] Goers T A, Leao P, Cassera M A, et al. Concomitant endoscopic radiofrequency ablation and laparoscopic reflux operative results in more effective and efficient treatment of Barrett esophagus[J]. Journal of the American College of Surgeons, 2011, 213(4): 486-492.

[293] Tanaka S, Kashida H, Saito Y, et al. Japan Gastroenterological Endoscopy Society guidelines for colorectal endoscopic submucosal dissection/endoscopic mucosal resection[J]. Dig Endosc, 2020, 32: 219-239.

[294] Testoni P A, Mariani A, Aabakken L, et al. Papillary cannulation and sphincterotomy techniques at ERCP: European Society of Gastrointestinal Endoscopy (ESGE) Clinical Guideline[J]. Endoscopy, 2016, 48(7): 657.

[295] Thorlacius H, Sjöberg D, Backman A-S, et al. Updated swedish guidelines for endoscopic surveillance after colorectal polypectomy[J]. Lakartidningen, 2022, 119: undefined.

[296] Tucker L E. Esophageal dilation for strictures: A 36-year prospective experience in private practice setting[J]. Mo Med, 2020, 117: 555-558.

[297] Akyuz U, Akyuz F. Diagnostic and therapeutic capability of double-balloon enteroscopy in clinical practice[J]. Clinical Endoscopy, 2016, 49(2): 156-160.

[298] Wadhwa V, Sethi S, Tewani S, et al. A meta-analysis on efficacy and safety: single-balloon vs. double-balloon enteroscopy[J]. Gastroenterology Report, 2015, 3(2): 148-155.

[299] van der Merwe S W, van Wanrooij R L J, Bronswijk M, et al. Therapeutic endoscopic ultrasound: European

Society of Gastrointestinal Endoscopy (ESGE) Guideline[J]. Endoscopy, 2022, 54(2): 185.

[300] van Halsema E E, van Hooft J E, Small A J, et al. Perforation in colorectal stenting: a meta-analysis and a search for risk factors[J]. Gastrointestinal Endoscopy, 2014, 79(6): 970-982.

[301] van Wanrooij R L J, Bronswijk M, Kunda R, et al. Therapeutic endoscopic ultrasound: European Society of Gastrointestinal Endoscopy (ESGE) Technical Review[J]. Endoscopy, 2022, 54(3): 310-332.

[302] Veitch A M, Radaelli F, Alikhan R, et al. Endoscopy in patients on antiplatelet or anticoagulant therapy: British Society of Gastroenterology (BSG) and European Society of Gastrointestinal Endoscopy (ESGE) guideline update[J]. Gut, 2021, 70: 1611-1628.

[303] Sharma V K, Wang K K, Overholt B F, et al. Balloon-based, circumferential, endoscopic radiofrequency ablation of Barrett's esophagus: 1-year follow-up of 100 patients[J]. Gastrointestinal endoscopy, 2007, 65(2): 185-195.

[304] Wang W, Chang I, Chen C, et al. Lessons from pathological analysis of recurrent early esophageal squamous cell neoplasia after complete endoscopic radiofrequency ablation[J]. Endoscopy, 2018, 50(8): 743-750.

[305] Wyse J M, Battat R, Sun S, et al. Practice guidelines for endoscopic ultrasound-guided celiac plexus neurolysis[J]. Endoscopic ultrasound, 2017, 6(6): 369-375.

[306] Yao K, Uedo N, Kamada T, et al. Guidelines for endoscopic diagnosis of early gastric cancer[J]. Dig Endosc, 2020, 32: 663-698.

[307] Song Y, Feng Y, Sun L, et al. Role of argon plasma coagulation in treatment of esophageal varices[J]. World Journal of Clinical Cases, 2021, 03: 521-527.

[308] Wang Y, Liao Z, Wang P, et al. Treatment strategy for video capsule retention by double-balloon enteroscopy[J]. Gut, 2017, 66(4): 754-755.

[309] Jiang Y, Dong Z, Wang J, et al. Efficacy of endoscopic radiofrequency ablation for treatment of reflux hypersensitivity: A study based on rome Ⅳ criteria[J]. Gastroenterology Research and P ractice, 2022, 2022: 4145810.

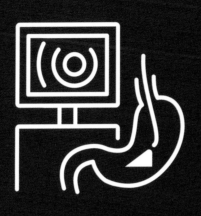

第七章

治疗性消化内镜检查风险防范及处理流程

第一节 食管－胃底静脉曲张的内镜下治疗风险防范及处理流程

目前，内镜治疗仍是肝硬化食管－胃底静脉曲张急性出血的主要治疗方法。其目的是控制急性出血及尽可能使静脉曲张消失或减轻，以防止其再出血。内镜治疗方法包括 EVL、EIS 及钳夹法或组织黏合剂（组织胶）注射治疗等，急性大出血无内镜或外科治疗时机时，可采用自膨式覆膜食管金属支架（SEMS）或三腔二囊管压迫止血等措施挽救患者生命，为进一步治疗获得机会。虽然内镜治疗有极具优势的临床治疗特点，但操作中仍存在一定的风险，需要手术医师和护士积极预防和规范操作。

一、风险防范

（1）EVL 治疗过程中的主要风险

① 术者治疗经验不足，操作不规范。

② 套扎器安装不规范导致脱环、套环、无法释放等，进而引发曲张静脉破裂出血。

③ 吸引吸力不够，曲张静脉吸取不饱满，套扎环结扎不紧，容易松脱引发出血。

（2）硬化剂／组织胶注射治疗过程中的操作风险

① 医护配合不协调，操作不规范。

② 医护交流指令不清晰，导致操作时机错误，造成黏膜损伤引发出血。

③ 护士操作经验不足，不熟悉硬化剂和组织胶的理化特性及治疗原理，导致操作不当，引发针管堵塞，无法完成全程治疗而延误治疗时机。

④ 护士经验不足，导致硬化剂／组织胶在操作过程中喷溅至医护人员眼部。

⑤ 医护对器械和治疗剂量预估不足，导致一次性止血成功率不高，增加操作次数和治疗费用。

⑥ 治疗术后风险。早期套扎环脱落、硬化剂固化引发治疗点周边黏膜溃疡、组织胶排胶等造成大出血。

⑦ 治疗过程中，错误操作导致硬化剂／组织胶黏附在内镜镜身或先端部，引起内镜物理损害。

二、处理流程

（1）加强人员培训，主要器械护士需要熟悉胃食管静脉曲张内镜治疗的流程、器械使用、配合技巧与操作者的习惯。

（2）针对不同的操作内容，进行专项强化训练，例如附件的选择、组织胶抽取及正确注射、套扎器安装与故障处理、治疗过程中溢胶的处理等。

（3）加强理论知识学习，及时学习更新治疗指南中的治疗措施。

（4）EVL 治疗时，医护配合要指令清晰、操作流畅；体外安装好套扎器后，须检查套扎器的密闭性；针对吸引力监测，可做掌心吸引预实验（将安装好套扎器的内镜先端对准掌心手套，按住吸引按钮，观察吸引情况是否良好）；套扎时，须按照"满屏红"原则判定套扎时机；按照"螺旋密集"原则进行套扎路径制订。

（5）硬化剂/组织胶注射治疗时，医护配合要指令清晰、操作流畅；注射针的使用要遵循规范，禁忌随意操作，以防针尖或针管划破血管引发大出血；药品剂量的制订须根据曲张静脉直径进行预判，护士须根据医生要求准备、快速抽取剂量；注射时应注意压力、推注速度，须根据显示器中黏膜隆起情况及时调整；注意不同注射器容量选择和注射器的交换速度。

（6）硬化剂/组织胶注射治疗联合 EVL 治疗时，遵循先下后上的原则，先进行胃静脉曲张的治疗再行食管静脉曲张的治疗。

（7）治疗时发现食管存在静脉血栓头（红/白血栓头）时，以优先处理曲张静脉破口为主，切勿反复摩擦食管静脉血栓头处，以防急性大出血而错失治疗时机，延误治疗。

（8）备好双吸引，以防患者误吸。

三、食管－胃底静脉曲张的临床处理

（1）食管-胃底静脉曲张监测流程　见图 7-1-1。

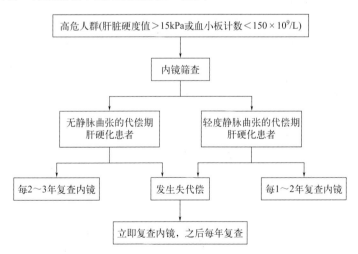

图 7-1-1　食管－胃底静脉曲张监测流程

（2）食管-胃底曲张静脉破裂急性大出血治疗流程图　见图 7-1-2。

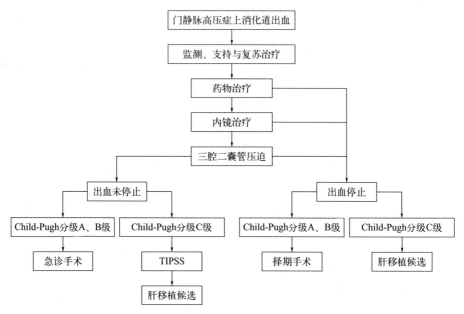

图 7-1-2　食管－胃底曲张静脉破裂急性大出血治疗流程

TIPSS：经颈静脉肝内门腔内支架分流术

第二节　内镜下氩等离子体凝固术风险防范及处理流程

氩等离子体凝固术（argon plasma coagulation，APC）是一种安全、快速、有效的非接触式电凝技术，APC 最早应用于开放式外科手术的创面止血，1991 年首次引入软式内镜治疗，由于效果良好，目前已广泛应用于消化道内镜的介入治疗。

一、风险防范

（1）医护配合不协调，操作不规范。

（2）器械护士不熟悉 APC 治疗原理，不能及时设置高频电设备中的 APC 程序及参数。

（3）一次性导管电极未按照规范使用，导致氩气流出不畅，治疗效果不显著或电极导管口结痂。

（4）操作医师未能按照要求控制导管治疗长度，紧贴消化道黏膜，导致即时性穿孔或术后迟发性穿孔。

（5）APC 用于止血治疗时，医护操作不当，止血效果不佳引发大出血。

（6）氩气瓶未及时更换，导致压力不足，氩气无法正常使用。

（7）附件使用不当，APC 导管电极在内镜活检孔道内或活检管道口激发，损伤内镜，或负极板粘贴不正确，导致患者局部皮肤热损伤。

二、处理流程

（1）加强人员培训，对于新医护，应逐步熟悉掌握 APC 治疗的步骤和操作规范；护士需掌握高频电设备关于 APC 治疗的程序设定、参数修改。

（2）医护配合时，须指令清晰，操作流畅；使用导管电极时切勿折损导管，导管尚在内镜活检管道内切勿激发脚踏，防止损伤内镜。

（3）高频电设备专用负极板须粘贴于患者下肢肌肉丰富区域。

（4）APC 使用中注意事项。

① 使用前检查 APC 导管电极的完好性，设置合适的流量与功率。

② 经内镜缓慢送出导管，直至内镜下清晰可见第一个色环标记。

③ 保持导管与靶组织在有效距离（3～5mm），不可直接接触组织。

④ 根据组织器官及病变位置，设置 APC 最大流量和功率。

⑤ 充分的肠道准备，防止爆炸发生。

⑥ 术中反复负压抽吸，减轻氩气导致消化道扩张引起的患者不适。

⑦ 激活时不可与金属支架直接接触，除处理位移的金属支架外。

⑧ 短时间、多次启动，避免深度损伤和穿孔。

（5）APC 术中出血。尝试 APC 直接电凝止血；效果不佳可联合金属夹止血或止血钳电凝止血；如遇出血不止时，行急诊外科手术止血。

（6）APC 术中穿孔或术后迟发性穿孔。小穿孔可行内镜下金属夹夹闭穿孔点；如穿孔较大，有明显的急腹症征象时，可行急诊外科手术修补穿孔。

第三节　内镜黏膜切除术风险防范及处理流程

内镜黏膜切除术（endoscopicmucosal resection，EMR）适用于较小的平坦型病变，切除侧向发育型肿瘤（laterally spreading tumor，LST）尤为适用，具有创伤小、安全性高、术后并发症少的优点，且能完整回收组织标本，并可对切除是否完全进行准确的组织学评判。

一、风险防范

（1）术前沟通不充分，未能排除禁忌证患者。

（2）医护配合不协调，操作不规范。

（3）术前器械准备不充分，延误治疗时机。

（4）医护配合指令不清晰，未能及时进行操作，导致不良后果，如机械切割、标本组织破损、术中即时出血等。

（5）护士对操作流程不熟悉，不能准确执行指令；护士对高频电设备不熟悉，未能按要求设置 EMR 治疗所需参数，导致治疗不顺畅。

（6）护士对常见器械操作不熟练，未能掌握使用技巧，配合失误。

（7）医护配合不协调，创面处理不佳，导致术后出血等。

（8）同一患者多次行 EMR 时，标本信息匹配错误或标本遗失。

（9）术后迟发性出血与穿孔。

（10）患者肠道准备不充分，有漏诊、出血、穿孔、感染等风险。

二、处理流程

（1）加强人员培训，对于新医护，应逐步熟悉掌握 EMR 治疗的步骤和操作规范；护士须掌握高频电设备的程序设定、参数修改。

（2）医护配合时，须指令清晰，操作流畅；使用高频电切割附件时切勿在内镜活检管道内激发脚踏，防止损伤内镜。

（3）EMR 治疗时，按照规范操作进行，根据医师的判断采用合适器械进行操作。

① 使用圈套器时，注意套取黏膜时勿暴力操作；电切过程须根据医生激发脚踏的节律同步收紧圈套器。

② 使用热活检钳切除时，注意钳取黏膜或息肉时，须提起后再行切割，防止切割部位的深部热损伤引发术后穿孔。

（4）封闭创面时，护士须配合医生，完整夹闭创面边缘黏膜，对吻闭合创面，有效防止出血和穿孔。

（5）术中出血。尝试直接电凝止血；效果不佳可联合金属夹止血或止血钳电凝止血；如遇出血不止时，行急诊外科手术止血。

（6）术中穿孔或术后迟发性穿孔。小穿孔可行内镜下金属夹夹闭穿孔点；如穿孔较大，有明显的急腹症征象时，可行急诊外科手术修补穿孔。

（7）患者肠道准备不佳时，可改期手术。

第四节　内镜黏膜下剥离术风险防范及处理流程

内镜黏膜下剥离术（endoscopic submucosal dissection，ESD）是适用于消化道癌前病变和早期癌症的一种内镜微创治疗术，具有创伤小、手术取下的病理标本比较完整、治疗比较彻底、复发率较小的特点。

一、风险防范

（1）术前沟通不充分，未能排除禁忌证患者。

（2）医护配合不协调，操作不规范。

（3）术前器械准备不充分，延误治疗时机。

（4）医护配合指令不清晰，未能及时进行操作，导致不良后果，如机械切割、标本组织破损、术中即时出血等。

（5）护士对操作流程不熟悉，不能准确执行指令；护士对高频电设备不熟悉，未能按要求设置 ESD 治疗所需参数，导致治疗不顺畅。

（6）护士对常见器械操作不熟练，未能掌握使用技巧，配合失误。

（7）手术并发症。

① 术中出血与迟发性出血。

② 术中皮下、纵隔气肿。

③ 术中穿孔与迟发性穿孔。

④ 气胸与胸腔积液、气腹。

（8）麻醉并发症。

二、处理流程

1. 一般要求

（1）加强人员培训，对于新医护，应逐步熟悉并掌握 ESD 治疗的步骤和操作规范；护士须掌握高频电设备的程序设定、参数修改。

（2）医护配合时，须指令清晰，操作流畅；使用高频电切割附件时切勿在内镜活检管道内激发脚踏，防止损伤内镜。

（3）ESD 治疗时，须按照规范操作进行，根据手术部位和医生要求采用合适器械进行操作。

2. 手术并发症的预防与处理

（1）术中出血与迟发性出血

① 出血的识别。术中出血指治疗过程中发生的出血；迟发性出血指治疗结束后至少出现下列 4 个指标中的 2 个：a. 呕血、黑便或晕厥；b. 血红蛋白下降＞20g/L；c. 血压下降＞20mmHg 或脉搏增快＞20 次 /min；d. 溃疡分级：Forrest Ⅰ级或Ⅱa～Ⅱb。

② 术中出血处理。a. 术中主动预防出血，发现裸露血管及时电凝处理；b. 及时冲洗创面，用碘伏棉签擦拭内镜前端 CCD，保持视野清晰；c. 护士须全程提高注意力，及时提醒术者预先处理可能的出血点；d. 避免盲目进行黏膜剥离和止血，必要时反复多次黏膜下注射有利于提高手术视野清晰度，预防出血和穿孔。

③ 迟发性出血。

a. 迟发性出血多出现在术后一个月内，以呕血、黑便为主要临床症状。

b. 迟发性出血的相关因素：电凝过度使组织损伤较深，焦痂脱落后形成溃疡引起迟发性出血；电流功率选择过弱，电凝时间过长，造成电凝过度，使残端创面溃疡过大、过深；高血压、动脉硬化或有凝血功能障碍者，在焦痂脱落时血管内血栓形成不全，易引起迟发性出血；术后活动过度，饮食不当，大便干燥、便秘等导致焦痂过早脱落，引起创面损伤而出血；术中止血措施不稳定，过早脱落引发出血。

c. 对于术后迟发性出血的处理，参照急性非静脉曲张性上消化道出血诊治指南的意见进行处理，见图7-4-1急性消化道出血诊疗流程。

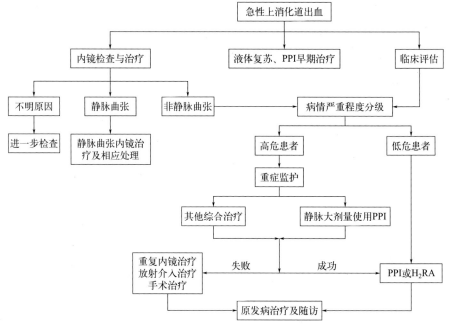

图 7-4-1　急性消化道出血诊疗流程
PPI：质子泵抑制剂；H$_2$RA：H$_2$受体拮抗剂

d. 主要止血措施：药物止血（止血药物、抑酸药物）；内镜下止血（药物注射止血、金属夹止血、电凝止血等）；手术治疗。

e. 进行内镜止血时，护士应做好术前准备，操作中需准确执行医生指令，把握时机，提高一次性止血成功率。

（2）术中穿孔与迟发性穿孔　穿孔易导致以下并发症：纵隔气肿、食管穿孔、皮下气肿、胸腔积液、腹水、气胸等。

① 纵隔气肿。术中剥离过程中，避免暴露肌层和损伤肌层。纵隔气肿发生时，根据影像检查结果，采取对症处理（禁食、镇痛、抗炎等），必要时行外科手术干预处理。

② 食管穿孔。

a. 食管 ESD 手术过程中，一旦发生穿孔，应及时提醒医生减少送气量。

b. 食管穿孔后，应监控皮下气肿的程度及血氧饱和度，尽快结束手术、取出标本。

c. 食管细微穿孔可使用微型夹夹闭，巨大穿孔时，采用不封闭保守处理，必要时行外科手术干预处理。

d. 皮下气肿识别和处理：皮下有捻发音；皮下严重气肿时应行穿刺引流处理；一般情况下气肿 2～3 天能减退。

③ 胃穿孔。常见术中主动穿孔和被动穿孔、术后迟发性穿孔。

a. 主动穿孔，又称治疗性穿孔，是为了完整切除肿瘤而主动造成的穿孔，即内镜全层切除术（EFR）治疗。发生穿孔时，首先要通过内镜吸引或变换体位，使胃内容物不漏到消化道外，然后及时处理穿孔。可使用牵引技术提高切除效率，同时避免组织标本漏到消化道外。

b. 被动穿孔，主要见于治疗过程中，是因电刀等附件插入过深或切除层次过深引发的穿孔。

c. 迟发性穿孔，主要见于因术中止血时过度电凝造成固有肌层损伤。

d. 穿孔的处理。术中穿孔的一般创面，可协助医生进行内镜下穿孔创面金属夹封闭；较大线性穿孔可行多枚金属夹连续夹闭；金属夹无法闭合的创面，可联合使用金属夹和尼龙绳进行创面缝合（金属夹联合尼龙绳间断缝合术、"包子式"缝合、"荷包式"缝合、"结扎式"缝合），护士须协助医生进行相应操作的配合，提高一次性夹闭的成功率。穿孔后行闭合术治疗，术后应要求患者半卧位、禁食、持续性胃肠减压（要求通畅、有效、足时），并给予抗生素治疗预防腹腔感染。

e. 内镜无法处理的穿孔，及时协助医生联系外科手术，建议行尝试腹腔镜下穿孔修补术，实现微创治疗。

④ 气胸、胸腔积液、腹水。

a. 气胸。预防气胸的首要措施就是预防穿孔，术中一旦发生严重气胸时，应终止手术，协助医生联系胸外科行胸腔闭式引流术；术中采用 CO_2 气体可有效降低气胸发生率。

b. 胸腔积液、腹水。ESD 术后胸腔积液、腹水一般情况下为炎性反应渗出液，多数情况下行抗炎、抑酸对症治疗（保守治疗）可自行吸收；大量胸腔积液、腹水时可行超声介入下穿刺引流。

第五节　消化道狭窄扩张术风险防范及处理流程

消化道狭窄经内镜扩张术可以良好地解除狭窄部位的通过障碍，改善长时间狭窄引起的营养不良及机体水、电解质紊乱等症状，具有创伤小、安全、有效、可重复操作等优点。

一、风险防范

1. 一般风险

医护配合不协调，器械使用不规范，诊疗操作不熟练。麻醉并发症。

2. 手术并发症

黏膜撕裂出血与迟发性出血和消化道穿孔。

二、处理流程

1. 一般风险处理

加强人员理论知识与操作的培训，严格掌握适应证与禁忌证；术前加强讨论制订手术策略；器械准备齐全，术前试用，防止术中器械使用不当引发各种并发症。

2. 手术并发症预防与处理

（1）黏膜撕裂　术中扩张治疗时，轻微黏膜撕裂出血为扩张有效的提示；如大量黏膜出血并影响治疗时，可行内镜下止血治疗（药物喷洒止血、内镜下电凝止血等）；如出现血管破裂出血，应及时行内镜下金属夹夹闭止血术，必要时可以采取外科手术干预。

（2）迟发性出血　术后迟发性出血的处理，参照急性非静脉曲张性上消化道出血诊治指南的意见进行处理，见本章第四节相关内容，图7-4-1。

（3）消化道穿孔　可参考本章第四节关于"术中穿孔与迟发性穿孔"的处理内容。针对内镜下可见的微小穿孔点，可协助医生采用内镜下金属夹夹闭创面进行修补或通过禁食、胃肠减压、肠外营养、抗感染等进行对症处理；穿孔创面较大，内镜下无法闭合时，可行外科修补术。

第六节　消化道狭窄支架置入术风险防范及处理流程

一、风险防范

1. 一般风险

医护配合不协调，器械使用不规范，诊疗操作不熟练。麻醉并发症。

2. 手术并发症

（1）支架无法释放。

（2）支架移位。

（3）消化道穿孔。

二、处理流程

1. 一般风险处理

加强人员理论知识与操作的培训，严格掌握适应证与禁忌证；术前加强讨论制订手术策略；器械准备齐全，术前试用，防止术中器械使用不当引发各种并发症。

2. 手术并发症预防与处理

（1）支架无法释放　多见于因各种疾病原因，支架无法通过狭窄段，造成支架释放困难。术前应完善相关影像学评估，合理评估狭窄情况，正确选取合适型号支架；医护需在体外检查支架性能，防止因材料原因引发并发症。

（2）支架移位　术中移位多见于支架型号选取不当及长度评估不准确、释放过程中监视不到位、支架释放操作失误；术后移位常见于狭窄恢复期支架滑动、术后患者不适应剧烈反抗等。术中移位，可进行支架取出后再置入或更换手术方式、更换支架等；术中应严格在监视（内镜直视、X线监视）下进行，确保导丝越过狭窄部位，前端位于消化道内，禁忌盲目操作；根据术前检查和内镜实时评估结果，合理选择器械；严格遵守消化道支架置入适应证，及时进行支架取出，避免支架移位造成异物嵌顿消化道。

（3）消化道穿孔　消化道支架置入术应预防消化道穿孔，而穿孔多由术中操作不规范或暴力操作造成；术中支架释放须按照器械操作说明进行，在监视辅助下，缓慢释放。发生穿孔后，参照本章第四节关于"术中穿孔与迟发性穿孔"的处理内容进行处理。针对内镜下可见的微小穿孔点，可协助医生采用覆膜支架直接压迫穿孔位置；穿孔创面较大，内镜无法处置时，应协助医生及时联系外科手术干预。

第七节　消化道支架取出术风险防范及处理流程

一、风险防范

1. 一般风险

医护配合不协调，器械使用不规范，诊疗操作不熟练。

2. 手术并发症

（1）出血　一般情况下多见于支架取出时牵拉黏膜，造成黏膜撕裂出血或创面血管破裂出血。

（2）支架嵌顿　多见于因疾病发展，支架周边黏膜过度生长，包裹支架，造成支架与黏膜组织嵌顿。覆膜支架的使用可减少支架嵌顿的情况。

二、处理流程

1. 一般风险处理

加强人员理论知识与操作的培训，严格掌握适应证与禁忌证；医护要熟悉各种异物取出附件的使用。

2. 手术并发症的预防与处理

（1）血管相关性出血　参照急性非静脉曲张性上消化道出血诊治指南的意见进行处理，见第四节相关内容，图 7-4-1。

（2）支架嵌顿　一般情况下支架轻微嵌顿时，可协助医生采取 APC 烧灼治疗，清除黏附于支架的组织后，暴露支架回收线，用异物钳夹取回收线，缓慢回收支架并随镜退出；护士在夹取支架回收线时，应使用鼠齿异物钳夹紧线头，避免滑脱造成多次牵拉支架，引发黏膜撕裂出血等；当支架嵌顿无法活动，经内镜 APC 烧灼、圈套器电切等处理后，亦无法松动时，应及时调整治疗策略，更换手术方式。

第八节　内镜下隧道技术风险防范及处理流程

与传统的治疗方法相比，STER 微创治疗来源于固有肌层的 SMTs，其优势在于：①应用"隧道"内镜技术，内镜直视下进行黏膜下肿瘤的切除，这样既能实现完整切除肿瘤，又能恢复消化道的完整性，可以避免术后出现消化道瘘和胸腹腔的继发感染；② STER 手术时间短、创伤小，术后患者恢复快，住院时间短，治疗费用低，疗效肯定，术后随访复发率低，极少存在隧道内种植；③可以达到术后完全无体表瘢痕，充分展现了"微创治疗"的优越性。

一、风险防范

1. 一般风险

医护配合不协调，器械使用不规范，诊疗操作不熟练。

2. 手术并发症

（1）气胸、气腹、皮下气肿。

（2）食管瘘。

（3）出血。

（4）胸腔积液。

（5）感染。

（6）麻醉并发症。

二、处理流程

1. 一般处理

（1）加强人员培训，对于新医护，应逐步熟悉并掌握 STER 治疗的步骤和操作规范；护士须掌握高频电设备的程序设定、参数修改。

（2）医护配合时，须指令清晰，操作流畅；使用高频电切割附件时切勿在内镜活检管道内激发脚踏，防止损伤内镜。

（3）STER 手术时，须按照规范操作（见图 7-8-1 消化道黏膜下肿瘤的诊疗流程）进行，根据手术部位和医生要求采用合适器械进行操作。

2. 手术并发症的预防与处理

（1）气胸、气腹、皮下气肿与瘘

① 术后如有纵隔、皮下气肿及轻度气胸（肺压缩体积＜ 30%），患者呼吸平稳、血氧饱和度（SpO_2）＞ 95%，通常不需要特殊处理。

② 对于肺压缩体积＞ 30% 的气胸，可用静脉穿刺导管行胸腔穿刺闭式引流。

③ 膈下有少量游离气体、无明显症状者，一般气体可自行吸收。

④ 如腹胀明显，可行胃肠减压，必要时用 14G 穿刺针行腹腔穿刺放气。

（2）预防 STER 术后瘘的形成　术后瘘形成的主要原因是黏膜下层继发感染，经积极对症抗炎、止血、胸腔穿刺引流后病情未缓解。

① 术前遵医嘱预防性使用抗生素。

② 术中的剥离创面积极止血。

③ 关闭隧道口时协助医生进行无菌生理盐水冲洗隧道，清除坏死组织和焦痂。

④ 标本取出后，联合使用多种方法严密牢靠闭合隧道切口。

（3）出血的预防措施

① 术中主动预防出血，发现裸露血管及时电凝处理，及时冲洗创面，保持视野清晰。

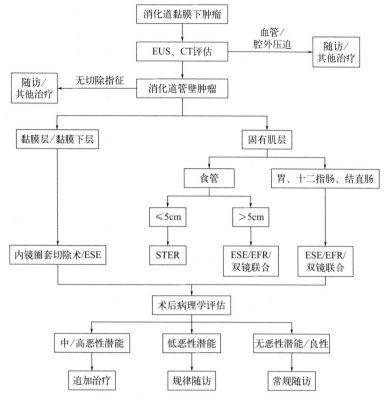

图 7-8-1　消化道黏膜下肿瘤的诊疗流程

EUS 为超声内镜检查术；ESE 为内镜黏膜下［肿物］挖除术；STER 为隧道法内镜黏膜下肿物切除术；
EFR 为内镜全层切除术

② 护士须全程提高注意力，及时提醒术者预先处理可能的出血点。

③ 避免盲目进行黏膜剥离和止血，必要时反复多次黏膜下注射有利于提高手术视野，预防出血。

④ 术后出血多考虑"隧道"内出血，应及时行内镜下止血处理，必要时外科手术干预处理。

（4）胸腔积液　少量积液、无发热等可采取保守治疗，一般情况可自行吸收；积液量大、呼吸受累、持续高热者，行超声引导下穿刺引流处理。

（5）感染　主要见于"隧道"内感染、纵隔感染、肺部感染；感染原因：术前消化道清洁不充分、术后黏膜下隧道内出血、积液等。

（6）感染的预防措施

① 术前充分清洁消化道和手术区域。

② 术前预防性使用抗生素治疗。

③ 麻醉插管时，防止暴力插管引发误吸。

④ 术中预防性止血，严密处理创面出血点和坏死组织。

⑤ 标本取出后，使用无菌生理盐水反复冲洗隧道，并严密夹闭隧道口。

⑥ 术后出现肺部炎症、节段性肺不张者，应加强化痰和抗生素对症处理。

第九节 贲门失弛缓症内镜下治疗风险防范及处理流程

经口内镜食管下括约肌切开术（POEM）是一种通过食管黏膜下隧道进行肌切开的内镜微创技术。自 2010 年问世以来，因其微创和良好的疗效，已广泛用于治疗贲门失弛缓症和食管动力障碍性疾病。POEM 手术属于常见的隧道内镜技术，其优势和风险与 STER 手术相同。

一、风险防范

参见本章第八节内容。

二、处理流程

参见本章第八节内容。

第十节 胃镜下空肠营养管置入术风险防范及处理流程

肠内营养（enteral nutrition，EN) 是指通过口饲或管饲途径，将营养成分注入消化道以提供人体所需营养元素的一种营养方式。肠内营养分为口饲和管饲两种途径，管饲包括胃管、空肠营养管、造瘘管。管饲方式的选择要根据患者的病情、胃肠道功能、EN 治疗的时间及医疗水平来决定。空肠营养管可通过手术及非手术方式放置，其中非手术方式经胃镜空肠营养管置入，具有无创、直观的特点。

一、风险防范

1. 一般风险
医护配合不协调，器械使用不规范，诊疗操作不熟练。

2. 手术并发症
主要见于置管失败、退镜时脱管。

二、处理流程

1. 置管失败

提升医护配合协调性，了解置管目的；置管前，协助医生完成常规内镜检查，了解置管路径中解剖结构有无改变、黏膜有无水肿、胃腔流出道有无梗阻等情况；充分熟悉所用空肠营养管结构特性，选择合适的器械并正确使用，提高一次性置管成功率。

2. 退镜时脱管

常规内镜检查结束后，规范操作置管：充分润滑营养管和内镜，用异物钳夹住营养管头端，推送胃镜带管至十二指肠降部，护士使用异物钳钳夹固定空肠管，采用边送异物钳边退镜的手法（保持异物钳与空肠管头端固定不动），退胃镜至胃腔后，再松开异物钳并 将异物钳退至胃腔。再次用异物钳钳夹胃腔内空肠管管身，再次推送胃镜至十二指肠，退镜时采取边送、边退的手法退异物钳及内镜。如此反复操作，助手固定空肠管，边吸气边后退胃镜，退出胃镜后，抽出空肠管导丝，妥善固定营养管。

第十一节　内镜逆行胰胆管造影术介入治疗（ERCP、EST、ENBD）风险防范及处理流程

内镜逆行胰胆管造影术（endosopic retrograde cholangio-pancreatography，ERCP）是内镜技术中操作难度最大、程序最复杂的一项技术；近年来，ERCP治疗范围不断拓展，新业务新技术不断涌现，ERCP风险因素也随之增加。因此，采取有效的防治措施防患于未然，对ERCP诊疗过程中易发生意外环节加强风险预防处理是非常必要的。

一、风险防范

1. 患者因素

病情复杂，治疗措施复杂，患者就医期望值高。消化道解剖结构改变，患者无法耐受。

2. 医护人员因素

不了解病情；ERCP相关配合技能掌握不够；相关设备和器械使用技能欠缺。

3. 内镜相关感染因素

机械损伤，无菌操作不严格，内镜消毒灭菌不严格。

4. 手术并发症

（1）术后胰腺炎。

（2）胆管炎／脓毒血症。

（3）消化道出血、穿孔。

（4）其他并发症，如碘过敏、低血糖、尿潴留、心肺意外以及 X 线辐射风险、化学性侵害风险等。

二、处理流程

1. 患者因素

（1）做好术前准确，评估 ERCP 治疗的风险。

（2）严格执行查对，确保患者 ERCP 诊疗安全。

（3）加强医患、护患沟通，增强患者治疗信心，告知相关治疗流程和风险，签署知情同意书。

（4）做好用药安全，加强监护。

2. 医护人员因素

（1）加强 ERCP 相关理论、操作培训，提升各项操作技能。

（2）掌握 ERCP 相关辅助技术的知识，减少术中意外事件的发生。

（3）术前严格查对术中待用的手术器械、辅助器械和急救相关设备，保障手术进程顺利，确保患者安全。

（4）医护加强法律意识，规范操作内容和流程。

（5）严格把控适应证和禁忌证。

3. 内镜相关感染因素

（1）严格进行内镜清洗消毒管理。

（2）术中操作严格执行感染防护，增强医护无菌观念，落实无菌操作。

（3）加强手卫生及 ERCP 操作环境的清洁消毒。

（4）检查一次性物品有效期。

4. 手术并发症的预防与处理

（1）心肺意外　参照规范的心搏呼吸骤停抢救流程，如图 7-11-1 所示为 ERCP 术中患者心搏呼吸骤停抢救流程。

（2）穿孔　术中出现穿孔，若疑似微小穿孔，可立即留置胃管持续胃肠减压、禁食并对症处理，若穿孔部位明确则具体参照 ERCP 术中穿孔处理流程及时处理，见图 7-11-2。

（3）出血　术中出血时，及时行内镜下止血处置；若内镜下止血失败，应立即评估出血情况，联系介入科或外科，行介入止血或外科手术止血。术后迟发性

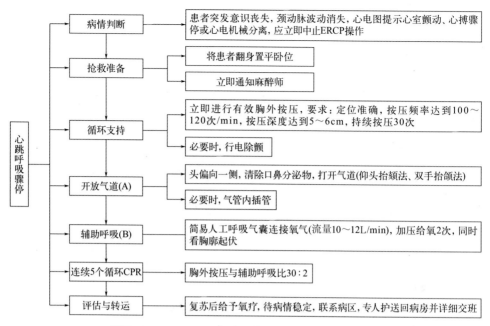

图 7-11-1　ERCP 术中患者心搏呼吸骤停抢救流程

CPR：心肺复苏

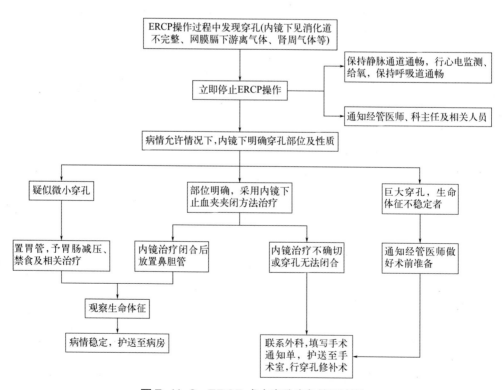

图 7-11-2　ERCP 术中穿孔应急处理流程

出血的处理，参照急性非静脉曲张性上消化道出血诊治指南的意见进行处理，见本章第四节内容。

（4）其他并发生症　术中采用非离子型造影剂，降低过敏反应发生率；碘过敏发生时，协助医生进行抗过敏治疗；发生严重过敏反应时，应及时停止手术，行抗休克治疗和对症处理，加强病情观察，保障患者安全；ERCP 操作时，医护须积极做好辐射防护和个人防护，防止辐射损伤和化学性损伤。

第十二节　超声内镜引导下介入治疗风险防范及处理流程

随着消化内镜技术的不断发展，超声内镜检查技术和设备的不断更新，超声内镜引导细针穿刺抽吸 / 活检术（endoscopic ultrasound-guided fine needle aspiration/biopsy，EUS-FNA/B）在我国广泛开展，成为消化道及邻近器官病变诊治的重要手段。

一、风险防范

1. 一般风险

医护配合不协调，器械使用不规范，诊疗操作不熟练，内镜感染，麻醉并发症等。

2. 手术并发症

（1）常见手术并发症　出血、感染、消化道穿孔和急性胰腺炎。

（2）罕见的并发症　包括胆囊或胆管穿刺造成的胆瘘、纵隔淋巴结穿刺引起的气胸、胰腺穿刺引起的气腹和胰瘘、针道种植转移。

二、处理流程

1. 一般风险

（1）加强 EUS-FNA/B 手术相关理论、操作培训，提升各项操作技能。

（2）掌握 EUS-FNA/B 相关辅助技术的知识，降低术中意外事件的发生。

（3）术前严格查对术中待用的手术器械、辅助器械和急救相关设备，保障手术进程顺利，确保患者安全。

（4）严格进行内镜清洗消毒管理。

（5）术中操作严格执行感染防护，增强医护无菌观念，落实无菌操作。

2. 手术并发症预防与处理

（1）常见并发症的预防　根据不同的研究报道，出血、感染、消化道穿孔和急性胰腺炎各自的发生率分别为 0.13%～1.3%、0.4%～1.0%、0.03%～0.15%、0.19%～2.35%，发生率较低。术中巡回护士应协助医师密切观察病情，器械护士协调配合医师进行各项操作，一旦发生并发症，须协助医生及时对症处理，避免加重病情。

（2）罕见并发症预防　气胸、气腹的处理参考前述章节关于消化道穿孔的处理措施；术后严密观察患者病情，一旦发生胆瘘、胰瘘、针道种植转移等并发症，须协助医师及时对症处理，必要时联系外科手术干预。

第十三节　小肠镜下介入治疗风险防范及处理流程

双气囊小肠镜（double-balloon enteroscope，DBE）自 2001 年首次报道临床使用以来，经过数十年的发展，已在全世界范围内广泛开展。DBE 能利用外套管气囊的固定，使术者能更精准地操作内镜，并使内镜在升结肠、横结肠倒镜操作成为可能。同时 DBE 也可用于息肉摘除、止血、异物取出等内镜微创治疗操作。

一、风险防范

1. 一般风险
医护配合不协调，器械使用不规范，诊疗操作不熟练。

2. 手术并发症
（1）常见手术并发症　出血、消化道穿孔、急性胰腺炎、感染和吸入性肺炎。
（2）其他并发症　腹痛，可能与肠梗阻、胀气、肠壁损伤、肠套叠有关。

二、处理流程

（一）术前预防措施

（1）术前准确评估小肠镜相关治疗的风险。
（2）严格执行查对，确保患者诊疗安全。
（3）术前充分医患沟通，详细告知患者相关治疗流程和风险，签署知情同意书。
（4）规范操作内容和流程。
（5）加强小肠镜相关理论、操作培训，提升各项操作技能。
（6）掌握小肠镜治疗相关手术器械、辅助器械的使用。
（7）配备急救相关设备，保障手术进程顺利，确保患者安全。

（二）手术并发症的预防与处理

（1）出血 对于凝血功能正常的患者，息肉摘除术后的出血一般可自行停止；当出现持续性出血时，可通过 DBE 使用金属夹止血；必要时联合多种止血措施止血，内镜下无法处置的出血，及时联系外科手术干预。

（2）预防穿孔的措施

① 存在深溃疡的患者，如克罗恩病患者，更深地进镜将增加穿孔的风险，且应避免粗暴拉镜。

② 需要复查化疗效果时，应于最后一次化疗后间隔一段时间再进行，让肠道有充足的时间修复。

③ 克罗恩病致狭窄的患者当内镜下发现有活动性溃疡时，不应进行扩张治疗；即便当内镜下所见以纤维化为主时，扩张仍须循序渐进，从小直径开始逐级扩张。

④ 对于未知疾病导致的肠腔狭窄，扩张治疗穿孔风险大，应谨慎对待。

⑤ 小肠壁较薄在行 APC 或息肉摘除操作前，黏膜下注射可有效防止穿孔。

⑥ APC 操作时可采用"短、频"烧灼技巧，减少穿孔风险。

（3）急性胰腺炎

① DBE 后引起血清淀粉酶上升可能的机制：十二指肠乳头损伤、十二指肠胰腺反流、十二指肠直接损伤和血管源性损伤、肠壁损伤等引起的淀粉酶吸收增多等。

② 预防术后胰腺炎

a. 减少操作时间。

b. 避免过度拉镜。

c. 减少内镜成袢，拉镜同时旋镜以解除袢。

d. 术后 24h 内，监测血淀粉酶，以防发生术后急性胰腺炎。

（4）其他并发症 严密观察术后患者腹痛情况，轻微腹痛属于正常情况，可自行缓解，嘱患者放松心情；如出现腹痛不能缓解的情况，应立即通知医生对症处理，防止出现严重的小肠梗阻、胀气、肠壁损伤、肠套叠等，必要时请外科会诊后手术干预。

第十四节 经皮内镜胃造瘘术风险防范及处理流程

经皮内镜胃造瘘术（percutaneous endoscopic gastrostomy，PEG）是在内镜引导下，经皮穿刺放置胃造瘘管，以达到胃肠营养和（或）减压的目的。此技术操作简便、安全易行、并发症少，为无法经口进食需要肠道营养支持疗法的患者免除了外科手术造瘘的痛苦，已在临床广泛应用。

一、风险防范

1. 一般风险

医护配合不协调，器械使用不规范，诊疗操作不熟练，无菌操作不严格。

2. 手术并发症

（1）造瘘管瘘。

（2）造瘘口周围感染与脓肿。

（3）坏死性腹膜炎。

（4）胃结肠瘘。

（5）吸入性肺炎。

（6）造瘘管滑脱或堵塞。

3. 其他并发症

出血、气腹、腹腔感染。

二、处理流程

1. 术前预防措施

（1）加强 PEG 手术相关理论、操作培训，提升各项操作技能。

（2）掌握手术相关辅助技术的知识，减少术中意外事件的发生。

（3）术前严格查对术中待用的手术器械、辅助器械和急救相关设备，保障手术进程顺利，确保患者安全。

（4）严格进行内镜清洗消毒管理。

（5）术中操作严格执行感染防护，增强医护无菌观念，落实无菌操作。

2. 手术并发症的预防与处理

（1）造瘘管瘘　主要见于造瘘口过大或造瘘管移位。

① 胃内容物及管饲物沿管周漏出，称为外漏。通过及时更换造瘘管可纠正。

② 胃内容物及管饲物漏入腹腔内，为内漏，属于严重并发症，须立即行手术处理。

（2）造瘘口周围感染与脓肿　主要见于口腔或胃肠道病原菌感染。轻者表现为管周皮肤红肿；重者表现为脓肿形成，必须抗感染治疗联合脓腔引流。

（3）坏死性腹膜炎　为临床少见的腹壁严重感染性并发症，死亡率较高。

① 临床症状为术后3～14天出现高热，腹壁蜂窝织炎由造瘘管周围迅速发展，甚至产生皮下气肿。

② 一旦发生，行急诊手术切开引流，清除坏死组织。

③ 术前预防抗感染。致病菌多来自口腔和上消化道，对有感染危险因素（如

严重营养不良和糖尿病）的患者，在围手术期应予广谱抗生素预防，用 1% 新霉素口腔含漱抗菌。

（4）胃结肠瘘　可因穿刺针同时刺入结肠和胃或造瘘管压迫结肠引起坏死，以致胃与结肠相通。

① 较小的瘘在拔除导管后可自愈。

② 较大的胃结肠瘘可造成严重的营养不良和脓毒血症，应紧急手术治疗干预。

（5）吸入性肺炎

① 与食物反流相关，发生吸入性肺炎后，应积极给予抗感染治疗。

② 逐渐增加管饲营养液；抬高床头，加快胃排空，必要时服用促胃肠动力药。

③ 必要时可将造瘘管头端放入空肠，以减少反流。

（6）造瘘管滑脱　常见于造瘘管固定不牢或人为牵拉等情况，无论何时发生，应立即重新置管。预防的目的是保障患者置管质量，减少非计划性拔管和重新置管的情况，提升患者的依从性和生活质量。

（7）其他并发症　如出血、气腹、腹腔感染，一旦发生，可参考前述章节关于出血、气腹和腹腔感染等相关处置措施进行对症处理。

第十五节　内镜下抗反流黏膜切除术（ARMS）风险防范及处理流程

内镜下抗反流黏膜切除术（anti-reflux mucosectomy，ARMS）巧妙利用 ESD/EMR 术后创面瘢痕组织增生及收缩的现象，通过使用 ESD/EMR 技术切除食管齿状线周边黏膜，诱导贲门附近瘢痕形成，导致贲门缩紧，增加食管下括约肌压力，重塑抗反流阀瓣，从而达到减少反流的目的。该手术的流程与 ESD/EMR 相似，术前准备与手术器械均参考 ESD/EMR 手术的内容，故 ARMS 的风险防范与处理流程请参考本章第三节与第四节内容。

第十六节　胃镜下胃石碎石取石术风险防范及处理流程

胃石症是指各种原因导致在胃内凝结出结石状异物，其主要成分是矿物质或植物性成分，形成后无法从体内排出，同时也不能被消化，由此引发的一系列临床症状与体征。研究发现发病患者多为胃大部切除及迷走神经离断术后患者或者是大量进食山楂、柿子者。当前，临床上治疗胃石症的主要方法是胃镜下胃石碎石取石术。

一、风险防范

1. 一般风险

医护配合不协调，器械使用不规范，诊疗操作不熟练。

2. 手术并发症

（1）消化道黏膜损伤、出血及穿孔。

（2）消化管化脓性炎症及溃疡。

（3）窒息及吸入性肺炎。

（4）肠梗阻。

二、处理流程

1. 术前预防措施

（1）加强碎石取石手术相关理论、操作培训，提升各项操作技能。

（2）掌握碎石手术专用碎石器械的使用知识，减少术中意外事件的发生。

（3）术前严格查对术中待用辅助器械和急救相关设备，确保患者安全。

2. 手术并发症的预防与处理

（1）消化道黏膜损伤及出血

① 小而软的结石，经医师评估后，选用合适的器械一次性随镜取出；必要时可用圈套器等附件碎石后取出。注意：不可在胃内暴力操作，防止因操作失误损伤胃黏膜或意外穿孔。

② 大而坚硬的结石，须反复多次碎石后，逐一分次取出。注意：使用碎石器械时，避免过度加压，防止碎石切割丝嵌顿于石头内而无法松解。

③ 将结石尽可能碎成小块，碎后结石过大，取出不慎时可能会造成消化道黏膜损伤、出血甚至穿孔。

④ 黏膜损伤及出血者，应禁食，并给予抑酸剂及保护胃黏膜药物。一般数日内可自愈。大量出血时，参照急性非静脉曲张性上消化道出血诊治指南的意见进行处理，见图7-4-1；内镜下无法处理的出血，应紧急外科手术治疗。

⑤ 穿孔者，参照前述章节关于消化道穿孔的处理措施，先行内镜下穿孔修补措施，内镜无法处理的穿孔应紧急外科手术治疗。

（2）消化管化脓性炎症及溃疡　结石形成或取出过程中若存在黏膜损伤，可发生急性炎症、糜烂及溃疡引起化脓性炎症，患者出现高热、剧烈疼痛等症状。此类患者除禁食、抑酸及减少消化液分泌外，应给予足量广谱抗生素及支持疗法，必要时施行外科手术治疗。

（3）窒息及吸入性肺炎　常由于胃内容物或细小结石吸入或较大结石堵塞在咽部而引起。一旦发生应紧急处理抢救，必要时进行麻醉下插管或外科手术干预。

（4）肠梗阻　碎后的结石应及时取出，避免结石进入小肠引起肠梗阻。

第十七节　射频消融术风险防范及处理流程

内镜射频消融术（endoscopic radiofrequency ablation，ERFA）指在消化内镜直视下将不同类型射频消融电极贴敷于消化道扁平黏膜病变处，通过射频电流使局部组织发生凝固性坏死而消除病变的一种内镜微创治疗技术。

一、风险防范

1. 一般风险

医护配合不协调，器械使用不规范、不熟练等。

2. 手术并发症

食管狭窄、出血、穿孔。

二、处理流程

1. 术前预防

（1）加强 ERFA 手术相关理论、操作培训，提升各项操作技能。

（2）掌握射频消融治疗仪的使用和不同手术方式的参数调整，减少术中意外事件的发生。

（3）术前严格查对术中待用辅助器械和急救相关设备，确保患者安全。

2. 手术并发症的预防与处理

（1）食管狭窄　ERFA 术后的食管狭窄，多数予内镜下气囊扩张治疗后即可缓解；狭窄较顽固者，可反复内镜下扩张治疗。

（2）穿孔　可分为与 ERFA 直接相关的穿孔和术后食管狭窄扩张治疗导致的穿孔。首选内镜下金属夹夹闭穿孔，如未能成功夹闭穿孔，则主要进行临时放置覆膜金属支架并对症治疗。如内镜治疗失败，须及时行外科手术治疗。

（3）出血　黏膜撕裂及出血者，应禁食，并给予抑酸剂及保护胃黏膜药物。一般数日内可自愈。大量出血时，参照急性非静脉曲张性上消化道出血诊治指南的意见进行处理，见本章第四节内容，图 7-4-1。内镜下无法处理的出血，应紧急外科手术治疗。

参考文献

[1] 席慧君, 傅增军. 消化内镜护理培训教程 [M]. 2 版. 上海: 上海科学技术出版社, 2022.

[2] 王青霞, 宋文, 颜春英. 消化内镜专科护理 [M]. 北京: 化学工业出版社, 2022.

[3] 姚礼庆, 周平红, 钟芸诗. 消化内镜手术及常见并发症防治策略 [M]. 北京: 人民卫生出版社, 2015.

[4] 中华医学会肝病学分会, 中华医学会消化病学分会, 中华医学会消化内镜学分会. 肝硬化门静脉高压食管胃静脉曲张出血的防治指南 [J]. 中华肝脏病杂志, 2022, 30(00): 1-15.

[5] 张娜, 彭春艳, 张峰, 等. 肝硬化食管胃静脉曲张破裂出血行规律内镜下治疗的临床价值 [J]. 中华消化内镜杂志, 2022, 39(5): 4.

[6] Karstensen J G, Ebigbo A, Bhat P, et al. Endoscopic treatment of variceal upper gastrointestinal bleeding : European Society of Gastrointestinal Endoscopy (ESGE) Cascade Guideline[J].Endosc Int Open，2020, 8：E990-E997.

[7] Korean Association for the Study of the Liver (KASL). KASL clinical practice guidelines for liver cirrhosis: Varices, hepatic encephalopathy, and related complications[J]. Clin Mol Hepatol, 2020, 26: 83-127.

[8] Gralnek I M, Camus D M, Garcia-Pagan J C, et al. Endoscopic diagnosis and management of esophagogastric variceal hemorrhage : European Society of Gastrointestinal Endoscopy (ESGE) Guideline[J].Endoscopy, 2022, 54: 1094-1120.

[9] 中华医学会外科学分会脾及门静脉高压外科学组. 肝硬化门静脉高压症食管、胃底静脉曲张破裂出血诊治专家共识（2019 版）[J]. 中华外科杂志, 2019, 57(12): 885-892.

[10] Laine L, Barkun A N, Saltzman J R, et al. ACG clinical guideline: Upper gastrointestinal and ulcer bleeding[J]. Am J Gastroenterol, 2021, 116: 899-917.

[11] Zhong Q, Liu Z, Yuan Z, et al. Efficacy and complications of argon plasma coagulation for hemorrhagic chronic radiation proctitis[J]. World Journal of Gastroenterology, 2019, 13: 1617-1627.

[12] 国家消化系统疾病临床医学研究中心（上海）, 中华医学会消化内镜学分会, 中国抗癌协会肿瘤内镜专业委员会, 等. 中国结直肠癌癌前病变和癌前状态处理策略专家共识 [J]. 中华消化内镜杂志, 2022, 39(01): 1-18.

[13] 北京市科委重大项目《早期胃癌治疗规范研究》专家组. 早期胃癌内镜下规范化切除的专家共识意见（2018, 北京）[J]. 中华消化内镜杂志, 2019, 36(6): 381-392.

[14] Ono H, Yao K, Fujishiro M, et al. Guidelines for endoscopic submucosal dissection and endoscopic mucosal resection for early gastric cancer (second edition) [J]. Dig Endosc，2021, 33: 4-20.

[15] Yao K, Uedo N, Kamada T, et al. Guidelines for endoscopic diagnosis of early gastric cancer[J]. Dig Endosc, 2020, 32: 663-698.

[16] Tanaka S, Kashida H, Saito Y, et al. Japan Gastroenterological Endoscopy Society guidelines for colorectal endoscopic submucosal dissection/endoscopic mucosal resection[J]. Dig Endosc, 2020, 32: 219-239.

[17] 赵伟, 王毓麟. 消化内镜黏膜下注射药物相关研究进展 [J]. 国际医药卫生相关导报, 2022, 28(05): 625-628.

[18] 国家消化系统疾病临床医学研究中心（上海）, 中华医学会消化内镜学分会, 中国医师协会内镜医师分会消化内镜专业委员会, 等. 消化内镜高频电技术临床应用专家共识（2020, 上海）[J]. 中华消化内镜杂志, 2020, 37(07): 456-465.

[19] El-Asmar K M, Youssef A A, Abdel-Latif M. The Effectiveness of Combined Balloon and Bougie Dilatation Technique in Children with Impassable Esophageal Stricture[J]. J Laparoendosc Adv Surg Tech A, 2021, 31: 724-728.

[20] Lucendo A J, Molina-Infante J. Esophageal dilation in eosinophilic esophagitis: Risks, benefits, and when to do it[J]. Curr Opin Gastroenterol, 2018, 34: 226-232.

[21] 中华医学会消化内镜学分会消化内镜隧道技术协作组, 中国医师协会内镜医师分会, 北京医学会消化

内镜学分会 . 中国食管良恶性狭窄内镜下防治专家共识（2020，北京）[J]. 中华消化内镜杂志，2021，38(03): 173-185.

[22] Fiori E, Lamazza A, Sterpetti A V, et al. Endoscopic stenting for colorectal cancer: Lessons learned from a 15-year experience[J]. J Clin Gastroenterol, 2018, 52(5): 417-422.

[23] 张宗明，邓海，张翀，等 . 结直肠良恶性梗阻诊治策略 [J]. 世界华人消化杂志，2017, (29): 2597-2604.

[24] Spaander M C W, van der Bogt R D, Baron T H, et al. Esophageal stenting for benign and malignant disease：European Society of Gastrointestinal Endoscopy (ESGE) Guideline - Update 2021[J]. Endoscopy, 2021, 53: 751-762.

[25] 沈宏，季峰 . 无 X 射线监视内镜下消化道支架置入治疗消化道狭窄的疗效和安全性 [J]. 浙江大学学报（医学版），2018, 06: 643-650.

[26] 孙健云，吴琼，夏会，等 . 内翻法成功取出非覆膜金属支架 2 例 [J]. 中华消化内镜杂志，2022, 05:411-413.

[27] 文晓冬，丁述兰，王丽青 . 1 例高位食管支架取出术配合及护理体会 [J]. 实用临床护理学电子杂志，2017, 06: 177-179.

[28] 令狐恩强 . 消化内镜隧道技术的建立和发展 [J]. 中华胃肠内镜电子杂志，2022, 9(1): 3-4.

[29] ASGE Technology Committee, Aslanian H R, Sethi A, et al. ASGE guideline for endoscopic full-thickness resection and submucosal tunnel endoscopic resection[J] .VideoGIE，2019, 4: 343-350.

[30] 周平红，钟芸诗，李全林 . 中国消化道黏膜下肿瘤内镜诊治专家共识（2018 版）[J]. 中华消化杂志，2018, 38(8): 519-527.

[31] Sharzehi K, Sethi A, Savides T.AGA clinical practice update on management of subepithelial lesions encountered during routine endoscopy: expert review[J]. Clin Gastroenterol Hepatol, 2022, 20: 2435-2443.

[32] 令狐恩强 . 消化内镜术中出血及固有肌层损伤度分级 [J]. 中华胃肠内镜电子杂志，2021, (1): 10001.

[33] Kohn G P, Dirks R C, Ansari M T, et al.SAGES guidelines for the use of peroral endoscopic myotomy (POEM) for the treatment of achalasia[J].Surgical Endoscopy，2021, 35(5): 1931-1948.

[34] Vaezi M F, Pandolfino J E, Yadlapati R H, et al. ACG clinical guidelines: Diagnosis and management of achalasia[J]. The American Journal of Gastroenterology, 2020, 115(9): 1393-1411.

[35] 徐佳昕，李全林，周平红 .经口内镜下肌切开术治疗贲门失弛缓症的“中山规范”[J]. 中华胃肠外科杂志，2019, 22(07): 613-618.

[36] Hsu C Y, Lai J N, Kung W M, et al. Nationwide prevalence and outcomes of long-term nasogastric tube placement in adults[J]. Nutrients, 2022, 14(9): 1748.

[37] 陈科全，许研，叶秀杰，等 . 超细鼻胃镜辅助胃窦直视法空肠营养管置入术的应用 [J]. 现代消化及介入诊疗，2022, 27(04): 413-416.

[38] 秦秀敏，房永利，李迪，等 . 不同内镜下空肠营养管置入术在儿童中的效果对比 [J]. 中华胃肠内镜电子杂志，2021, 8(02): 56-60.

[39] van Wanrooij R L J, Bronswijk M, Kunda R, et al. Therapeutic endoscopic ultrasound：European Society of Gastrointestinal Endoscopy (ESGE) Technical Review[J]. Endoscopy, 2022, 54(3): 310-332.

[40] 高佰新，李芳芳 . 圈套器联合 α- 糜蛋白酶和 5% 碳酸氢钠治疗胃石症临床疗效 [J]. 甘肃医药，2022, 41(03): 253-255.

[41] 中国医师协会超声内镜专家委员会 . 中国内镜超声引导下细针穿刺抽吸 / 活检术应用指南（2021，上海)[J]. 中华消化内镜杂志，2021, 38(5): 24.

[42] Hassan G M, Laporte L, Paquin S C, et al. Endoscopic ultrasound guided fine needle aspiration versus endoscopic ultrasound guided fine needle biopsy for pancreatic cancer diagnosis: A systematic review and meta-analysis[J]. Diagnostics (Basel, Switzerland), 2022, 12(12): 2951.

[43] Roveron G, Antonini M, Barbierato M, et al. Clinical practice guidelines for the nursing management of percutaneous endoscopic gastrostomy and jejunostomy (PEG/PEJ) in adult patients[J]. Journal of Wound,

Ostomy & Continence Nursing，2018, 45(4): 326-334.

[44] 穆晨，张晗，李蕾，等．两种内镜辅助下鼻空肠营养管置入方式研究 [J]. 现代消化及介入诊疗，2020，25(08): 1036-1040.

[45] Buxbaum J L, Freeman M, Amateau S K, et al. American Society for Gastrointestinal Endoscopy guideline on post-ERCP pancreatitis prevention strategies：summary and recommendations[J]. Gastrointestinal Endoscopy，2022, 97(2): 163-183.

[46] Domagk D, Oppong K W, Aabakken L, et al. Performance measures for ERCP and endoscopic ultrasound: a European Society of Gastrointestinal Endoscopy (ESGE) Quality Improvement Initiative[J]. Endoscopy, 2018, 50(11): 1116-1127.

[47] 中华医学会消化内镜学分会 ERCP 学组，中国医师协会消化医师分会胆胰学组，国家消化系统疾病临床医学研究中心．中国 ERCP 指南（2018 版）[J]. 中华消化内镜杂志，2018, 35(11): 37.

[48] 王振文，朱亮．2019 年《欧洲胃肠内镜学会指南：ERCP 相关不良事件》解读 [J]. 中国循证医学杂志，2020, 20(06): 634-642.

[49] 孙超，朱滢，陈功，等．内镜下机械碎石治疗植物性胃石症疗效 [J]. 中华消化病与影像杂志（电子版），2018, 8(05): 206-209.

[50] 许田英，李明明．对比内镜下机械碎石与中药排石汤治疗植物性胃石症的临床疗效 [J]. 中国医药指南，2020, 18(06): 147-149.

[51] 李兆申，令狐恩强，王洛伟．中国消化道疾病内镜下射频消融术临床应用专家共识（2020，上海）[J]. 中华消化内镜杂志，2020, 37(2): 6.

[52] 虎金朋，白飞虎，周燕，等．内镜下射频消融术在消化系统疾病中的应用 [J]. 中华消化病与影像杂志（电子版），2019, 9(2): 4.

[53] Senzolo M, Realdon S, Zanetto A, et al. Endoscopic radiofrequency ablation for the treatment of severe gastric antral vascular ectasia in patients with cirrhosis[J]. European Journal of Gastroenterology & Hepatology, 2021, 33(11): 1414-1419.

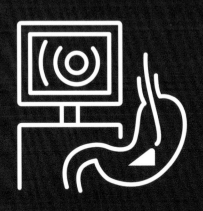

第八章

内镜中心运行风险防范及处理流程

第一节 内镜中心职业暴露风险防范
及处理流程

内镜中心工作人员职业暴露风险包括生物、化学、物理等危害因素。

一、生物性因素

（一）概述

最主要的暴露源是患者的血液、体液及排泄物等。常见的致病生物因素有幽门螺杆菌、病毒（乙肝病毒、丙肝病毒、梅毒螺旋体、艾滋病病毒等）。常见的暴露途径有锐器伤、气溶胶传播、破损黏膜接触暴露源等。

（1）幽门螺杆菌（*Helicobacter pylori*，HP） HP 是一种螺旋形状的微厌氧菌，生存于胃部及十二指肠的各个区域内。该细菌的传播途径非常广泛，较为常见的传播途径主要有医源性传播、口口传播以及粪口传播。由于消化内镜工作人员长期接触患者的唾液、胃液和呕吐物等，因此很容易被感染。

（2）血源性传播疾病 常见的血源性传播疾病有乙肝、丙肝、梅毒、艾滋病等。随着无痛诊疗普及，以及内镜注射针等锐器的使用，面临针刺伤风险的情况也随之不断增多。

（3）气溶胶 气溶胶是指悬浮在气体介质中的固态或液态颗粒所组成的气态分散系统。内镜检查过程中注气、冲洗、抽吸等操作都可以产生气溶胶。气溶胶易通过鼻、眼、口腔等黏膜进行传播，细菌病毒可通过此途径传播，如新型冠状病毒（SARS-CoV-2）、肺结核等。

（二）风险防范

1. 防范制度

（1）定期组织护理人员参加院内、院外举办的职业防护及医院感染相关知识讲座。加强理论学习，不断更新观念，提高自我防护意识。

（2）重点对新入职、初入科护理人员进行风险防范知识、规章制度、操作规范等培训。以多种方式如通过案例情景再现讨论、职业暴露安全分析等，提高临床护理人员依从性。

（3）制订和不断修订各类职业暴露风险的专项培训、考核、评价制度。

2. 环境要求

（1）空气流通 检查室和清洗室应定时通风换气，加强室内空气流通。每日进行空气消毒 1～2 次，地面用含氯消毒剂拖地每日 2 次。

（2）专设清洗消毒间 应设立专门的区域用于清洗和消毒内镜设备。对于刺激性强且挥发性较大的消毒剂，应该储存在密封的容器中以确保操作安全。此外，在清洗和消毒过程中，必须使用特定的装置来防止有毒物质对工作人员的伤害。记录每个内镜器械的使用和清洗消毒情况。

（3）医疗废物处理 任何诊疗过程中产生的医疗废物都需要进行收集和运输，集中进行安全无害处理。

3. 防护要求

（1）做好各项防护措施 内镜室工作人员上班时必须衣帽整齐，进行诊疗操作时必须戴一次性口罩或 N95 口罩、手套，穿工作服、防渗透隔离衣或防护服，佩戴面屏等，操作中一旦被血液、呕吐物或排泄物等污染时应及时更换。

（2）落实操作前后手卫生 严格按要求于操作前后进行手卫生，落实标准预防措施。

（3）控制源头，减少气溶胶的生成 患者是气溶胶产生的源头，操作前为患者做好宣教，使患者充分了解配合要点，缩短诊疗时间，以减少胃肠道排泄物飞溅，降低气溶胶产生的风险。同时对患者进行关于呼吸道卫生与咳嗽礼仪等相关预防措施的宣教，注意佩戴口罩减少呼吸道气溶胶的排出。

二、化学性因素

（一）概述

化学消毒剂在消化内镜室的使用率较高，消化内镜中心使用的消毒剂主要有戊二醛、邻苯二甲醛、过氧乙酸、含氯消毒剂等。内镜室护理人员每天在低浓度挥发性化学消毒剂环境中工作，如戊二醛可导致头痛、结膜炎、皮肤病等。

（二）防范措施

（1）了解现有的化学品特性及安全指引，选用无毒害或低害的化学品（替代品），例如以相对刺激性较低的邻苯二甲醛代替戊二醛。

（2）使用全自动内镜清洗消毒机（图 8-1-1），可降低员工直接接触消毒液的风险。

（3）消毒液应在排气通风良好的地方使用，穿戴好个人防护装备（图 8-1-2）。如要处理大量消毒液，需佩戴合适的呼吸器。

（4）标本固定剂，建议使用独立标本固定瓶（图 8-1-3），可有效降低处理风险。

（5）环境清洁消毒剂，如含氯消毒液，现配现用。建议仪器消毒用清洁消毒湿巾。

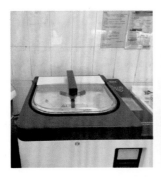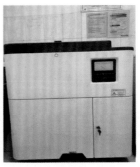

图 8-1-1　全自动内镜清洗消毒机

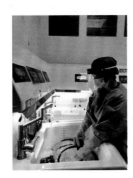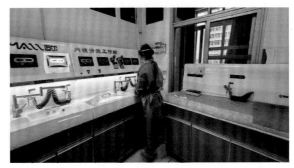

图 8-1-2　个人防护装备

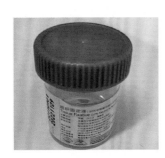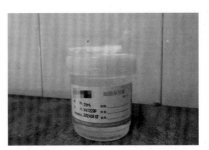

图 8-1-3　标本固定瓶

（三）化学品事故处理流程（图 8-1-4）

1. 紧急应变措施

（1）吞下　勿催吐，让患者饮用大量清水，并立即就医。

（2）接触眼睛　立刻撑开眼睑，用大量清水冲洗，时间不少于 15min 。

（3）吸入气体　立刻将患者转移到空气新鲜的地方，将其衣服解开，使其放松身体。有呼吸困难者，应给予氧气吸入，呼吸能力减弱时，马上进行抢救。

（4）接触皮肤　脱去受污染的衣物，立刻在肥皂水或清水下不断冲洗皮肤。

2. 化学品泄漏处理流程（图8-1-4）

（1）迅速撤离泄漏现场；

（2）封锁泄漏现场，严格限制出入；

（3）根据溶液溢出量大小进行相应处理；

（4）及时上报医院有关部门并记录。

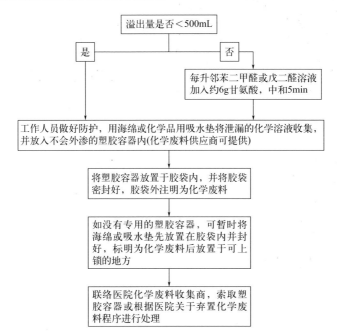

图8-1-4　化学品泄漏处理流程

三、物理性因素

（一）X线辐射风险防范

（1）在专用操作间进行放射内镜操作，操作间应按国家要求配置防护装置。

（2）手术前详细了解患者资料，协助医生制订严格的操作程序，减少术中不必要的暴露时间。

（3）介入治疗时护理人员应加强防护，着铅衣（图8-1-5），戴铅围脖（图8-1-6）、防护眼镜（图8-1-7）等，同时佩戴射线剂量检测器。

（4）定期统计辐射剂量，合理安排轮班轮换接触放射线。

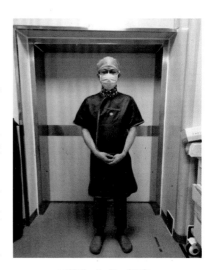

图8-1-5　铅衣

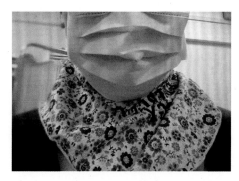
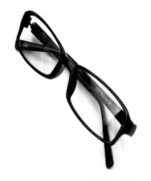

图 8-1-6　铅围脖　　　　　　　　　图 8-1-7　防护眼镜

（5）定期进行防护设备检查和维护，工作人员宜每月检查血常规 1 次，每年系统体检 1 次或 2 次并建立健康档案。

（二）锐器伤

锐器伤害是职业风险暴露中导致感染血源性疾病最常见的原因，应制订各类预防针刺伤发生和发生后管理机制与实施流程，包括预防针刺伤管理制度、预防针刺伤操作规范、医疗废物（穿刺针）处置流程及针刺伤处置报告流程。

1. 锐器伤风险防范

（1）采光　各类穿刺操作的视野环境应保持光线充足、明亮、舒适。

（2）空间　操作台面应平展、宽敞，物品有序放置。实施各类穿刺操作之前，应确保各种用具、工具、辅助用品在操作者可及范围，避免手持锐器远距离移动。配备足量锐器回收容器，放置在护理人员操作可及区域。

（3）操作规范　严格执行各项穿刺操作规范和流程：静脉穿刺宜选择带自动激活装置的安全型针具，宜使用无针输液接头。术中传递锐器时，避免徒手传递，应将锐器置于防刺破的容器（例如弯盘、托盘）中进行无接触式传递。穿刺针具使用过程中，如必须回套针帽，应使用辅助工具单手回套针帽。严禁徒手分离和二次分拣使用后的注射器和针头；使用后的穿刺针应放入锐器回收容器，防护标准按医疗废物处理；锐器回收容器应防刺破、防渗漏，尺寸以能容纳各种锐器为宜，并加盖管理。

2. 针刺伤处理流程（图 8-1-8）

（1）立即在伤口旁边由近心端向远心端轻轻挤压，避免挤压伤口局部，尽可能挤出损伤处的血液。

（2）用肥皂和流动水清洗伤口后用 75% 乙醇或者 0.5% 碘伏消毒，必要时包扎伤口。立即确定暴露源患者，追踪暴露源血源性检测结果等相关血源性感染依据。向科室负责人及医院感染及管理部门报告，于 24h 内填报针刺伤发生报告记

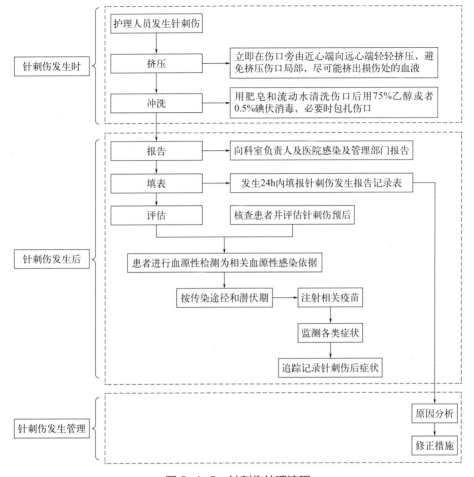

图 8-1-8　针刺伤处理流程

录表。请相关专家评估针刺伤并指导后续处理措施（监测、检测及预防用药）。

（3）不同病种处理要求。

① 被乙肝、丙肝阳性患者血液、体液污染的锐器刺伤后，应在 24h 内抽查乙肝、丙肝抗体，必要时同时抽查患者血液对比，同时注射乙肝免疫高价球蛋白，按注射球蛋白后 7 天、3 个月、6 个月接种乙肝疫苗。

② 被 HIV 阳性患者血液、体液污染的锐器刺伤后，应在 24h 内抽查 HIV 抗体，必要时同时抽取患者血液对比，按 1 个月、3 个月、6 个月复查，同时服用相关药物。

③ 被梅毒患者血液、体液污染的锐器刺伤后，应及时行预防治疗，首选药物是长效青霉素（苄星青霉素），肌内注射，一般预防治疗 1 次，一个月后复诊，抽血复查梅毒二项。

第二节 内镜中心仪器设备风险防范及处理流程

一、风险防范

消化内镜在疾病的诊断和治疗过程中发挥着重要作用。消化内镜仪器设备（图 8-2-1、图 8-2-2）种类多，使用频率高，加强风险防范管理是保障内镜中心高效工作的前提，也是内镜中心设备安全合理使用的保障。

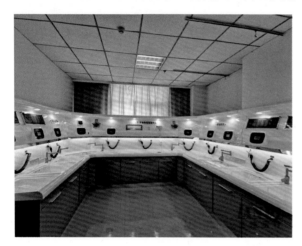

图 8-2-1　内镜清洗工作站

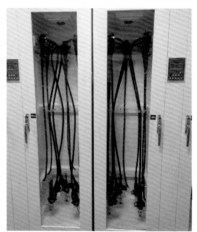

图 8-2-2　内镜储镜柜

二、处理流程

（1）制订内镜中心仪器设备管理规章制度及操作流程。

① 制订仪器设备管理制度，建立管理档案。档案信息包括仪器设备名称、型号、唯一码（内镜）、购置时间、维修记录、报废日期等，实施动态管理。当仪器设备发生故障时及时填写维修档案，定期对故障原因进行分析、总结并提出改进措施，减少同类问题的再次发生。

② 每台仪器设备应配置操作流程图，有配件的仪器设备还应登记主要配件的启用、更换记录等。

③ 定期请专业人员对仪器设备进行保养、检测。对检测存在的问题，做好记录，并及时给予上报及处理，确保仪器使用性能良好。

④ 定期进行全科人员培训考核，要求熟练掌握各种仪器设备的操作流程、安全注意事项和基本处理、保养的常识。

⑤ 新引进仪器设备在使用前必须经过培训学习，熟练掌握，考核合格后才能正式使用。考核不合格或外来实习进修人员不能单独操作。

⑥ 仪器设备出现故障时，应及时报告设备部维修办。仪器设备维修及时进行登记，填好仪器维修单。

（2）制订科室内镜精细化管理流程，包括内镜的使用、转运、洗消和储存环节等。

① 内镜转运：使用专用内镜车，每条内镜单独转运，不应堆放数条内镜；放置内镜动作轻柔，避免磕碰。

② 内镜使用：医护人员规范持镜，避免强力旋钮或暴力用镜。

③ 内镜床旁预处理：使用后的内镜立即在床旁用含酶湿巾擦去镜身外表面的污物，顺着喷嘴方向擦拭镜头，将内镜的先端置入清洗液反复送气送水至少10 s。

④ 内镜洗消：由于内镜操作时需侵入人体腔内，与患者的分泌物、组织、血液等密切接触，易造成微生物污染，如消化内镜清洗消毒不彻底，极易导致医源性感染传播，因此必须严格执行《软式内镜清洗消毒技术规范》（WS 507—2016）。

⑤ 内镜储存：每日工作结束后，将干燥后的内镜储存于内镜储镜间，镜体垂直悬挂于镜架，弯角固定钮置于自由位，取下各类按钮和阀门单独存放。

⑥ 内镜维护：设专人管理，负责对内镜日常进行检查、维护、保养，包括内镜完整性检测、功能检测等，发现问题及时处理，送修的内镜及时在维修登记本（图8-2-3）上记录。

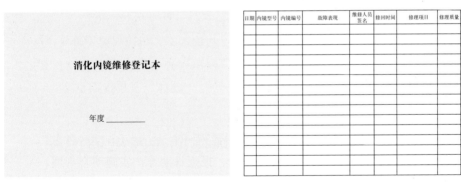

图 8-2-3　维修登记本

（3）内镜中心合理布局和设计，充分考虑环境因素。消化内镜是完成胃肠镜检查的主要设备，其性能质量良好与否直接影响医疗质量和患者安全。内镜属于高端医疗设备，做工精细，结构复杂，使用频繁，价格昂贵，维修成本高，环境的温湿度对设备正常且安全运行起着关键性作用。设备安装时，应考虑工作环境问题，在选择安装地点时，要避免存在腐蚀性的化学物质，以及强烈的机械振动和电磁辐射源等，尽量选择相对安全且容易散热、通风干燥的地方。

（4）设备转运过程中避免震动，定期给各类型设备除尘，减少故障。由于医疗设备极容易受到周围环境的影响，同时由于设备上容易沾染灰尘，潮湿环境容易引发短路，所以应注意设备的清洁、卫生。当急危重症患者床旁内镜治疗和手术中MDT时需要将消化内镜主机（图8-2-4）及配件（图8-2-5）转运至床旁。这时应充分考虑，宜选择转运路面平整、廊道对接相对少的路线，以减少路面震动对主机内部线路板及移动工作站的损害。

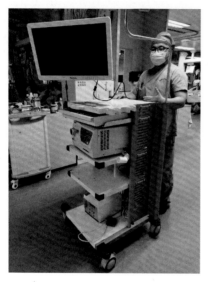 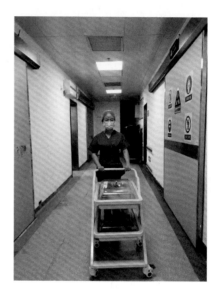

图8-2-4　主机　　　　　　　　　　图8-2-5　配件

（5）严格实施X线相关设备的安全管理。放射线会产生辐射对人身体造成伤害，屏蔽防护是避免放射线伤害最重要的方式，内镜中心负责人应定期检查ERCP室内铅衣、围脖等防护设备是否完好达标、具有防护功能、安排定期更换。

第三节　内镜中心放射风险防范及处理流程

消化内镜的放射性危害因素主要是ERCP诊疗操作所使用的X线产生的辐射。辐射损伤可以通过累积效应和直接损害等方式损伤人体机能，应强化内镜室医护人员的职业防护意识，提高对突发放射事故的处理能力，最大程度地预防和减少突发放射事故的危害，保护环境，保障工作人员安全。

一、放射事故分级

根据放射事故的性质、严重程度、可控性和影响范围等因素，从重到轻将放射事故分为特别重大放射事故、重大放射事故、较大放射事故和一般放射事故四个等级。

（1）特别重大放射事故，是指Ⅰ类、Ⅱ类放射源丢失、被盗、失控造成大范围重放射污染后果或者放射性同位素和射线装置失控导致3人以上（含3人）急性死亡。

（2）重大放射事故，是指Ⅰ类、Ⅱ类放射源丢失、被盗、失控或者放射性同位素和射线装置失控导致2人以下（含2人）急性死亡或者10人以上（含10人）急性重度放射病、局部器官残疾。

（3）较大放射事故，是指Ⅲ类放射源丢失、被盗、失控或者放射性同位素和射线装置失控导致9人以下（含9人）急性重度放射病、局部器官残疾。

（4）一般放射事故，是指Ⅳ类、Ⅴ类放射源丢失、被盗、失控或者放射性同位素和射线装置失控导致人员受到超过年剂量限值的照射。

二、放射事故的风险防范

放射事故多数是人为因素造成的责任事故，严格放射防护管理，做好预防工作是放射风险防范的主要措施。

1. 医院行政部门

（1）制定并落实放射防护管理体制和规章制度，放射源使用和保管落实到人，即奖惩要分明。

（2）主管部门定期组织放射防护培训，严格持证上岗，制订操作规程，落实规范操作和使用。

（3）定期联系技术人员巡检设备，检查放射防护设施，及时发现问题并检修。

（4）遵守最低照射剂量原则，可通过缩短照射时间、增加照射距离和增加屏蔽设备等措施落实。

（5）严格按标准审核X线仪器安装，并经专业人士检测合格。

（6）X线仪器做好使用记录，并定期保养维修。

2. 工作人员保护

（1）放射工作人员规范佩戴放射监测剂量仪，定期检测被照射剂量值并参加健康体检。

（2）规范穿戴防护用具（铅制防护衣裙、手套、护目镜、围脖等），铅衣厚度不得小于0.25～0.3cm（全身包围款式保护衣）和0.5cm（全身单面保护衣），铅衣不得折叠，如有破损及时更换，每年至少检修一次。

（3）使用屏蔽防护设备，佩戴专业防辐射眼罩和手套。定期清洁维护防护用具和设备。正确佩戴辐射剂量监测装置（图8-3-1），保存监测记录。

图 8-3-1　辐射剂量监测装置

3. 患者保护

（1）告知患者核辐射的危害，如患者同意，应签署同意书。

（2）核对患者信息。

（3）应询问患者是否处于备孕状态，考虑风险后决定是否行内镜检查和治疗。

4. 仪器设备

（1）定期检查保养，如发现仪器存在故障，通知工作人员进行检修，维修后记录问题及解决办法。

（2）若仪器使用时间过长，则会响起警报声提醒医生暂停使用，防止辐射过量。

（3）当检查进行时，检查室的门应处于关闭状态并及时锁好。

三、安全保卫制度

（1）射线装置使用工作场所应设置电离辐射警告标志，并有"当心电离辐射"的中文注释，不能随意拆除；在工作现场画有辐射安全警戒线，并派专人看护，严禁无关人员进入。

（2）在工作现场设置报警装置和工作信号灯，在射线装置使用时严防无关人员误照射。

（3）每名操作人员应配备辐射剂量监测装置，现场配备辐射剂量监测仪（图 8-3-2），控制区边界外 X 线空气吸收剂量率不大于 20μGy/h，监督区其边界剂量率不大于 2.0μGy/h。

（4）工作人员每次诊疗结束后必须对辐射工作场所进行清洁处理，做到无杂物、地面清洁；及时检查配套设备有无遗失、损坏。加强夜间和节假日巡逻，注意防火、防盗、防潮、防爆。

图 8-3-2　辐射剂量监测仪

四、应急处理措施

（1）立即撤离有关人员，封锁现场，控制放射事故源，切断一切可能扩大污染范围的环节，防止事故扩大和蔓延。放射源丢失时，须全力追回；对放射源脱出，要及时安置放射源至安全容器内。

（2）对可能受照射损伤的工作人员，立即采取暂时隔离处置和应急救治措施，在采取有效个人防护措施的情况下，组织人员彻底清除污染并根据需要实施医学检查和处理。

（3）对受照射人员要及时评估受照射剂量。

（4）放射暴露环境未达到安全水平之前，不得解除封禁，积极将事故的后果和影响降至最低程度。

（5）发生放射事故后，应逐级上报至医院相关部门；由医院收集相关处理情况向各级环保部门、执法机构、上级卫生管理部门报告，最迟不超过 2h；同时，医院须在 24h 内填报《放射事故报告卡》；重大放射事故应当在 24h 内逐级上报生态环境部、公安部、国家卫生健康委员会。

五、放射事件应急处理流程

见图 8-3-3。

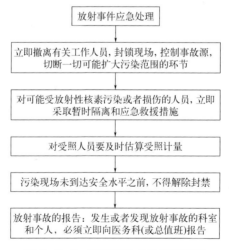

图 8-3-3　放射事件应急处理流程

第四节　内镜中心化学品风险防范及处理流程

消化内镜中心化学消毒剂、防腐剂、多酶清洗剂的使用频率都处于较高水平，安全有效的管理措施是风险防范的基础。本节旨在提供化学品安全管理方案供内镜中心工作人员学习参考，通过学习风险防范措施、紧急处理流程、定期风险评估来降低工作人员使用及处理化学用品的风险，提高工作安全性。

一、风险防范措施

1. 防护要求

（1）采取合适的防护措施　防护用品：隔离衣、一次性无菌医用帽、护目镜（防护面屏）、口罩、手套、防水鞋。

（2）更换及处理

① 从污到洁，须及时更换手套，手套如有破损也应及时更换。

② 定期更换防水围裙或及时更换隔离衣。

③ 护目镜（防护面屏）每日清洁、消毒，如有破损及时更换。

④ 脸部若被污染物或者消毒液污染，应立即在流动清水下清洗。

2. 选择合适化学品

（1）内镜清洗常用消毒（灭菌）剂　见表8-4-1。

表8-4-1　常用消毒（灭菌）剂

消毒（灭菌）剂	高水平消毒及灭菌参数	监测	使用方法	注意事项
邻苯二甲醛（OPA）	浓度：0.55% 时间：消毒≥5min	每天使用专用试纸测试浓度	（1）内镜自动清洗消毒机自动操作； （2）手工操作：浸泡消毒应该注满各管道，宜采用流动浸泡方式	（1）易使衣服、皮肤、仪器等染色； （2）接触蒸气可能刺激呼吸道和眼睛
戊二醛（CA）	浓度：≥2%（碱性） 时间：消毒≥10min；灭菌≥10h	每天使用专用试纸测试浓度	（1）内镜自动清洗消毒机自动操作； （2）手工操作：浸泡消毒应该注满各管道，宜采用流动浸泡方式	（1）对皮肤、眼睛和呼吸具有致敏性和刺激性，并能引发皮炎、结膜炎、鼻炎等； （2）具有固定性，易在内镜及清洗消毒设备上形成硬结物质
过氧乙酸（PAA）	浓度：0.2%～0.35%（质量浓度） 时间：消毒≥5min；灭菌≥10 min	每天使用专用试纸测试浓度	内镜自动清洗消毒机自动操作	（1）对皮肤、眼睛和呼吸道有刺激性； （2）对金属腐蚀性极强

（2）标本固定剂　建议使用独立标本瓶，以降低工作人员处理大量甲醛的风险。

3. 建立化学品安全管理制度

（1）设立化学品安全管理员，负责所有化学品处理和运作，及时配合国家及医院安全条例制定相关安全指引和守则。

（2）负责定期风险评估，完善工作人员关于化学用品的知识培训。专业人士进行评估、危险识别，根据评估结果来制定安全处理措施。

（3）每月进行化学品安全检查，盘点及检查库存并记录。检测效能，定期根据指南更新，重新评估。

（4）建立化学品安全资料表，定期更新和整理，存放在工作人员容易取阅处。

4. 加强环境监控和硬件管理

（1）定期维护通风系统及设备（如排气扇、局部排气通风系统、化学品专用通风柜等）。

（2）使用全自动内镜清洗消毒机。

（3）集中存储化学品并记录库存。

（4）使用密闭容器存放化学品。

（5）确保工作环境清洁、光线充足、通道无阻挡。

5. 建立化学品目录和安全处理指引

（1）化学品安全使用指引　未经许可和培训，不得使用化学品；小心使用化学品，避免溢出；不单独处理化学品，遇到事故发生，立即上报；掌握紧急事故处理流程和逃生路线。

（2）化学品存放指引　切勿存放过量化学品，定期清点库存；定期检查有效期，避免化学品过期；不得混放不相容化学品（如乙醇和助燃化学品）；正确标识化学品的名称、特性及安全措施，独立存放易燃易爆化学品；使用符合规格的容器，保持容器密闭性。

（3）化学废物存放指引　化学废物要清晰标识和安全存放；使用双层容器定点存放化学废物并标识（图8-4-1）；尽快通知相关符合资质化学废料收集商处理。

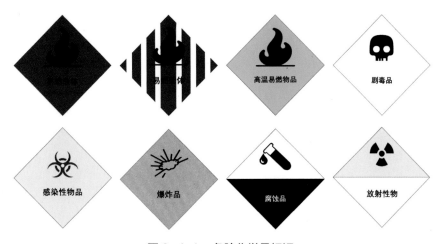

图 8-4-1　危险化学品标识

二、化学品事故处理流程

同第八章第一节相关内容。

参考文献

[1] 许世世，潘巧玲，董丽君，等. 消化内镜室护士职业危害因素与防护对策 [J]. 中医药管理杂志，2021，29(11): 222-224.

[2] 张慧波，龚悦辉. 消化内镜室护士医院感染的职业防护知信行调查分析 [J]. 全科护理，2020, 18(31): 4377-4379.

[3] 唐平，孔金艳，王盈盈，等. 消化内镜中心护士职业危害因素及防护措施 [J]. 中华医院感染学杂志，2013, 23(04): 881-882.

[4] 李贞梅. 我院消化内镜室护理人员职业损伤主要危险因素分析及防护措施探讨 [J]. 首都食品与医药，2020, 27(13): 173.

[5] 覃秀爱. 内镜室护士职业危害及其防护对策 [J]. 护理研究，2008, 22(35): 3203-3204.

[6] 郑慧芳，干铁儿，曹俊敏，等. 临床护士针刺伤现状分析及对策探讨 [J]. 护理康复，2019, 18(3): 74-76.

[7] 田华，王嘉川，李桂容，等. 护士针刺伤风险因素分析与干预对策 [J]. 实用医院临床杂志，2016, 13(4): 179-181.

[8] 梁艳芳. 基于 FOCUS-PDCA 管理模式的消化内镜中心设备故障管控的应用价值 [J]. 婚育与健康，2023, 29(01): 121-123.

[9] 李仙丽，陈凤莉，汤得真，等. 精细化管理在消化内镜清洗消毒中的效果观察 [J]. 中国消毒学杂志，2022, 39(10): 796-797.

[10] 王建翼. 医疗设备的常见故障及维修保养措施 [J]. 医疗装备，2017, 30(16): 59-60.

[11] 蓝延美，耿琳，叶秀津. 全方位定位标识法在内镜仪器设备管理中的应用效果 [J]. 中医药管理杂志，2021, 29(04): 56-58.

[12] 杨沫. 内镜室医院感染监测与控制 [C]// 2012 年河南省腔镜护理管理新技术新业务研讨班论文集. 河南省护理学会，2012: 2.

[13] 姚青云，吴齐华. 医院内镜消毒灭菌的管理与监测 [C]// 中华医院管理学会第十届全国医院感染管理学术年会论文汇编. 中华医院管理学会医院感染管理专业委员会，2003: 2.

[14] 范春华. 超声诊断仪的常见故障及维修方法 [J]. 医疗装备，2019 (9): 2-3.

[15] 季华. 医用超声诊断设备故障分析及维修保养 [J]. 设备管理与维修，2021 (6): 3-3.

[16] 中华医学会消化内镜分会清洗与消毒学组. 中国消化内镜清洗消毒专家共识意见 [J]. 中华消化内镜杂志，2014 (11): 617-623.

[17] 荣秋华. 万金消毒液和 2% 碱性戊二醛对消化内镜的消毒效果比较 [J]. 山东医药，2010, 50(27): 111.

[18] 席惠军，张玲娟. 消化内镜护理培训教程 [M]. 上海. 上海科学技术出版社，2009.

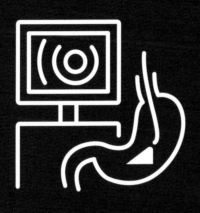

第九章

内镜中心护士各项护理操作流程及评分标准

见表 9-1～表 9-43。

表9-1　皮内注射操作流程及评分标准

项目	内容	分值/分	分数/分
评估要点 （20分）	核对医嘱、治疗卡、签名	2	
	洗手，确保用物齐全（备急救药物）	3	
	患者核对	3	
	评估病情、意识及配合程度	3	
	了解治疗情况、用物史、过敏史、家族史	4	
	询问有无进食	2	
	评估患者穿刺部位皮肤、肢体活动度	3	
操作要点 （60分）	配药：核对治疗卡及药物	2	
	按医嘱正确配制皮试液	10	
	双人核对，更换针头，皮试液放入无菌盘	4	
	注射：核对患者信息，询问用药史、过敏史，告知皮下注射的目的，取得配合	3	
	取舒适卧位，保护隐私	2	
	选定注射部位（前臂掌侧下段1/3），用75%酒精消毒皮肤2遍	6	
	绷紧皮肤，针尖与皮肤呈5°角刺入皮内	6	
	推0.1mL药液，使局部变成一隆起的皮丘，皮丘皮肤变白，毛孔显露	5	
	迅速拔针勿按压，询问患者反应	3	
	再次核对，处理用物，洗手，取口罩	4	
	交代注意事项：嘱患者20min内不要离开，不要搔抓注射部位或按压皮丘，有不舒适时告知医护人员	6	
	20min后，两名护士分别观察结果；口述阳性结果	6	
	记录	3	
评价要点 （20分）	洗手及无菌原则	4	
	操作熟练、规范	4	
	观察病情	6	
	人文关怀	3	
	指导正确	3	

表9-2　皮下注射操作流程及评分标准

项目	内容	分值/分	分数/分
评估要点 （20分）	核对医嘱、治疗卡、签名	2	
	洗手，确保用物齐全	3	
	患者核对	3	

项目	内容	分值/分	分数/分
评估要点 （20分）	评估病情、意识及配合程度	4	
	了解治疗情况、用物史、过敏史、家族史	4	
	评估患者穿刺部位皮肤、肢体活动度	4	
操作要点 （60分）	核对治疗卡及药物	4	
	配药：抽吸药液，双人核对，放入无菌盘	10	
	注射：核对患者，告知目的，取得配合	4	
	取合适卧位，保护隐私	2	
	选择注射部位，消毒皮肤2遍	6	
	再次核对患者、治疗卡及安瓿，排气	6	
	一手绷紧皮肤，一手握住注射器；与皮肤呈30°～40°角快速进针；轻抽活塞，无回血；慢慢推注	10	
	注射完毕快速拔针；棉签轻压片刻	3	
	观察用药后的不良反应	3	
	再次核对，处理用物，洗手，取口罩	3	
	健康宣教	6	
	记录	3	
评价要点 （20分）	洗手及无菌原则	4	
	熟练，操作规范	4	
	观察病情、末梢血液循环	6	
	人文关怀	3	
	指导正确	3	

表9-3　肌内注射操作流程及评分标准

项目	内容	分值/分	分数/分
评估要点 （20分）	核对医嘱、治疗卡、签名	2	
	洗手，确保用物齐全	3	
	核对患者	3	
	评估患者病情、意识、心理状态、对用药的认知、合作程度	4	
	了解治疗情况、用药史、过敏史	4	
	评估患者注射部位的皮肤、皮下组织及肌肉情况	4	
操作要点 （60分）	核对治疗卡、药物	4	
	正确配药，双人核对，放入无菌盘	8	
	核对患者	2	
	告知肌内注射的目的及配合方法	2	

项目	内容	分值/分	分数/分
操作要点 (60分)	保护隐私；取合适体位	4	
	选择注射部位，消毒2遍	6	
	再次核对患者、治疗卡、安瓿	3	
	排气；一手绷紧皮肤，一手垂直迅速刺入针梗的2/3～3/4；抽回血；无回血缓慢推注药液	10	
	一边推注药液，一边与患者交流，分散患者注意力	4	
	注射完毕，快速拔针；轻压片刻	5	
	观察患者用药后反应	3	
	宣教	3	
	口述：臀大肌定位（臀大肌注射可用十字法或连线法）	4	
	记录	2	
评价要点 (20分)	洗手及无菌原则	6	
	操作规范熟练	4	
	观察病情	4	
	人文关怀	2	
	宣教指导正确	4	

表9-4 静脉注射操作流程及评分标准

项目	内容	分值/分	分数/分
评估要点 (20分)	核对医嘱、治疗卡、签名	2	
	洗手，确保用物齐全	3	
	核对患者	3	
	评估患者病情、意识、心理状态、对用药的认知、合作程度	4	
	了解治疗情况、用药史、过敏史	4	
	评估患者穿刺部位的皮肤、血管情况	4	
操作要点 (60分)	核对治疗卡、药物	4	
	正确配药	8	
	双人核对，放入无菌盘	2	
	核对患者，告知目的，取得配合	4	
	保护隐私，取合适体位	2	
	再次核对治疗卡和药物；排气	4	
	戴手套，选择注射部位，系压脉带，消毒皮肤2遍	6	
	嘱握拳；针尖与皮肤呈15°～30°进针；见回血后，将针头平行推进少许	8	

项目	内容	分值 / 分	分数 / 分
操作要点 （60 分）	松压脉带，嘱松拳，固定	4	
	根据药物的性质、患者的病情及年龄，以适当速度推注药液	4	
	注射完毕拔针，按压穿刺点 3 ～ 5min	3	
	观察患者用药后反应	4	
	脱手套，洗手，宣教	5	
	垃圾分类处理	2	
评价要点 （20 分）	洗手及无菌原则	6	
	操作规范熟练	4	
	观察病情	4	
	人文关怀	2	
	宣教指导正确	4	

表 9-5　密闭式静脉输液操作流程及评分标准

项目	内容	分值 / 分	分数 / 分
评估要点 （20 分）	核对医嘱	2	
	核对患者	3	
	评估患者病情、意识、心理状态、对用药的认知、合作程度	5	
	了解治疗情况、用药史、过敏史	3	
	评估患者穿刺部位的皮肤、血管状况及肢体活动度	4	
	确保用物齐全	3	
操作要点 （60 分）	核对治疗卡、药物；贴输液瓶签	3	
	正确配药	6	
	双人核对治疗卡和安瓿；插输液器	2	
	核对患者	2	
	告知输液的目的及配合方法	2	
	取舒适体位，保护隐私	2	
	再次核对输液卡和药物，戴手套	4	
	选择静脉，系压脉带，消毒皮肤，排气	4	
	嘱患者握拳，绷紧皮肤及血管，针梗与皮肤呈 20°角快速刺入皮下，沿静脉方向潜行刺入血管，见回血后再进少许	10	
	松压脉带，嘱松拳，打开输液器调节器，确认液体滴入通畅，询问患者反应	4	
	固定	4	
	脱手套，洗手，取口罩	2	
	调节输液速度	4	

项目	内容	分值/分	分数/分
操作要点 （60分）	核对，记录，挂卡	4	
	整理，宣教	5	
	垃圾分类处理	2	
评价要点 （20分）	洗手及无菌原则	6	
	操作规范熟练	4	
	观察病情	4	
	人文关怀	2	
	宣教指导正确	4	

表9-6 密闭式静脉输血技术操作流程及评分标准

项目	内容	分值/分	分数/分
评估要点 （20分）	核对医嘱，查看原始血型单、输血同意书	3	
	核对患者	2	
	评估病情、治疗情况，询问输血史及过敏史	5	
	评估患者心理状态及配合程度、患者对输血的认知及配合程度	4	
	评估患者穿刺部位皮肤、血管情况	3	
	确保用物齐全	3	
操作要点 （60分）	两人核对医嘱、输血卡、交叉配血单、血型、血液种类、剂量及质量	6	
	用物带至床旁，两名医护人员核对患者信息并解释，取得配合	3	
	建立静脉通路，输注少量生理盐水（或遵医嘱使用抗过敏药液）	8	
	两名医护人员再次床旁检查血制品质量，核对配型单、血型单、血袋标签，将血袋号条形码贴于配血单上	10	
	摇匀血液，连接输血器进行输血，妥善固定	5	
	再次核对，记录输血的时间、滴入速度，双人签名	7	
	调节输血速度，15min内宜慢（10～20滴/min），无不适症状及不良反应根据病情、年龄及输注血制品成分调节滴速	6	
	严密观察患者输血后的反应	5	
	宣教	5	
	记录	2	
	输血完毕，输入生理盐水冲管	3	
评价要点 （20分）	洗手及无菌原则	6	
	操作规范熟练	4	
	观察病情	4	
	人文关怀	2	
	宣教指导正确	4	

表 9-7 静脉留置针输液操作流程及评分标准

项目	内容	分值/分	分数/分
评估要点 （20分）	核对医嘱	2	
	核对患者	3	
	评估患者病情、意识、心理状态、对用药的认知、合作程度	5	
	了解治疗情况、用药史、过敏史	3	
	评估患者穿刺部位的皮肤、血管状况及肢体活动度	4	
	确保用物齐全	3	
操作要点 （60分）	核对治疗卡、药物；贴输液瓶签	3	
	按医嘱正确配药	6	
	双人核对治疗卡和安瓿；插输液器	2	
	核对患者信息	2	
	告知留置针静脉输液的目的及配合方法	2	
	取舒适体位，保护患者隐私	3	
	再次核对输液卡和药物；排气	4	
	选择静脉，系压脉带，消毒皮肤，连接留置针并排尽空气	8	
	嘱患者握拳，针头与皮肤呈 15°～30° 角进针，见回血后降低到 5°～10° 再进针 2mm，将针芯后撤 2～3mm。持导管座及针翼，将导管与针芯一并送入血管	6	
	松压脉带，嘱松拳，打开输液器调节器，确认液体滴入通畅	4	
	拔针芯，无张力贴膜	6	
	调节输液速度，贴标识	4	
	宣教	4	
	选择合适的封管液正压封管	4	
	垃圾分类处理	2	
评价要点 （20分）	洗手及无菌原则	6	
	操作规范熟练	4	
	观察病情	4	
	人文关怀	2	
	宣教指导正确	4	

表 9-8 输液泵使用流程及评分标准

项目	内容	分值/分	分数/分
评估要点 （20分）	核对医嘱	2	
	确保用物齐全	3	
	核对患者	3	

项目	内容	分值/分	分数/分
评估要点 (20分)	评估患者病情、意识、营养状况、肢体活动度、合作程度，了解治疗情况、用药史、过敏史	5	
	评估患者静脉通路是否通畅，有无静脉炎	4	
	评估输液泵的性能	3	
操作要点 (60分)	核对药物，消毒，插输液器	4	
	核对患者信息，告知使用输液泵的目的	5	
	再次核对输液卡和药物，挂液体	3	
	固定输液泵；输液泵高于心脏水平30cm，连接电源；开开关，开泵门	6	
	排气，安装输液管路；关泵门	5	
	设置输液速度、预输液量	5	
	消毒接头，冲管，评估静脉通路状况	5	
	开输液器手动开关，启动输液泵，液体通畅，与静脉通路相连	10	
	再次核对输液卡和药物及患者信息	4	
	宣教	4	
	停用输液泵：关闭输液器手动开关，按停止键，关电源，封管	5	
	拔电源，取下输液泵	2	
	输液泵清洁维护，定位放置；垃圾分类处理	2	
评价要点 (20分)	洗手及无菌原则	6	
	操作规范熟练	4	
	观察病情	4	
	人文关怀	2	
	宣教指导正确	4	

表9-9 静脉血标本采集法操作流程及评分标准

项目	内容	分值/分	分数/分
评估要点 (20分)	核对医嘱、治疗单	2	
	洗手，准备用物	3	
	核对患者	3	
	评估病情、意识及配合程度	4	
	需空腹采血者评估患者是否空腹	4	
	评估穿刺部位皮肤、血管情况、肢体活动度	4	
操作要点 (60分)	核对治疗单、检验单、检验条码，选择合适的标本试管	5	
	贴检验条码于试管上，请另一名护士核对（交叉配血须双人床旁核对）	4	
	核对患者，解释目的，取得配合，取合适体位	5	

项目	内容	分值/分	分数/分
操作要点（60分）	洗手，戴口罩，戴手套	3	
	选择合适的静脉，于穿刺点上方5～6cm处系压脉带，消毒皮肤两遍，并再次核对	7	
	取下真空采血针的保护帽，嘱患者握拳，针尖与皮肤呈15°～30°角进针，见回血后，将针头平行推进少许	10	
	按医嘱要求采集血液，沿管壁缓慢注入至所需血量，注意试管的先后顺序（1.血培养；2.全血标本；3.血清标本）	6	
	血培养标本和全血标本均应轻轻充分摇匀	3	
	嘱松拳，松压脉带，迅速拔除针头，干棉签按压局部3～5min	6	
	再次核对患者信息和检验条码是否相符	3	
	洗手，脱口罩，健康教育	5	
	将标本及时送检	3	
评价要点（20分）	洗手及无菌原则	4	
	操作流程熟练、规范	4	
	病情观察，应急能力	6	
	人文关怀	3	
	宣教指导正确	3	

表9-10　血气分析操作流程及评分标准

项目	内容	分值/分	分数/分
评估要点（20分）	核对医嘱	2	
	用物准备齐全	3	
	核对患者手腕带，核对姓名、床号、ID号	3	
	患者准备：①评估病情、意识、合作能力；测量体温，观察吸氧浓度、呼吸机参数的设置 ②评估穿刺部位皮肤有无瘢痕或感染 ③评估动脉搏动是否有力，有无凝血功能异常	10	
	评估操作环境	2	
操作要点（60分）	向患者解释动脉血气分析目的及采血配合要点	2	
	铺无菌盘，注明铺盘日期、时间	2	
	核对并检查药物质量，常规抽取0.5mL的肝素钠注射液；手法正确；来回推动针芯湿润注射器后，排弃多余的药液和空气，请另一名护士核对，放在无菌盘内备用	4	
	用物带至床旁，核对床号、姓名，向患者交代采血过程中的配合要求、注意事项	2	

项目	内容	分值/分	分数/分
操作要点 （60分）	再次核对检查项目，戴手套	4	
	将枕头放于床沿，协助患者取仰卧位或侧卧位，小枕上垫治疗巾，穿刺手臂腕关节垫于小枕上，暴露并选择穿刺部位	4	
	用示指按解剖位置，轻轻触及血管的局部皮肤，找准有明显搏动的部位，确定动脉的走向与深度，常规消毒，消毒穿刺者左手的示指及中指，待干燥	6	
	左手示指、中指固定穿刺动脉，右手持注射器与皮肤呈40°角进针，见回血后，左手示指、拇指固定针栓；右手回抽血液1mL	8	
	迅速拔针，助手同时用无菌棉签沿动脉走向压迫止血5～10min，直至出血停止	6	
	拔针后迅速将针尖斜面全部刺入橡皮塞或专用凝胶针帽以隔绝空气	2	
	将注射器缓缓转动数次，使血液与肝素钠充分混匀，防止凝血	4	
	再次核对床号、姓名、ID号、条码	4	
	洗手，脱手套、口罩	2	
	在检验单上注明患者当前体温、血红蛋白值、给氧浓度	4	
	观察患者穿刺点情况；询问、关心患者的感受；助患者取舒适卧位，整理床单位	2	
	健康宣教：采血后穿刺点局部应压迫约5～10min，以防出血，保持穿刺点清洁干燥；采血部位出现发绀、硬结及时呼叫；主动巡视	4	
评价要点 （20分）	洗手及无菌原则	2	
	操作熟练、规范	6	
	病情观察	6	
	人文关怀	2	
	宣教指导正确	4	

表 9-11　氧气吸入操作流程及评分标准

项目	内容	分值/分	得分/分
评估要点 （20分）	核对医嘱	2	
	用物齐全、环境安全	8	
	核对患者	2	
	评估患者病情、年龄、意识、呼吸状况、缺氧程度、心理状况及合作程度	8	
操作要点 （60分）	（一）吸氧		
	携用物至患者床旁，核对患者床号、姓名、腕带	2	
	用湿棉签清洁双侧鼻腔并检查	2	

项目	内容	分值/分	得分/分
操作要点 （60分）	连接： ① 中心管道给氧：将鼻导管与湿化瓶的出口相连接，检查氧气湿化装置是否合格，是否漏气；② 氧气筒给氧：打开氧气筒总开关，放出少量氧气冲掉灰尘后连接氧气表并旋紧。 然后连接鼻导管，关小开关，开总开关，开小开关，检查输氧装置有无漏气	7	
	根据医嘱调节氧流量	3	
	湿润鼻氧管，检查鼻导管是否通畅	3	
	鼻导管给氧者，将鼻氧管插入患者鼻前庭，面罩给氧者戴上面罩	3	
	固定： ① 双侧鼻导管：固定于两侧耳郭，调节松紧并固定于颌下 ② 单侧鼻塞：一条胶布固定在左右鼻翼，另一条固定在面颊部，然后再用别针固定在病服上	4	
	协助患者取舒适卧位，整理床单位	2	
	设置给氧时间、氧流量，签名，贴输氧记录卡	3	
	指导患者有效呼吸及疾病相关知识；交代注意事项（勿自调氧流量，"四防"）	3	
	观察缺氧症状改善情况（呼吸、面色、嘴唇和甲床、神志）、实验室指标，确保氧气装置无漏气并通畅，观察患者有无氧疗不良反应	4	
	用物处理，垃圾分类，洗手	2	
	（二）停氧		
	根据医嘱和缺氧症状改善情况停氧；核对医嘱及患者信息，做好与患者的沟通	4	
	停止用氧：取下鼻氧管或面罩	3	
	安置患者：清洁面部、取舒适体位	3	
	卸表： 中心管道给氧：关流量开关，取下流量表 氧气筒给氧：关闭总开关，放出余气后，关闭流量开关，再卸表	4	
	记录停氧时间	3	
	健康教育：指导患者有效呼吸等	3	
	用物处理，垃圾分类，洗手	2	
评价要点 （20分）	病情评估及观察到位，给氧方法正确	6	
	操作熟练、规范	4	
	人文关怀	5	
	宣教到位	5	

表 9-12　经口 / 鼻吸痰法操作流程及评分标准

项目	内容	分值 / 分	分数 / 分
评估要点 （20 分）	核对医嘱	2	
	洗手，用物准备齐全	3	
	核对患者手腕带，核对姓名、床号、ID 号	3	
	患者准备： ① 评估患者的病情、意识、生命体征及配合程度； ② 评估患者有无义齿，口腔及鼻黏膜有无损伤； ③ 评估患者双肺呼吸音，痰液的性质、量及颜色，缺氧及氧疗的情况	12	
操作要点 （60 分）	听诊患者双肺呼吸音，无禁忌证时为患者拍背	4	
	向清醒患者解释，取得其配合；指导清醒患者深呼吸	4	
	协助患者去枕仰卧，肩部垫小枕，开放呼吸道	2	
	洗手，戴口罩	2	
	连接负压吸引装置并检查装置是否完好，根据患者痰液黏稠度和年龄调节负压，一般成人不超过 400mmHg（53.3kPa），小儿不超过 300mmHg（40.0kPa）	4	
	戴无菌手套，取吸痰管，连接负压吸引装置，试吸生理盐水，确定吸痰管通畅，开放吸痰管侧孔	6	
	指导清醒患者张口，昏迷患者从口腔一侧送入吸痰管，吸净口腔痰液	2	
	更换吸痰管，试吸后从口腔插入吸痰管 10 ～ 15cm，进入咽部，吸净咽部分泌物，同时指导清醒患者咳嗽	6	
	更换吸痰管，试吸后在患者吸气时顺势将吸痰管插入气管深部，遇阻力后退 0.5 ～ 1cm，用左右旋转的手法，自深部向上提拉吸痰管吸净气管深部的痰液	6	
	更换吸痰管，试吸后将吸痰管轻而快地插入鼻腔，并在患者吸气时沿着鼻腔壁向深处插入，分别吸净双侧鼻腔和鼻咽部的分泌物	3	
	如患者出现发绀、心率下降等缺氧症状时，应立即停止吸痰，让患者休息后再吸	4	
	密切观察患者生命体征变化，观察痰液的性质、量及颜色	4	
	吸痰完毕，用生理盐水将负压连接管冲洗干净，关闭吸引装置，分离吸痰管和负压连接管	4	
	检查患者口鼻黏膜有无损伤；清洁患者口鼻、面部	4	
	洗手，脱口罩，健康教育	5	
评价要点 （20 分）	洗手及无菌原则	4	
	操作流程熟练、规范	4	
	病情观察、应急能力	6	
	人文关怀	3	
	宣教指导正确	3	

表9-13 气管内插管／切开吸痰法操作流程及评分标准

项目	内容	分值／分	分数／分
评估要点 （20分）	核对医嘱	2	
	洗手，用物准备齐全	3	
	核对患者手腕带，核对姓名、床号、ID号	3	
	患者准备： ① 评估患者的病情、意识、生命体征及配合程度； ② 评估患者缺氧程度、痰量及黏稠度； ③ 评估患者人工气道方式及氧疗方式； ④ 了解设定的呼吸机参数	12	
操作要点 （60分）	向清醒患者充分解释吸痰的目的，取得其配合，无禁忌证时为患者拍背	6	
	协助患者取舒适体位	2	
	给予高浓度吸氧，使用呼吸机患者将呼吸机的氧浓度调至100%（吸痰完毕须调回氧浓度）	4	
	洗手，戴口罩	2	
	戴无菌手套，取吸痰管，连接负压吸引装置，试吸生理盐水，确定吸痰管通畅，开放吸痰管侧孔	6	
	操作者迅速而轻柔地沿气管导管插入吸痰管，至气管深部遇阻力后退0.5～1cm，用左右旋转的手法，自深部向上提拉吸痰管吸净痰液	10	
	更换吸痰管，分别吸净口咽、鼻腔的分泌物	6	
	如患者出现发绀、心率下降等缺氧症状时，应立即停止吸痰，让患者休息后再吸	4	
	密切观察患者生命体征变化，观察痰液的性质、量及颜色	6	
	吸痰完毕，用生理盐水将负压连接管冲洗干净，关闭吸引装置，分离吸痰管和负压连接管，擦净口鼻	6	
	再次查看患者情况，洗手，脱口罩，健康教育	8	
评价要点 （20分）	洗手及无菌原则	4	
	操作流程熟练、规范	4	
	病情观察、应急能力	6	
	人文关怀	3	
	宣教指导正确	3	

表9-14 灌肠操作流程及评分标准

项目	内容	分值／分	分数／分
评估要点 （20分）	核对医嘱	2	
	用物准备齐全	3	
	核对患者	3	

项目	内容	分值/分	分数/分
评估要点 （20分）	评估患者病情、意识状态、心理状态、配合能力、排便情况	10	
	评估室内温度	2	
操作要点 （60分）	一、大量不保留灌肠		
	正确准备灌肠液。常用灌肠液为 0.1% ～ 0.2% 的肥皂水溶液和生理盐水。成人每次用量为 500 ～ 1000mL，小儿为 200 ～ 500mL。溶液温度一般为 39 ～ 41℃，降温时用 28 ～ 32℃，中暑患者用 4℃生理盐水	8	
	核对患者信息并解释，取得配合	4	
	拉隔帘遮挡，保护患者隐私	2	
	协助患者取左侧卧位，双腿屈曲，褪裤至膝部，臀部移至床沿，垫一次性垫巾于臀下，弯盘放于臀旁	8	
	戴手套，灌肠袋挂于输液架上，液面距肛门 40 ～ 60cm；伤寒患者液面距肛门不得超过 30cm	4	
	连接、润滑肛管，排气	2	
	嘱患者深呼吸，将肛管轻轻插入 7 ～ 10cm（小儿为 4 ～ 7cm）	4	
	固定肛管，使液体缓慢流入，观察液面下降情况和患者反应。伤寒患者灌肠量不得超过 500mL	6	
	灌肠完毕，嘱患者尽量保留 5 ～ 10min 后再排便	2	
	行降温灌肠时，灌肠后保留 30min 再排便，排便后 30min 复测体温	4	
	整理床单位，脱手套，洗手，摘口罩，记录	10	
	宣教；垃圾分类处理	6	
	二、保留灌肠（另外记分）		
	正确准备灌肠液。常用灌肠液为 50% 硫酸镁溶液、液状石蜡、生理盐水，溶液温度一般为 38 ～ 39℃	8	
	核对患者信息并解释，取得配合	7	
	根据病情协助患者取合适卧位，双腿屈曲，将小垫枕、垫巾垫于臀下，使臀部抬高约 10cm	15	
	润滑肛管前端，排气后插入肛门 15 ～ 20cm，缓慢注入药液	9	
	药液注入完毕，再注入温开水 5 ～ 10mL，抬高肛管末端，使管内溶液全部注完。拔出肛管，擦净肛门	15	
	嘱患者卧床休息，尽量保留药液 1h 以上	6	
评价要点 （20分）	观察病情，能及时处理灌肠中的异常情况	5	
	操作规范熟练	5	
	动作轻柔，人文关怀	5	
	宣教指导正确	5	

表 9-15 肛管排气操作流程及评分标准

项目	内容	分值 / 分	分数 / 分
评估要点（20 分）	核对医嘱	2	
	用物准备齐全	3	
	核对患者	3	
	评估患者病情、腹胀情况、排气及排便情况、心理状况、配合能力	12	
操作要点（60 分）	核对患者信息并解释，取得配合	4	
	将引流袋与肛管连接	2	
	拉隔帘遮挡，保护患者隐私，协助患者取左侧卧位，露出臀部，弯盘放于臀旁	6	
	戴手套，润滑肛管前段，一手持卫生纸分开患者臀部暴露出肛门，嘱患者深呼吸，另一手将肛管轻轻插入 15～18cm，婴幼儿插入深度 4～7cm，固定	14	
	将引流袋固定于床旁。观察患者排气情况	6	
	引流完毕拔出肛管，用卫生纸擦净肛门，协助患者取舒适卧位，评估患者腹胀有无减轻	12	
	整理床单位	2	
	脱手套，洗手，摘口罩，记录	8	
	宣教；垃圾分类处理	6	
评价要点（20 分）	向患者及家属解释肛管排气的意义，能及时处理操作中的异常情况	4	
	观察病情及排气效果	4	
	操作规范熟练，不污染衣被	6	
	动作轻柔，人文关怀	2	
	宣教指导正确	4	

表 9-16 胃肠减压术操作流程及评分标准

项目	内容	分值 / 分	分数 / 分
评估要点（20 分）	核对医嘱	2	
	用物准备齐全	3	
	核对患者	3	
	评估患者病情、意识、合作程度，口腔、鼻腔、插管周围皮肤情况，腹部体征、胃肠功能恢复情况、食管静脉曲张，胃管固定的位置、负压吸引装置	12	
操作要点（60 分）	核对解释，交代配合要点和注意事项	1	
	准备体位	1	
	颌下铺巾；用湿棉签检查、擦净鼻孔	1	

项目	内容	分值 / 分	分数 / 分
操作要点 (60 分)	核查胃管的型号、质量	1	
	戴手套，检测胃管是否通畅	2	
	测量插管长度并标记；用液状石蜡润滑胃管前端	2	
	一手持纱布托住胃管，另一手用钳子夹住胃管前端，自一侧鼻孔轻轻插入，插入胃管至 10～15cm 处时，根据患者具体情况进行下一步操作。 清醒患者：嘱患者做吞咽动作，顺势迅速将胃管插入至预定长度 昏迷患者：一手托起患者头部，使下颌贴近胸骨柄，加大咽部通道弧度，顺势缓缓将胃管插至预定长度	10	
	初步固定，观察患者有无恶心、呕吐、呛咳或插入不畅	5	
	确认胃管在胃内（3 种方法）	10	
	关闭胃管末端，固定胃管	2	
	检查胃肠负压引流装置；排出装置内压力；连接胃管	3	
	固定胃管、负压引流装置，放置妥当	1	
	观察并记录引流液的量、性质和颜色	2	
	做好标识；清洁患者口鼻及面部	4	
	根据医嘱给药	2	
	给药后用温水冲洗胃管，夹管	2	
	整理床单位	2	
	脱手套，洗手，脱口罩，记录	4	
	拔管：分离吸引装置与胃管，捏紧胃管末端，嘱患者吸气后屏气，迅速拔出	2	
	宣教	2	
	垃圾分类处理	1	
评价要点 (20 分)	洗手及无菌原则	6	
	操作熟练、规范	4	
	观察病情	4	
	人文关怀	2	
	宣教指导正确	4	

表 9-17　末梢血糖监测技术操作流程及评分标准

项目	内容	分值 / 分	分数 / 分
评估要点 (20 分)	核对医嘱	2	
	用物准备齐全，包括血糖仪、血糖试纸	4	
	核对患者手腕带，核对姓名、床号、ID 号	2	

项目	内容	分值/分	分数/分
评估要点 （20分）	患者准备： ① 评估患者的病情、意识及配合程度； ② 评估患者有无进食、进食的时间及量； ③ 评估患者采血部位血运情况，观察皮肤有无破损、红肿、硬结及瘢痕	12	
操作要点 （60分）	核对患者，询问进食时间、量，解释目的，确认患者已经清洁手指	10	
	戴手套，予75%乙醇消毒采血部位2遍，待干燥	8	
	确认血糖仪上的号码与试纸批号一致，将血糖试纸插入测试区	6	
	用拇指和示指固定采血部位的指间关节，采血针在指尖一侧刺破皮肤采血，弃去第一滴血液	9	
	待血糖仪显示屏出现滴血标志时，将第二滴血滴入或吸入测试区	6	
	用无菌棉签按压采血部位至出血停止	3	
	读取血糖值并记录，取下试纸条	6	
	脱手套，洗手，脱口罩	3	
	健康宣教	9	
评价要点 （20分）	洗手及无菌原则	4	
	操作流程熟练、规范	4	
	病情观察、应急能力	6	
	人文关怀	3	
	宣教指导正确	3	

表9-18 跌倒、坠床预防操作流程及评分标准

项目	内容	分值/分	得分/分
评估要点 （20分）	核对医嘱	1	
	用物准备齐全；床单位及病房辅助设施完好，警示标识清晰；必要时备约束带、轮椅、助行器	4	
	核对患者	1	
	评估患者：了解有无发生跌倒/坠床的高危因素，包括既往跌倒/坠床史、病情（1项以上医学诊断）、使用助行器具情况、步态、认知/意识状态、躯体活动能力、配合度、管路情况、治疗和护理要求	12	
	光线充足，地面平坦、干燥，通道上无阻碍物	2	
操作要点 （60分）	解释预防跌倒的意义、高危因素	4	
	根据患者具体情况进行针对性指导		
	可步行者（普适性宣教）： ① 保持病区地面清洁干燥，不在走道上放置障碍物 ② 识别警示标识，见障碍物应绕行，日常物品如眼镜、水杯放可及之处，及时寻求帮助	1 1	

项目	内容	分值/分	得分/分
	③ 告知患者卫生间防滑措施（扶手、防滑垫）及紧急呼叫器的使用方法	1	
	④ 病床置于安全高度，即患者端坐在床边时，双足能接触到地面	1	
	⑤ 夜间开启地灯等适当的照明器材，保证光线充足	1	
	⑥ 穿防滑鞋，选择长短、大小合适的病服	1	
	⑦ 正确使用床栏、扶手等辅助设施	1	
	⑧ 使用与行走能力相适应的辅助器具（拐杖、步行合理器），放置在患者触手可及的地方	1	
	有基础疾病、使用易致跌倒药物者： ① 讲解基础疾病跟跌倒/坠床的关系：高血压、糖尿病、帕金森病、偏瘫、神经肌肉病变、骨关节病变、骨折、睡眠障碍、梅尼埃病、颅脑损伤、脑血管意外、腹泻、尿频，询问症状规律、诱因、有无缓解因素	3	
	② 讲解易致跌倒药物引起跌倒的原因：镇静催眠药、镇痛药、利尿药、轻泻剂、降压药、降糖药等药物副作用	3	
	③ 针对性讲解可能发生危险的环节及预防措施	2	
	使用轮椅者： ① 评估轮椅各种附件的功能是否正常	1	
	② 患者上下轮椅前先刹车制动，立起脚踏板	2	
	③ 患者坐姿安稳，正确使用轮椅固定带	1	
操作要点 （60分）	④ 推行轮椅注意速度均匀，下坡时倒推轮椅	4	
	卧床患者： ① 患者应躺在床中央，拉好床栏	1	
	② 床头呼叫器、生活日用品（如纸巾、水杯等）应放置在患者便于取放的位置	2	
	③ 对于认知障碍的患者，加强巡视，床旁陪护，必要时约束	3	
	④ 卧床患者下床遵循"三部曲"	2	
	使用拐杖者：对长期卧床、骨折、截肢患者初次下床，应有人守护，告知拐杖助行器使用方法。 ① 调节高度合适，卡扣完好	1	
	② 单拐平地行走	2	
	③ 单拐上下楼梯的方法	2	
	④ 双拐平地行走	1	
	⑤ 双拐上下楼梯的方法	1	
	⑥ 紧随评估，密切观察患者上肢肌力是否可支撑、重心转移是否平稳，做好必要的安全措施	2	
	使用助行器者： ① 调节高度合适，卡扣完好	1	
	② 指导助行器平地行走	5	
	③ 紧随评估，密切观察患者上肢肌力是否可支撑、重心转移是否平稳，做好必要的安全措施	2	
	患者及家属预防跌倒知识宣教，评价并记录掌握程度	5	
	床头挂防跌倒/坠床警示标识	2	

项目	内容	分值/分	得分/分
评价要点 （20分）	操作方法正确；约束方法正确、安全；辅助设施完好	6	
	操作熟练、规范	4	
	人文关怀	4	
	病情观察	2	
	宣教指导正确	4	

表9-19 患者约束法操作流程及评分标准

项目	内容	分值/分	分数/分
评估要点 （20分）	核对医嘱	2	
	用物准备齐全	3	
	核对患者	3	
	评估患者病情、意识、肢体活动度、配合程度	3	
	评估患者约束部位皮肤色泽、温度及完整性等	3	
	了解患者所需保护具的种类和时间；向患者和家属解释约束的重要性和安全性，保护具的作用及使用方法；签知情同意书	6	
操作要点 （60分）	洗手，戴口罩，携用物置床旁，核对	2	
	（1）肢体约束法：暴露患者腕部或踝部，用棉垫包裹腕部或踝部，将保护带打成死结套在棉垫外，稍拉紧，能容1～2指为宜，使之不松脱，将保护带系于两侧床沿，再评估肢体活动程度及范围，为患者盖被，整理床单位及用物	10	
	（2）肩部约束法：暴露患者双肩，在患者双侧腋下垫棉垫；将保护带置于患者双肩下，双侧分别穿过患者腋下，在背部交叉分别固定于床头，为患者盖被，整理床单位及用物	10	
	（3）全身约束法：将专用约束带或大单折成自患者肩部至踝部的长度，患者卧于中间，用靠近护士一侧的大单紧紧包裹患者同侧肢体及躯干，将大单绕至对侧，自患者腋下掖于身下；再将大单的另一侧包裹患者手臂，紧掖于靠护士一侧身下，必要时可加系绷带	10	
	洗手，脱口罩	1	
	告知患者和家属实施约束中，不得自行松动或加紧约束带	2	
	观察约束局部皮肤有无损伤，皮肤颜色、温度、约束肢体末梢循环状况	5	
	每2h松懈一次或定时更换约束部位	5	
	记录并交班：约束原因、时间、约束带数目、约束部位、约束部位皮肤状况、解除约束时间等	5	
	病情稳定或治疗结束后，及时解除约束	5	
	约束带污染时及时更换、清洗	5	

项目	内容	分值 / 分	分数 / 分
评价要点 （20分）	约束方法正确	6	
	操作规范熟练	4	
	观察病情、皮肤、末梢血液循环	4	
	人文关怀	2	
	宣教指导正确	4	

表9-20　制动护理操作流程及评分标准

项目	内容	分值 / 分	分数 / 分
评估要点 （20分）	核对医嘱	2	
	核对患者	3	
	评估患者病情、意识、自理能力、肌肉和关节活动情况	4	
	评估患者非制动部位的活动能力、制动部位皮肤情况	4	
	评估制动用具及辅助装置是否符合患者制动要求及安全性	4	
	用物准备齐全	3	
操作要点 （60分）	解释制动原因及目的，交代配合要点和注意事项，必要时关闭门窗，屏风遮挡	5	
	取舒适卧位	2	
	① 头部固定：头部固定器、支架、沙袋或手法固定	3	
	睡眠时，在颈部两侧放置沙袋（口述）	2	
	新生儿采用凹式枕头部制动，2岁以上患者使用头部固定器（口述）制动	2	
	颈椎和头部固定装置一起使用	5	
	观察受压处皮肤情况	7	
	② 夹板固定：选择合适的夹板长度、宽度及固定的方式	5	
	夹板下加棉垫（视夹板类型选择）	5	
	夹板置于患肢的内外侧，并跨越上下两关节，用绷带或布带固定于外侧，必要时用三角巾吊于胸前	8	
	观察患肢血供情况、夹板固定松紧度及疼痛情况等	5	
	抬高患肢	2	
	功能锻炼指导	5	
	宣教	4	
评价要点 （20分）	制动方法正确	6	
	操作规范熟练	4	
	观察病情、皮肤完整性、末梢血液循环	4	
	人文关怀	2	
	宣教指导正确	4	

表 9-21 手卫生操作流程及评分标准

项目	内容	分值 / 分	分数 / 分
评估要点 （20 分）	自身评估	5	
	环境评估	5	
	用物评估	10	
操作要点 （60 分）	湿润双手：在流动水下充分淋湿双手	5	
	取洗手液：取适量洗手液均匀涂抹至整个手掌、手背、手指和指缝	5	
	洗手（七步洗手法）：认真揉搓双手至少 15s。 （内）掌心相对，手指交拢，相互揉搓； （外）手心对手背沿指缝相互揉搓，交换进行； （夹）掌心相对，双手交叉，指缝相互揉搓； （弓）弯曲手指使关节在另一手心旋转揉搓，交换进行； （大）一手握住另一手大拇指旋转揉搓，交换进行； （立）将五个手指尖并拢，在另一手掌心旋转揉搓，双手交换进行； （腕）搓擦腕部	35	
	冲净	5	
	关水	5	
	干手	5	
评价要点 （20 分）	动作流畅，操作规范	4	
	用物完备，取用洗手液适量	4	
	口述洗手的时刻	4	
	口述洗手与手消毒的原则	4	
	达到卫生手消毒要求	4	

表 9-22 无菌技术操作流程及评分标准

项目	内容	分值 / 分	分数 / 分
评估要点 （20 分）	自身评估：无长指甲，正确洗手，视操作内容选择合适的口罩和帽子	6	
	环境评估：清洁、干燥，减少人群走动；操作前 30min 湿抹治疗台、治疗盘	4	
	用物齐全：检查无菌物品名称、有效期、灭菌标识、无菌溶液质量、手套型号	10	
操作要点 （60 分）	（一）使用无菌持物钳		
	检查：无菌持物钳包（含筒和钳）有效期、包布有无潮湿或破损、灭菌指示胶带有无变色	3	
	取放持物钳和筒：查包内灭菌指示卡是否变标准色，记录开包日期和时间；钳端闭合向下，不触及容器边缘和非无菌区域，保持在腰平面以上、肩平面以下，用后及时放回容器；开启后的持物筒和钳有效期不超过 4h（干筒法）	8	

项目	内容	分值/分	分数/分
操作要点 （60分）	不宜夹取油纱布，取远处物品时，连同无菌容器一起移动	2	
	（二）铺无菌盘，取无菌物品		
	检查：无菌包名称、效期、包布有无潮湿或破损、灭菌指示胶带有无变色；夹取包内灭菌指示卡，检查是否变标准色，放于包布内侧	2	
	1. 单巾铺盘 取小治疗盘，放于合适位置	1	
	夹取一块无菌巾，另一手在下方接住；双手捏住无菌巾上层外面两角，由远到近铺巾于治疗盘上，上半层扇形折叠打开，开口边对齐向外，无菌面向上	4	
	取无菌敷料放入无菌盘内；盖无菌巾，与下层边缘对齐，开口处向上反折2次；两侧边缘向下反折	3	
	2. 双巾铺盘 取治疗盘，放于合适位置	1	
	用持物钳夹取第1块无菌巾，手持无菌巾长边外角，从远到近平铺于治疗盘上，无菌面朝上	4	
	夹取无菌物品，从无菌盘的一侧放入无菌盘内，夹取第2块无菌巾，从近到远平盖于无菌物品上，边缘对齐，远近开口处向上反折2次，两侧边缘向下反折	4	
	记录铺盘时间、签名，铺好的无菌盘有效期为4h	2	
	未用完物品的无菌包原痕折好，在灭菌指示胶带上注明开包时间并签名，粘贴于无菌包封口处，24h内有效	3	
	（三）使用无菌容器		
	核对无菌容器名称、灭菌日期和有效期，托住容器底部，容器内面朝上放置或拿在手上，取持物钳，夹取无菌物品放入无菌盘内，及时关闭无菌容器或盖好盖子，不触及容器内面及边缘，24h内有效	3	
	（四）取用无菌溶液		
	查无菌溶液清洁度、名称、浓度、效期，瓶口有无松动，瓶身有无裂缝，液体有无浑浊、沉淀、变质	3	
	开瓶，瓶签对掌心，倒少量溶液旋转冲洗瓶口，原处倒适量液体于无菌容器，消毒瓶口，盖瓶塞，瓶签上注明开瓶时间，开启的无菌溶液有效使用期限为24h	2	
	（五）戴无菌手套		
	查手套号码及灭菌物品有效期，包装有无潮湿、破损；打开外包装，内包装平放于清洁桌面，双手同时掀开内包装、捏住手套反折部分，由近至远取出手套；手套拇指相对，先戴一只手，再以戴好手套的手插入另一只手套的反折内面，戴好另一只手	3	
	双手对合检查有无漏气并调整位置，将手套翻边套在工作服衣袖外；双手始终保持在腰部或操作台面以上，发现手套破损，立即更换；手不触及污染面，诊疗不同患者时应更换手套	5	

项目	内容	分值/分	分数/分
操作要点 （60分）	一手捏住另一手套腕部外面，翻转脱下；再将脱下手套的手插入另一手套内将其向下反转脱下	4	
	脱手套后洗手，脱口罩，处理用物	3	
评价要点 （20分）	遵守无菌操作原则，未跨越无菌区，无菌品、手未被污染	12	
	操作方法正确，铺巾正确、平整、无拖动移动	6	
	操作熟练、流畅	2	

表9-23　穿脱隔离衣操作流程及评分标准

项目	内容	分值/分	分数/分
评估要点 （20分）	自身评估	10	
	环境评估	5	
	用物评估	5	
操作要点 （60分）	（一）穿隔离衣		
	卷袖过肘	3	
	取隔离衣，清洁面朝自己，两手将衣领的两端向外折，对齐肩缝，露出袖子内口	5	
	一手持衣领，另一手伸入一侧袖内；持衣领的手将衣领向上拉；将衣袖穿好，手露出	5	
	依法穿入另一袖	3	
	两手持衣领，由领子中央顺着边缘向后将衣领扣好	3	
	扎好袖口，腰带系活结	3	
	将隔离衣一边约在腰下5cm处渐向前拉，直到见边缘，则捏住，同法捏住对侧，双手在背后将边缘对齐，向一侧折叠，一手按住折叠处，另一手将腰带拉至背后压住折叠处，将腰带在背后交叉回到前面打活结系好	4	
	戴手套	3	
	（二）脱隔离衣		
	1. 一次性隔离衣 助手解开领扣，抓住胸前衣领顺势脱下，放入指定医疗废物桶内，洗手	4	
	2. 布类隔离衣		
	脱手套，解腰带，在前面打一活结	4	
	解开两袖扣在肘部将部分袖子套塞入工作袖内	4	
	洗手、干手	4	
	解开领扣，右手伸入左手腕部套袖内，拉下袖子过手，用遮盖着的左手捏住右隔离衣袖子的外面，将右侧袖子拉下，双手交换从袖管中退出	3	
	用左手自衣内捏住双肩肩缝撤右手，再用右手捏住衣领外面反折，脱出左手	3	

项目	内容	分值/分	分数/分
操作要点 （60分）	一手抓住领子，另一手将隔离衣两边对齐挂在半污染区，清洁面向外，挂在衣钩上；不再穿的隔离衣脱下清洁面向外，卷好衣领和衣边投入污染袋中	4	
	洗手	5	
评价要点 （20分）	动作流畅，操作规范	5	
	手卫生正确	5	
	严格遵守无菌原则	5	
	口述穿隔离衣目的	5	

表9-24 外科手消毒操作流程及评分标准

项目	内容及评分标准	分值/分	分数/分
评估要点 （20分）	自身准备：着洗手服，修剪指甲，卷袖过肘，去除手部饰物	8	
	环境评估	6	
	用物评估	6	
操作要点 （60分）	（一）刷手式外科手消毒		
	清洁：于流动水下清洁双手、前臂和上臂下1/3，保持双手位于胸前并高于肘部	12	
	刷洗：取消毒手刷，取适量洗手液，依序刷洗双手、前臂及上臂下1/3（即肘上10cm），时间约2min。（刷手顺序：先刷甲缘、甲沟、指缝，拇指桡侧至指背、尺侧、掌侧，依次刷完双手手指。分段交替刷左右手掌、手背、前臂、肘上10cm）	12	
	冲净：用流动水由指尖至肘部冲洗，不在水中来回移动手臂	12	
	干手：用消毒纸巾或消毒毛巾依次擦干手掌、手背、前臂及肘部，不可再向手部回擦。同法擦干另一侧手臂	12	
	消毒：取适量手消毒剂抹至双手的每个部位、前臂和上臂下1/3，揉搓2min，待干燥	12	
	（二）免刷式外科手消毒		
	流动水下清洁双手、前臂和上臂下1/3	6	
	取适量洗手液均匀涂抹至双手的每个部位、前臂和上臂下1/3	6	
	按六步洗手法揉搓双手	6	
	交替螺旋揉搓腕部、前臂、上臂下1/3。揉搓双手及手臂时间2～6min	6	
	用流动水由指尖至肘部冲洗，不在水中来回移动手臂	6	
	用消毒纸巾或消毒毛巾依次擦干手掌、手背、前臂及肘部，不可再向手部回擦。同法擦干另一侧手臂	6	
	取适量手消毒剂于右手掌心，左手指尖于右手掌心内擦洗，用剩余的手消毒剂螺旋式均匀涂抹于左手手背及手臂至肘部（不超过清洁消毒范围）；同法消毒另一侧	12	

项目	内容	分值/分	分数/分
操作要点 （60分）	再取适量手消毒剂于掌心，按六步洗手法揉搓双手及腕部	6	
	双手待消毒剂干燥。取手消毒剂的量、揉搓时间及使用方法应遵循产品的使用说明	6	
	（三）连台手术和紧急情况下的外科手消毒		
	连台手术之间或手术过程中手被污染时，应重新按外科手消毒要求规范洗手	10	
	紧急情况下可采用免冲洗手消毒剂消毒双手或戴双层手套法。 免冲洗手消毒方法：取适量手消毒剂涂抹双手的每个部位、前臂和上臂下段1/3，认真揉搓至消毒剂干燥。 戴双层手套法：遵循无菌技术要求，按戴无菌手套、穿无菌手术衣、再戴无菌手套的顺序进行操作	50	
评价要点 （20分）	洗手及无菌原则	10	
	动作流畅，操作规范熟练	5	
	达到外科手消毒要求	5	

表9-25 手术区皮肤准备操作流程及评分标准

项目	内容	分值/分	分数/分
评估要点 （20分）	核对医嘱	2	
	洗手，用物准备齐全	4	
	核对患者	2	
	评估患者病情、生命体征与配合程度	4	
	了解患者年龄、手术部位、手术缓急等情况	4	
	评估手术区皮肤是否有破损或感染，毛发是否需去除	4	
操作要点 （60分）	再次核对患者信息，向患者做好解释工作	4	
	协助患者取舒适体位，拉隔帘遮挡，调节室温	6	
	不需去除毛发者，于手术前一日，如患者病情允许，用皂液进行全身沐浴，重点加强手术区域皮肤清洗；不能全身沐浴的手术患者，用皂液擦洗手术区域皮肤，再用温水擦洗皮肤	15	
	需去除毛发者，原则上使用脱毛剂及电动剃毛器去除手术区域毛发，如有特殊原因需使用备皮刀刮除毛发者应避免刮伤。去除完毕，用温水清洁局部皮肤，仔细检查有无遗留毛发或皮肤损伤	15	
	若切口不涉及头部、面部、腋窝、会阴，切口周围毛发稀少、较短时，可以只清洁皮肤而无须去除毛发；婴幼儿一般不须去除毛发	10	
	腹部手术应用75%乙醇棉签清除脐部污垢	6	
	整理床单位，用物分类处理	4	

项目	内容	分值/分	分数/分
评价要点 （20分）	洗手正确	4	
	操作规范、熟练	4	
	病情观察	4	
	人文关怀	4	
	宣教指导正确	4	

表9-26　造口护理操作流程及评分标准

项目	内容	分值/分	分数/分
评估要点 （20分）	核对医嘱、治疗卡、签名	2	
	洗手，用物准备齐全	3	
	核对患者	3	
	评估患者生命体征、病情、意识、配合程度、理解能力、心理状态、家庭支持程度、经济状况	4	
	评估患者造口局部情况、周围皮肤有无并发症	4	
	了解患者及家属对造口接受程度及对造口护理知识了解程度	4	
操作要点 （60分）	核对患者信息，告知目的，取得配合	3	
	拉隔帘遮挡，保护患者隐私	2	
	协助患者取合适体位，垫治疗巾	2	
	用速干洗手液洗手，戴口罩，戴手套，打开换药包	6	
	一手轻按腹壁，另一手将造口袋底盘由上向下缓慢移除	4	
	用生理盐水棉球清洁造口及周围皮肤；再用纱布擦干，不要用力过大	4	
	观察造口黏膜颜色、有无并发症；检查造口周围皮肤有无红疹、破损、溃烂或是否平坦；观察排泄物颜色、量、性状及气味；若发现造口及皮肤异常及时报告医师处理	11	
	测量造口大小、形状，绘线做记号；沿记号修剪底盘，造口袋底盘孔径大于造口1～2mm	4	
	按平造口周围皮肤，按照造口位置自下而上粘贴底盘，用手均匀按压数分钟	6	
	自下而上紧密粘贴造口袋，夹好造口袋下端开口，确定粘贴牢固	6	
	脱手套，洗手，宣教	6	
	垃圾分类处理	2	
	做好造口护理记录	4	
评价要点 （20分）	洗手及操作规范熟练	6	
	测量裁剪精确，粘贴紧密	4	
	观察病情	4	
	人文关怀	2	
	宣教指导正确	4	

表9-27 腹腔引流管护理操作流程及评分标准

项目	内容	分值/分	分数/分
评估要点 （20分）	核对医嘱、治疗卡	3	
	洗手，用物准备齐全	3	
	核对患者	3	
	评估生命体征、病情及配合程度	3	
	评估患者引流情况：引流液的量、颜色、性质及是否通畅	4	
	评估引流管周围皮肤及敷料情况	4	
操作要点 （60分）	核对患者信息及管道标识，向患者做好解释	6	
	协助患者取半坐卧位，保护患者隐私和注意保暖	6	
	洗手，戴口罩，垫无菌巾	4	
	检查引流袋，并妥善固定，引流袋位置低于切口平面	4	
	保持引流通畅，引流管勿打折、弯曲、受压	4	
	观察引流液的颜色、性质及量	6	
	观察切口处皮肤情况，发现有渗液侵蚀皮肤时，予以皮肤保护剂涂抹	4	
	保持切口处的敷料清洁、干燥，一旦渗湿，及时更换	6	
	按照不同引流袋的要求定期更换引流袋，妥善固定	4	
	脱手套，洗手，整理床单位	4	
	宣教	5	
	记录	4	
	垃圾分类处理	3	
评价要点 （20分）	洗手及无菌原则	5	
	操作规范、熟练	4	
	观察病情	4	
	人文关怀	3	
	宣教指导正确	4	

表9-28 体位转换操作流程及评分标准

项目	内容	分值/分	分数/分
评估要点 （20分）	核对医嘱	2	
	用物准备齐全	3	
	核对患者	3	
	评估患者病情、年龄、体重、意识、躯体活动能力、皮肤情况、合作程度、治疗和护理要求，必要时备屏风	12	
操作要点 （60分）	核对患者并解释，交代配合要点和注意事项	3	
	固定床，将各种导管及输液装置安置妥当	2	
	协助患者翻身（据患者实际情况采用适当的方法）		
	（一）一人翻身法		
	① 放下近侧床栏，患者仰卧，双手放于胸腹部，两腿屈曲	4	

项目	内容	分值/分	分数/分
	② 护士将患者肩部和臀部移至近侧床沿。一手扶肩，一手扶臀部，将患者轻轻推向对侧，使其背向护士	4	
	③ 用软枕垫于患者背部、胸腹部和膝下。拉起近侧床栏	4	
	④ 恢复仰卧位时，先移去肢体及胸腹部软枕，再移背部软枕，顺势将患者背部放下，使其双手置于身体两侧	4	
	（二）二人翻身法（患者无颈椎损伤）		
	① 放下近侧床栏，拉起对侧床栏	4	
	② 护士二人协助患者仰卧，患者两臂交叉放于胸前，双下肢弯曲	4	
	③ 一人托住患者肩部、胸部及腰部，一人托住臀部及腘窝，二人同时用力将患者移至近侧床沿，将患者轻推向对侧，使其背向护士。肩至臀部、胸腹部放置软枕，上面的下肢屈膝屈髋，下面的下肢伸膝伸髋，两膝之间置软枕，拉起近侧床栏	4	
	④ 恢复仰卧位时，先移去两膝间软枕，再去背部软枕，顺势将患者背部放下，使其肢体自然置于身体两侧	4	
	（三）三人翻身法（患者有颈椎损伤）		
	① 移动患者。		
操作要点（60分）	a.第一名护士站于床头，用头肩锁固定患者的头部及颈部，沿纵轴向上略牵引	2	
	b.第二名护士双手分别置于患者肩、背部	1	
	c.第三名护士双手分别置于患者腰、臀部，使患者头、颈、腰、髋成一直线	1	
	d.三人同时用力将患者先移至近侧床沿	3	
	② 转向侧卧。一人发口令，三人同时用力将身体翻转至侧卧位。轴线翻身时，保持整个脊椎平直，翻身角度不可超过60°	3	
	③ 放置软枕。将一颈枕放于翻身同侧头颈下，使头颈与肩保持同一高度。一软枕放于背部支撑身体，另一软枕置于两膝间，沿着人体纵轴线保持头、颈、胸、躯干呈一字形，避免局部扭曲继发再损伤	3	
	④ 恢复仰卧位时，一人站于床头固定头部和颈部，另一人支撑躯干，移去沙袋及所有垫枕，3人同时保持脊椎平直协助患者仰卧，使其肢体自然置于身体两侧	3	
	询问及宣教患者舒适度，检查患者肢体各关节保持功能位，管道保持通畅	3	
	整理床单位，拉护栏	2	
	记录翻身时间及皮肤状况	2	
评价要点（20分）	根据病情选择适当的翻身方法	6	
	操作熟练、规范	4	
	人文关怀	4	
	病情观察	2	
	宣教指导正确	4	

表9-29 患者搬运（平车）法操作流程及评分标准

项目	内容	分值/分	得分/分
评估要点 （20分）	核对医嘱或检查申请单	2	
	用物齐全：平车各部件性能良好；根据气温备毛毯或棉被，必要时备木板、中单	3	
	核对患者	3	
	评估患者病情、年龄、体重、意识、躯体活动能力、损伤部位、伤口、皮肤情况、合作程度、治疗和护理要求	12	
操作要点 （60分）	核对患者并解释，交代配合要点和注意事项	3	
	固定床，移开床旁桌椅，将各种导管及输液装置安置妥当	3	
	根据患者具体情况选择恰当的搬运方法，骨折患者平车上垫木板	1	
	（一）挪动法：适用于能在床上配合的患者		
	① 拉上患者对侧护栏，平车放于患者健侧，与床平行，大轮靠近床头，制动闸制动	4	
	② 协助患者将上身、臀部、下肢依次向平车移动	3	
	（二）一人搬运法：适用于上肢活动自如，体重较轻的患者		
	① 平车大轮（患者头端）靠近床尾，与床成钝角，制动，拉上对侧护栏	2	
	② 扶患者坐于近侧床沿，指导患者双臂过搬运者肩部，双手交叉于搬运者颈后；搬运者一臂自患者近侧腋下伸入至对侧肩部，另一臂伸入患者臀下；向自己侧抱起，稳步走向平车	4	
	③ 先放臀部着床，缓慢放平患者头部、下肢	1	
	（三）二人搬运法：适用于不能活动，体重较重的患者		
	① 平车大轮靠近床尾，与床成钝角，制动，拉对侧护栏	1	
	② 搬运者站在患者同侧床旁，患者上肢交叉于胸前	1	
	③ 搬运者甲一手伸至患者头部、颈、肩下方，另一臂伸至患者腰部下方；搬运者乙一手伸至患者臀部下方，另一只手伸至患者膝部下方	2	
	④ 搬运者同时抬起患者至近侧床沿，再同时抬起患者，稳步向平车处移动	2	
	⑤ 先放臀部着床，再缓慢放平患者头部、下肢	1	
	（四）三人搬运法：适用于不能活动，体重超重的患者		
	①～②同二人搬运法	2	
	③ 搬运者甲托住患者头、颈、肩及胸部，搬运者乙托住患者背、腰、臀部，搬运者丙托住患者膝部及双足	2	
	④～⑤同二人搬运法	3	
	（五）四人搬运法：适用于颈椎、腰椎骨折和病情较重的患者		
	① 平车放于患者健侧，与床平行，大轮靠近床头，将制动闸制动，放下两侧护栏	1	
	② 搬运者甲、乙分别站于床头和床尾，搬运者丙、丁分别站于病床和平车的一侧，将中单放于患者腰、臀部下	2	

项目	内容	分值/分	得分/分
操作要点 （60分）	③ 搬运者甲用头肩锁固定患者的头部及颈部，沿纵轴向上略牵引，搬运者丙取下颈枕，搬运者乙抬起患者的双足，搬运者丙、丁分别抓住中单的四角	2	
	④ 一人发令，四人同时抬起患者向平车处移动，搬运者丙在患者颈后垫颈枕，使头呈后仰伸位	2	
	协助患者躺于平车中央，询问舒适度，保暖，必要时上约束带，上护栏	4	
	推送至目的地。途中注意观察病情变化，使患者头部处于较高的位置，保证输液引流通畅，避免管道脱出	4	
	下平车（与上车相反）：①平车与床尾成钝角（挪动法、四人法时与床平齐），拉闸制动，放下近侧护栏，解除约束带；②护士协助过床（挪动法为协助患者将下肢、臀部、上身依次向病床移动）	4	
	协助患者取舒适卧位，整理床单位；拉护栏，观察患者反应	4	
	清洁平车，定位放置	1	
	洗手，记录	1	
评价要点 （20分）	根据病情选择适当的搬运方法	6	
	操作熟练、规范	4	
	人文关怀	4	
	病情观察	2	
	宣教指导正确	4	

表9-30　压力性损伤预防操作流程及评分标准

项目	内容	分值/分	分数/分
评估要点 （20分）	核对医嘱	2	
	用物准备齐全	3	
	核对患者手腕带，核对姓名、床号、ID号	3	
	患者准备： ① 评估发生压力性损伤（压疮）的危险因素 ② 压力性损伤易患部位皮肤颜色、温度、感觉、清洁度、完整性与病灶（有无红肿、溃烂等）	10	
	评估操作环境	2	
操作要点 （60分）	定时更换体位，使用充气床垫或采取局部减压措施	6	
	清洁患者皮肤，保持无汗液，衣服和床单位清洁干燥、无皱褶	8	
	大小便失禁患者及时清洁局部皮肤，肛周可涂皮肤保护剂	6	
	患者骨突处皮肤，可使用半透膜敷料或水胶体敷料保护，皮肤较薄者慎用	10	
	协助患者翻身和更换体位时，避免拖、拽、拉等动作	6	
	患者侧卧位时双膝间垫枕，足踝、手部等易水肿、受压部位下垫软枕	10	
	严密观察患者皮肤情况	6	
	床头设置预防压力性损伤警示牌，严格交接班	8	

项目	内容	分值/分	分数/分
评价要点 （20分）	洗手正确	2	
	操作熟练、规范	6	
	病情观察	6	
	人文关怀	2	
	宣教指导正确	4	

表9-31　生命体征测量操作流程及评分标准

项目	内容	分值/分	分数/分
评估要点 （20分）	核对医嘱、执行单	2	
	用物准备齐全	2	
	核对患者	2	
	评估患者病情、意识、年龄、文化程度、心理状况、配合程度、体位、面部表情、肢体活动及皮肤情况	10	
	了解患者的基础血压、生命体征、疼痛状态和相应的用药情况	4	
操作要点 （60分）	（一）体温测量		
	查看体温计，确认水银柱刻度在35℃以下	2	
	向患者解释测量体温的方法及注意事项，取得患者配合	2	
	根据患者病情选择合适的体温测量方式（腋下、口腔、直肠，根据情况三选一）	2	
	① 腋下测温：擦干腋窝，将体温计水银端放于腋窝深处并协助患者屈臂夹紧，使其紧贴皮肤，测量时间为10min		
	② 口腔测温：将口表水银端斜放于患者舌下，嘱患者紧闭口唇，勿用牙咬，用鼻呼吸，测量时间为3min		
	③ 直肠测温：患者取侧卧或屈膝仰卧位露出臀部，润滑肛表水银端，轻轻插入肛门3～4cm，手持体温计，测量时间为3min		
	取出体温计，读数	2	
	体温计用纱布擦拭后放入络合碘溶液中浸泡30min，清水冲净、擦干，置于干燥容器内保存备用	2	
	选用耳温计测量时，先打开耳温计开关，将患者耳郭轻轻向后直拉，耳温计探头插入耳内，打开测量开关，直至温度值出现	2	
	（二）脉搏测量		
	协助患者取卧位或坐位，手腕伸展，手臂放舒适位置	2	
	护士用示指、中指、环指指腹触诊患者桡动脉处或其他浅表大动脉处，测量时间为30s，测得数乘以2为每分钟脉搏	2	
	脉率/律异常应测量1min。如发现患者有房颤或脉搏短绌时，应两人同时分别测量心率和脉率，以分数式（心率/脉率）记录	2	

项目	内容	分值/分	分数/分
操作要点 （60分）	（三）呼吸测量		
	护士将手指置于患者的诊脉部位似诊脉状，眼睛观察患者胸部或腹部的起伏情况	2	
	观察呼吸频率（一起一伏为1次呼吸），正常呼吸测30s，测得数乘以2为呼吸频率值	2	
	观察呼吸的深度、节律、形态	2	
	危重患者呼吸微弱，可用少许棉花置于患者鼻孔前，观察棉花被吹动的次数	2	
	（四）无创血压测量		
	协助患者取坐位或平卧位，露出手臂并伸直，驱尽袖带内空气，袖带缠于上臂，下缘距肘窝2～3cm，松紧度以插入1指为宜	2	
	① 使用台式血压计测量时，使水银柱"0"点与肱动脉、心脏处于同一水平，即卧位时平腋中线，坐位时平第4肋。将听诊器胸件放在肱动脉搏动最强处并固定，充气至动脉搏动音消失，再加压使压力升高20～30mmHg（26～4.0kPa），缓慢放气，使压力以4mmHg（05kPa）/s的速度缓慢下降，当从听诊器听到第一声搏动，汞柱所指刻度为收缩压；继续放气，听到搏动声突然减弱或消失，汞柱所指刻度为舒张压，记录血压数值	4	
	② 使用血压监测仪时，根据患者病情设置血压监测模式、间隔时间、报警上下限，读取监测血压值并记录	2	
	③ 使用电子血压计测量时，按使用说明书进行操作，测得血压值并记录	2	
	（五）疼痛评估		
	详细询问疼痛部位、性质、持续时间、频次及有无其他伴随症状（生理、心理、行为等）	4	
	根据患者的理解程度选用合适的疼痛评估方法，如数字评分法、语言描述法或脸谱法等	2	
	评估患者疼痛强度。 ① 数字评分法：使用数字评估工具，向患者解释0分为"无痛"，10分是"您想象的最剧烈的疼痛"，请患者在0～10中选择一个合适的数字表达当前的疼痛强度。 ② 语言描述法：使用语言描述法评估工具，向患者解释疼痛强度，由轻到重分别是无痛、有点痛、轻微疼痛、疼痛明显、疼痛严重、剧烈疼痛，请患者选择一个适合表达当前疼痛强度的词语。 ③ 脸谱法：使用脸谱法评估工具，向患者解释六个脸谱表达不同程度的疼痛强度，请患者选择一个适合表达当前疼痛强度的脸谱	4	
	确定患者疼痛强度等级。根据不同的评分工具得出患者的疼痛分数，确定患者的疼痛强度等级，0分为无痛，1～3分为轻度疼痛，4～6分为中度疼痛，7～10分为重度疼痛	2	

项目	内容	分值/分	分数/分
操作要点 （60分）	应用功能活动评分法（FAS）评估疼痛对患者功能活动（即咳嗽、深呼吸、翻身、物理治疗等）的影响：A 级——未受限；B 级——轻中度受限；C 级——重度受限	2	
	询问患者疼痛对睡眠、日常生活的影响程度	2	
	评估患者时，鼓励患者表达疼痛感受，同时观察患者面部表情及体位的改变等情况	2	
	洗手，记录并告知患者测量结果，做相应的宣教	6	
评价要点 （20分）	手卫生正确	2	
	操作规范、熟练	6	
	病情观察：操作中询问和观察患者反应及病情变化	4	
	护患沟通：操作中及时与患者交流，做好人文关怀	4	
	宣教指导正确	4	

表9-32　成人基础生命支持流程及评分标准

项目	内容	分值/分	分数/分
操作要点 （80分）	环境安全，疏散人群	2	
	检查有无反应：双手轻拍患者双肩，在其双侧耳侧大声呼唤。口述：患者意识丧失	3	
	呼救，启动应急反应系统，取除颤仪	3	
	同时检查脉搏和呼吸（用时 5～10s）。口述：无大动脉搏动，无自主呼吸	4	
	暴露患者胸部。口述：患者卧于坚实平面上	2	
	以胸外按压开始进行心肺复苏（CPR）。第 1 个周期：胸外按压＋人工通气		
	一只手掌跟置于胸骨下半段，另一手掌跟置于第一只手上	4	
	利用体重和肩臂力量向下快速用力按压，每分钟 100～120 次，按压幅度 5～6cm，让胸廓完全回弹	6	
	清理呼吸道，(无脊椎损伤)仰头提颏法开放气道	2	
	人工通气（口对口或口对面罩通气法）：在 10s 或更短的时间内给予 2 次人工通气；每次通气时间持续 1s，吹气同时观察胸廓有无隆起	6	
	按压和通气比例 30：2	2	
	第 2 个周期：胸外按压＋人工通气		
	一只手掌跟置于胸骨下半段，另一手掌跟置于第一只手上	4	
	利用体重和肩臂力量向下快速用力按压，每分钟 100～120 次，按压幅度 5～6cm，让胸廓完全回弹	6	
	仰头提颏法开放气道	2	
	人工通气（口对口或口对面罩通气法）：在 10s 或更短的时间内给予 2 次人工通气；每次通气时间持续 1s，吹气同时观察胸廓有无隆起	6	

项目	内容	分值 / 分	分数 / 分
操作要点 （80分）	按压和通气比例 30 ∶ 2	2	
	第 3 个周期：胸外按压＋人工通气		
	一只手掌跟置于胸骨下半段，另一手掌跟置于第一只手上	4	
	利用体重和肩臂力量向下快速用力按压，每分钟 100 ～ 120 次，按压幅度 5 ～ 6cm，让胸廓完全回弹	6	
	仰头提颏法开放气道	2	
	人工通气（口对口或口对面罩通气法）：在 10s 或更短的时间内给予 2 次人工通气；每次通气时间持续 1s，吹气同时观察胸廓有无隆起	6	
	按压和通气比例 30 ∶ 2	2	
	口述：每 5 个周期或 2min 轮换操作者	2	
	评估呼吸和脉搏，直至自主循环恢复，进行进一步生命支持	4	
评价要点 （20分）	急救意识强	4	
	胸外按压位置正确，速率与深度正确	6	
	人工通气有效	4	
	按压中断时间＜ 10s	2	
	操作熟练，动作干练	4	

表 9-33 成人简易呼吸器的使用流程及评分标准

项目	内容	分值 / 分	分数 / 分
操作要点 （80分）	评估环境	6	
	施救者双手轻拍患者双肩，并在患者双侧耳部大声呼唤	6	
	呼救，同时检查患者呼吸和脉搏，判断有脉搏，患者无呼吸或喘息样呼吸	10	
	去枕平卧，暴露患者胸部。口鼻有异物者立即使其头偏向一侧，清除可见口鼻腔分泌物，取下活动性义齿	8	
	连接面罩及简易呼吸器	6	
	连接氧气，调节氧流量为 8 ～ 10L/min	6	
	操作者站于患者头部正上方，将面罩放在患者口鼻部，一手以 "EC" 手法开放气道（无颈椎损伤：仰头提颏法）并固定面罩，另一手挤压球囊	10	
	挤压深度为球囊的 1/2 ～ 2/3，通气量为 400 ～ 600mL，以正确的速率进行通气，每 6s 进行 1 次人工呼吸；每次挤压通气持续 1s，同时观察胸廓有无隆起	12	
	必要时插入口咽或鼻咽通气道，或给予吸痰或气管内插管	6	
	每 2min 后检查脉搏和呼吸，根据判断结果进行后续生命支持	10	
评价要点 （20分）	评估脉搏和呼吸（在 5 ～ 10s 内）	6	
	给予正确的通气速率和容积，避免过度通气	14	

表 9-34　胸外心脏非同步电复律（电除颤）操作流程及评分标准

项目	内容	分值/分	分数/分
操作要点（80分）	心电示波为心室颤动或心室扑动时，检查导联线完好，同时判断脉搏与呼吸（5～10s）	6	
	呼救，记录时间	4	
	去枕，使患者平卧于硬板床上，暴露患者胸部，取下金属饰品，必要时擦干皮肤	8	
	开启除颤仪，确认"非同步"状态	6	
	将导电糊均匀涂在电极上或垫盐水纱布于除颤部位	5	
	选择合适的能量并充电（单相波除颤仪每次除颤选用360J；双相波除颤仪首次除颤选120～200J或参照厂商推荐的电能量）	10	
	正确放置电极板，将标有"Sternum"的电极板放置于患者胸部右锁骨中线第2～3肋间（心底部），将标有"Apex"的电极板放置于患者胸部左腋中线第4～5肋间（心尖部）	10	
	再次确认心电示波为室颤，大声说"请大家离开"，并确认已离开床边！随即进行放电	15	
	除颤完毕，立即行胸外心脏按压	6	
	5个循环或2min后，评估心电示波是否恢复自主心律。如心电示波仍为室颤，继续充电，再次予以除颤	10	
评价要点（20分）	判断心电示波准确	6	
	安全放电，放电前确保所有人离开病床和患者	14	

表 9-35　心电监测操作流程及评分标准

项目	内容	分值/分	分数/分
评估要点（20分）	核对医嘱、治疗卡、签名	2	
	洗手，用物准备齐全	3	
	核对患者	3	
	评估生命体征、病情、意识、心理状态、合作程度	4	
	评估局部皮肤、指（趾）甲情况，查看患者有无指（趾）甲油	4	
	说明上心电监测的目的、注意事项；查看拟贴电极片部位皮肤、肢体活动情况；检查导联线是否完好	4	
操作要点（60分）	核对床号、姓名，向患者做好解释	4	
	拉隔帘遮挡，保护患者隐私	4	
	暴露心前区，确定电极片的位置，用生理盐水棉球清洁局部皮肤	2	
	将导联线与电极片连接，将电极片贴于患者胸壁合适的位置，观察心电图波形是否稳定	8	
	连接经皮血氧饱和度传感器夹于患者指（趾）端，使感应区对准指（趾）甲，每1～2h更换一次部位	2	

项目	内容	分值/分	分数/分
操作要点 (60分)	触摸肱动脉位置，绑血压袖带，松紧度以插入一手指为宜，启动血压测量，设置测量间隔时间	4	
	需要选择合适的导联，调整波幅	6	
	根据患者病情设置各项报警参数，开启所有报警	8	
	发现异常数据及时打印留图，并报告医师处理	8	
	分析心电示波，将所留图贴于病历存档，书写护理记录	4	
	洗手，宣教	6	
	垃圾分类处理	4	
评价要点 (20分)	监护导联选择，采用合适血压袖带，血氧饱和度测量正确	6	
	操作规范熟练	4	
	心电示波判断正确	4	
	电极片位置正确	2	
	宣教指导正确	4	

表9-36 有创动脉血压监测操作流程及评分标准

项目	内容	分值/分	分数/分
评估要点 (20分)	核对医嘱、治疗卡、签名	2	
	洗手，用物准备齐全	3	
	核对患者	3	
	评估患者病情、意识、心理状态、合作程度	4	
	评估患者穿刺部位皮肤、血管情况，如选择桡动脉须行Allen's试验	4	
	检查有创血压监测插件功能是否完好	4	
操作要点 (60分)	核对床号、姓名，向患者做好解释	4	
	戴手套、口罩	2	
	遵医嘱备生理盐水或肝素冲洗液（生理盐水250mL加肝素钠注射液2500U）	8	
	将压力传感器与冲洗液连接，充气加压袋至300mmHg，排气	4	
	关闭三通患者端，将压力监测电缆线连接监护仪和压力传感器	4	
	协助患者取合适体位，暴露穿刺部位，进行动脉穿刺	6	
	穿刺成功后立即连接压力传感器并冲管，转动三通使压力传感器与动脉相通	4	
	妥善固定动脉穿刺针和压力传感器，做好标识	3	
	校正"0"点，固定换能器处于患者心脏水平，转动三通使压力传感器与大气相通，监护仪上显示"0"时，转回三通使压力传感器与动脉相通	8	
	调节监护仪参数，观察压力波形，读取动脉压值	5	

项目	内容	分值/分	分数/分
操作要点 （60分）	记录置管日期、时间和穿刺部位	5	
	脱手套，洗手，宣教	5	
	垃圾分类处理	2	
评价要点 （20分）	测压管通畅，无扭曲、打折，固定妥善且牢靠	4	
	操作规范熟练	4	
	冲洗压力、测压管三通位置正确	4	
	动脉波形稳定可靠，无血运障碍发生	4	
	人文关怀，宣教指导正确	4	

表9-37 微量注射泵的操作流程及评分标准

项目	内容	分值/分	分数/分
评估要点 （20分）	核对医嘱	2	
	评估患者生命体征、意识、肢体活动及配合程度；询问用药史、过敏史	4	
	了解药物的作用、副作用以及药物配伍禁忌	6	
	评估所留置静脉通路的留置日期、是否通畅、有无静脉炎等	4	
	了解微量注射泵的性能	4	
操作要点 （60分）	备好静脉输液通路	4	
	遵医嘱配药并放入无菌盘	10	
	核对患者，做好解释	6	
	妥善固定微量注射泵，连通电源，开电源	4	
	配好药物的注射器连接延长管，排气后安装到微量注射泵上	4	
	遵医嘱设置输注速度、预输注总量	6	
	连接静脉通路，启动微量泵，确认正常运行	6	
	更换液体时，先关闭静脉通路，暂停微量注射泵输注	4	
	更换药液后，复查泵入速度及量无误后，再打开静脉通路，启动微量注射泵	8	
	微量注射泵停止使用时，按暂停键停止输注；再关闭微量注射泵电源，冲封管，取出注射器	8	
评价要点 （20分）	洗手及无菌原则	4	
	操作熟练、规范	4	
	病情观察	4	
	人文关怀	4	
	宣教指导正确	4	

表 9-38　人工气道固定和气囊压力监测操作流程及评分标准

项目	内容	分值/分	分数/分
评估要点 （20分）	洗手，用物准备齐全	4	
	核对患者	4	
	评估患者病情（生命体征）、意识、合作程度、约束情况；评估患者口腔、鼻腔及受压部位皮肤情况；评估患者人工气道的方式、位置、刻度、系带松紧度等	12	
操作要点 （60分）	助手双手固定人工气道，主力松开系带	5	
	① 经鼻气管内插管者：用棉签清洁插管处皮肤，取干净系带，用双套结法系紧气管内插管，系带一端从一侧耳下穿到另一侧耳上，与另一端系带相交系于一侧耳上，打死结；松紧度以容纳一指为宜，耳上及耳下垫减压贴	10	
	② 经口气管内插管者行口腔护理：将牙垫与系带一起固定放入患者口腔，查看刻度，将系带、牙垫及气管内插管一起固定，系带一端从一侧耳下穿到另一侧耳上，与另一端系带相交系于一侧耳上，打死结；松紧度以容纳一指为宜，耳上及耳下垫减压贴	10	
	③ 气管切开患者行气切护理：减压贴垫于颈部一圈，系带一端绕颈部一圈在另一侧打死结，松紧度以容纳一指为宜	10	
	气囊压力测量时避免咳嗽、吸痰、憋气、呃逆、体位改变、躁动等情况	5	
	测量前检测气囊测压表性能，保证其性能良好	8	
	机械通气患者取半卧位，将气囊的尾端接口与气囊测压表侧接口相连，监测气囊压力，保持在 25～30cmH$_2$O（1cmH$_2$O=98.0665Pa）	12	
评价要点 （20分）	操作规范熟练	6	
	未发生不良事件	4	
	观察病情，记录准确	4	
	人文关怀	4	
	宣教指导正确	2	

表 9-39　口咽通气道的使用流程及评分标准

项目	内容	分值/分	分数/分
评估要点 （20分）	核对医嘱	4	
	用物准备齐全	2	
	核对患者	2	
	评估患者病情、意识、躯体活动能力、配合程度；查看患者口腔及鼻腔黏膜，听诊双肺呼吸音，有痰液者先吸痰，做口腔护理	8	
	评估患者的进食情况，有胃管者抽空胃内容物	4	
操作要点 （60分）	核对患者并解释，交代配合要点和注意事项	6	
	去枕平卧，取中立位，肩下垫软枕头，头稍后仰，先清除口腔内分泌物，取下义齿	6	
	选择大小合适的口咽通气道（嘴角到同一侧耳垂的距离）	6	

项目	内容	分值/分	分数/分
操作要点 （60分）	清醒患者嘱患者张口，昏迷患者用开口器 ① 顺插法：在压舌板的帮助下将口咽通气道放入口腔内； ② 反转法：从磨牙处将口咽通气道弯曲部分朝上向腭部插入口腔，当其头部接近咽后壁时，将口咽通气道旋转180°向下推送至合适位置，放置成功后妥善固定	20	
	置口咽通气道后观察呼吸频率、心率和血氧饱和度的变化	10	
	必要时吸痰（吸痰后立即取出口咽通气道，浸泡于消毒液中30min，清水洗净晾干备用，专人专用）	6	
	取舒适卧位	4	
	垃圾分类处理	2	
评价要点 （20分）	操作规范熟练	6	
	观察病情	4	
	记录准确	4	
	人文关怀	4	
	宣教指导正确	2	

表9-40　有创呼吸机使用操作流程及评分标准

项目	内容	分值/分	分数/分
评估要点 （20分）	转抄医嘱，请人核对	2	
	用物评估：用物齐全，摆放有序，质量合格，呼吸机管道型号符合要求，湿化罐内备适量灭菌注射用水，有创呼吸机性能完好处于备用状态	3	
	环境评估：清洁、安静、室温适宜，床旁备吸引装置，有电源及合适的气源	5	
	核对患者，评估病情（查看监护仪上的血氧饱和度、心率，查看血气分析结果，听诊双肺呼吸音等），检查气管内插管位置，气囊应无漏气。说明注意事项，取得合作	8	
	自身评估：着装整齐；洗手；戴口罩	2	
操作要点 （60分）	（1）呼吸机部件连接无误，接呼吸机电源，接气源，开主机，开压缩机，开加温湿化罐开关，调节温度至34～36℃	5	
	（2）据患者病情及医嘱设置合适呼吸模式及各参数（模式：SIMV；VT：8～10mL/kg；f：12～15次/min；Tinsp：1.5并查看I：E=1：（1.5～2）；Pinsp 30～35cmH$_2$O；PASB 10～15cmH$_2$O；PEEP 3～5cmH$_2$O；Ramp 0.20s；FiO$_2$ 50%；trigger流量触发1～3L/min，压力触发的灵敏度设置在−0.5～−1.5cmH$_2$O），调节呼吸机的报警范围，设置窒息通气参数（同初始设置的VT、f）	15	
	接模拟肺试运行呼吸机，确认正常后，连接Y管与人工气道接头	2	
	妥善固定呼吸管道，调节机械臂角度，防脱落	2	
	关气管内插管给氧处的氧气	2	

项目	内容	分值/分	分数/分
操作要点 （60分）	观察胸廓起伏的情况，听诊双肺呼吸音，检查通气效果，观察呼吸机运行状况（潮气量环路是否有漏气、人机配合情况）	6	
	整理床单位，协助患者取舒适卧位，摇高床头30°	3	
	健康教育	5	
	整理用物，洗手	2	
	记录呼吸机参数，监测生命体征，30min后据血气分析结果，遵医嘱调整相关参数并记录	4	
	口述：上呼吸机30min后查血气分析，据血气分析结果遵医嘱调整相关参数并记录。上呼吸机期间，严密观察患者生命体征及呼吸机工作情况，出现报警及时分析原因并处理	4	
	依照操作程序撤机：调节至待机状态，酌情吸氧，观察病情，依次关湿化器、空气压缩机、主机电源，关气源。吸痰后撤机，调节氧流量至4～5L/min，经气管内插管处给氧，待机（呼吸机处于STANDBY状态），观察病情，30min后查血气分析显示各项指标正常，关机	8	
	呼吸机保养与消毒	2	
评价要点 （20分）	操作流程熟练，动作流畅	4	
	遵守无菌操作原则	4	
	操作方法正确，未引起操作相关并发症	3	
	及时观察患者病情变化及不良反应	3	
	与患者进行有效交流、沟通	3	
	体现人性化关怀	3	

表9-41　自动洗胃机洗胃操作流程及评分标准

项目	内容	分值/分	分数/分
评估要点 （20分）	核对医嘱	2	
	用物准备齐全，检查洗胃机性能良好，根据医嘱配制洗胃溶液（温度35～38℃）	6	
	核对患者，评估患者病情、意识、服用药物情况及配合程度，检查口腔（黏膜是否完整，有无牙齿松脱，有无活动性假牙）	10	
	环境宽敞、明亮	2	
操作要点 （60分）	将用物带至床旁，核对患者并解释	4	
	保护患者隐私	2	
	备胶布，戴手套	2	
	头下胸前垫单	2	
	连接好洗胃机，安放好管道	5	

项目	内容	分值/分	分数/分
操作要点 （60分）	选择合适卧位：一般取半卧位，中毒较重者取左侧卧位，昏迷患者取去枕仰卧位，头偏向一侧	5	
	置管，验证在胃内（口述三种验证方法正确），固定	8	
	将洗胃机与胃管连接	5	
	洗胃，观察（口述：先吸后冲，不明毒物留取标本送检，观察洗胃液颜色、性质、量，出入量是否平衡，有无腹痛）	10	
	停止洗胃，拔管（拔管方法正确）	5	
	协助患者取舒适体位，整理床单位	3	
	洗手，取口罩，健康宣教	4	
	分类处理用物，维护洗胃机	3	
	记录	2	
评价要点 （20分）	护士操作动作迅速、轻柔，人文关怀，安全意识强	6	
	护士急救意识强，能处理操作过程中的意外状况	10	
	未发生因洗胃导致的并发症	4	

表9-42 导尿（男）操作流程及评分标准

项目	内容	分值/分	分数/分
评估要点 （20分）	核对医嘱	2	
	用物准备齐全	3	
	核对患者	3	
	评估患者病情、意识、自理能力、合作程度及耐受力，检查患者膀胱充盈度、会阴部皮肤黏膜情况及清洁度，了解男性患者有无前列腺疾病等引起尿路梗阻的情况	12	
操作要点 （60分）	核对患者信息并解释导尿目的，取得配合	4	
	拉隔帘遮挡，保护患者隐私	4	
	协助患者取屈膝仰卧位，两腿外展，暴露外阴，注意保暖；将治疗巾垫于患者臀下	5	
	初步消毒（自阴茎根部向尿道口消毒）：依次为阴阜、阴茎、阴囊；用无菌纱布裹住阴茎将包皮向后推暴露尿道口，自尿道口向外向后旋转式擦拭尿道口、龟头及冠状沟	8	
	打开导尿包，戴无菌手套，铺孔巾	6	
	润滑尿管前端（气囊导尿管润滑至气囊后20～22cm）	4	
	暴露尿道口，再依次消毒尿道口、龟头及冠状沟	8	
	用无菌纱布固定阴茎并提起，使之与腹壁成60°角，将导尿管轻轻插入尿道内20～22cm，见尿后再插入1～2cm	8	

项目	内容	分值／分	分数／分
操作要点 （60分）	遵医嘱留取尿液标本送检。需留置导尿管时，用注射器向气囊内缓慢注入适量的生理盐水，轻拉导尿管有阻力后，连接引流袋	10	
	贴好标识并注明置管日期	3	
评价要点 （20分）	洗手及无菌原则	6	
	操作熟练、规范	4	
	观察病情	4	
	人文关怀	2	
	宣教指导正确	4	

表9-43 导尿（女）操作流程及评分标准

项目	内容	分值／分	分数／分
评估要点 （20分）	核对医嘱	2	
	用物准备齐全	3	
	核对患者	3	
	评估患者病情、意识、自理能力、合作程度及耐受力，检查患者膀胱充盈度、会阴部皮肤黏膜情况及清洁度	12	
操作要点 （60分）	核对患者信息并解释导尿目的，取得配合	4	
	拉隔帘遮挡，保护患者隐私	4	
	协助患者取屈膝仰卧位，两腿外展，暴露外阴，注意保暖；将治疗巾垫于患者臀下	5	
	初步消毒（遵循由外向内、自上而下的顺序）先消毒阴阜、大阴唇，再用另一手分开大阴唇，消毒两侧小阴唇，最后用一个棉球擦拭尿道口	15	
	打开导尿包，戴无菌手套，铺孔巾	6	
	润滑尿管前端（气囊导尿管润滑至气囊后4～6cm）	3	
	再次消毒：用棉球依次消毒尿道口、小阴唇、尿道口	6	
	将导尿管轻轻插入尿道内4～6cm，见尿后再插入1cm左右，根据医嘱留取标本，贴好标签后送检	4	
	需留置导尿管时，见尿后再插入5～7cm，夹闭尿管末端，用注射器向气囊内缓慢注入适量的生理盐水，轻拉导尿管有阻力后，连接引流袋	10	
	贴好标识并注明置管日期	3	
评价要点 （20分）	洗手及无菌原则	6	
	操作熟练、规范	4	
	观察病情	4	
	人文关怀	2	
	宣教指导正确	4	

附录 A

内镜中心护理人员工作流程

第一节　消化内镜中心护士上班工作流程

1. 到达诊疗间

打开电脑主机、打印机。

2. 取诊疗内镜

左手持操作部，右手持先端部和导光插头部，并用手指隔开。

3. 诊疗内镜接主机

内镜挂在主机上，电气接头部接上主机，插入部套上先端保护套，取下防水盖，接上内镜电缆接头，接上气水瓶接头、负压管。

4. 开机

检查主机和电脑输出是否正常，脚踏是否正常。从上至下打开内镜主机，检查注水、注气、负压是否处于备用状态。

5. 诊疗检查前准备

（1）患者准备　①询问病史，查看内镜检查手术同意书是否签字，收集并核对相关资料。② 30min 前服用链霉蛋白酶，10～15min 前服用达克罗宁胶浆。

（2）诊间用物准备　①仪器设备：准备监护仪、呼吸球囊及氧气装置等。②药品：准备急救药品、止血药、静脉输液药品等。③其他：准备一次性使用活检钳、标本瓶、滤纸片、预处理液、牙垫、弯盘、一次性鼻氧管等。

6. 患者进入诊疗间

协助患者上诊疗床并摆好体位，嘱患者全程放松，深呼吸配合医生检查。

7. 开始检查

护士站医生左手边，以便随时注意患者的牙垫和生命体征等情况。胃镜患者戴好牙垫，口侧置弯盘。

8. 诊疗结束

协助患者取下牙垫，擦净口腔分泌物，协助患者下床。

9. 内镜及时床旁预处理

从下往上关闭主机电源，使用避污纸依次取下气水瓶接头、负压管，旋转分离内镜电缆接头，安装防水盖，内镜从主机撤离。把内镜弯曲放置在转运车上（弯曲直径须大于 40cm，无不当叠压）。

第二节　消化内镜中心护士下班工作流程

（1）诊疗结束，内镜、气水瓶、前端保护套、附送水管送往洗消间。气水瓶、前端保护套、附送水管清洗、吹干。

（2）关掉主机电源，拔掉录像机插座，整理主机台面跟治疗车。关闭氧气，取下氧气装置和负压插头，盖好盖子，整理监护仪。

（3）更换床罩、枕头套、一次性负压管、负压吸引袋。用酒精纱布或者 1∶200 的 84 消毒液抹布擦拭电脑、键盘、桌面、主机、治疗车、诊疗床和监护仪及其导线等。氧气瓶、配酶瓶用 1∶200 的 84 消毒液浸泡备用。

（4）统计工作量，关电脑，整理电脑桌面，完结申请单送前台记账。

（5）准备好第二天需要的物品，补充诊疗间里的必需品。

（6）空气消毒，盖好垃圾桶盖，关灯、空调、诊间门，离开诊室。

附录 B

流程图

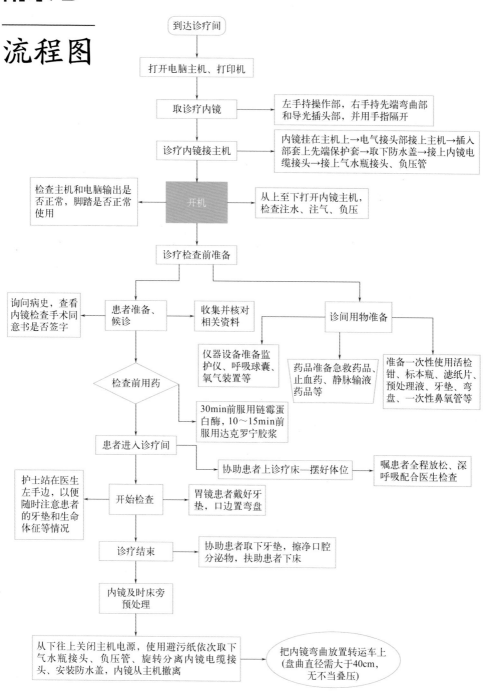

到达诊疗间
↓
打开电脑主机、打印机
↓
取诊疗内镜 → 左手持操作部，右手持先端弯曲部和导光插头部，并用手指隔开
↓
诊疗内镜接主机 → 内镜挂在主机上→电气接头部接上主机→插入部套上先端保护套→取下防水盖→接上内镜电缆接头→接上气水瓶接头、负压管
↓
检查主机和电脑输出是否正常，脚踏是否正常使用 ← 开机 → 从上至下打开内镜主机，检查注水、注气、负压
↓
诊疗检查前准备

询问病史，查看内镜检查手术同意书是否签字 ← 患者准备、候诊 → 收集并核对相关资料 → 诊间用物准备

仪器设备准备监护仪、呼吸球囊、氧气装置等

药品准备急救药品、止血药、静脉输液药品等

准备一次性使用活检钳、标本瓶、滤纸片、预处理液、牙垫、弯盘、一次性鼻氧管等

检查前用药 → 30min前服用链霉蛋白酶，10～15min前服用达克罗宁胶浆
↓
患者进入诊疗间 → 协助患者上诊疗床—摆好体位 → 嘱患者全程放松、深呼吸配合医生检查
↓
护士站在医生左手边，以便随时注意患者的牙垫和生命体征等情况 ← 开始检查 → 胃镜患者戴好牙垫，口边置弯盘
↓
诊疗结束 → 协助患者取下牙垫，擦净口腔分泌物，扶助患者下床
↓
内镜及时床旁预处理
↓
从下往上关闭主机电源，使用避污纸依次取下气水瓶接头、负压管、旋转分离内镜电缆接头、安装防水盖、内镜从主机撤离 → 把内镜弯曲放置转运车上（盘曲直径需大于40cm，无不当叠压）

消化内镜中心护士工作流程（上班）

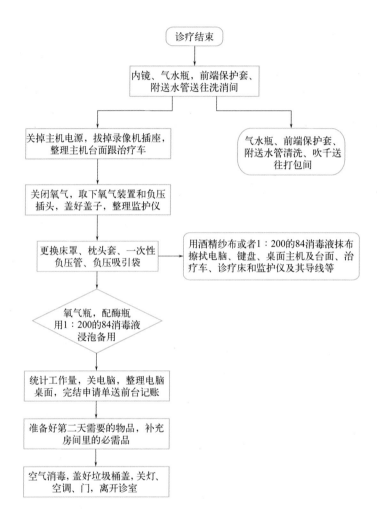

诊疗结束

↓

内镜、气水瓶,前端保护套、
附送水管送往洗消间

关掉主机电源,拔掉录像机插座,
整理主机台面跟治疗车

气水瓶、前端保护套、
附送水管清洗、吹干送
往打包间

关闭氧气,取下氧气装置和负压
插头,盖好盖子,整理监护仪

更换床罩、枕头套、一次性
负压管、负压吸引袋

用酒精纱布或者1∶200的84消毒液抹布
擦拭电脑、键盘、桌面主机及台面、治
疗车、诊疗床和监护仪及其导线等

氧气瓶,配酶瓶
用1∶200的84消毒液
浸泡备用

统计工作量,关电脑,整理电脑
桌面,完结申请单送前台记账

准备好第二天需要的物品,补充
房间里的必需品

空气消毒,盖好垃圾桶盖,关灯、
空调、门,离开诊室

消化内镜中心护士工作流程(下班)